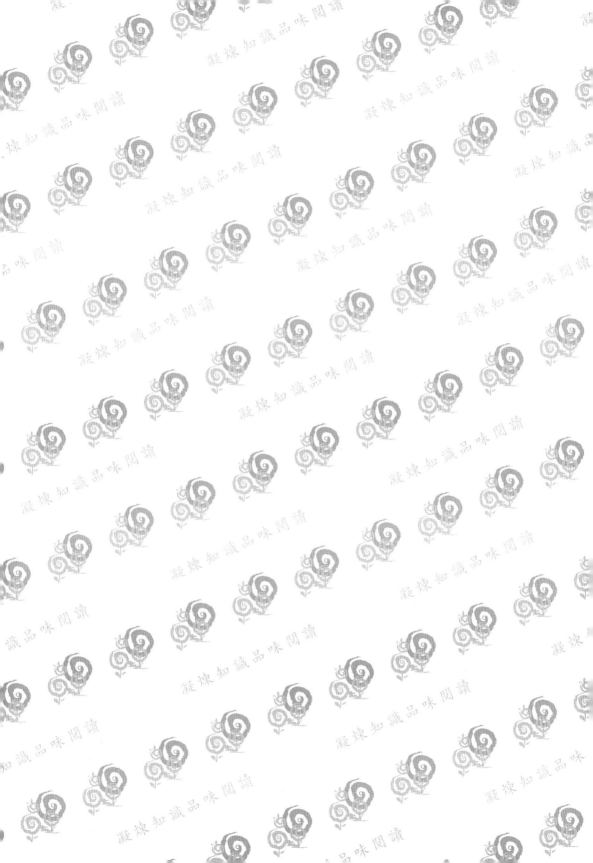

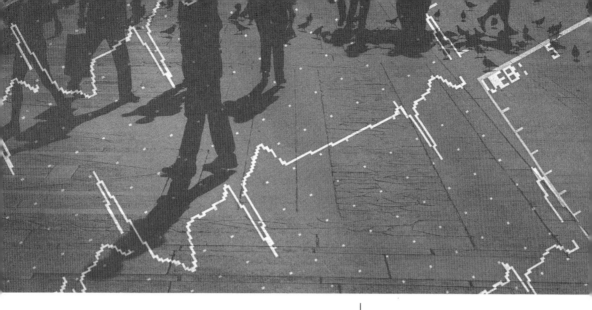

日本國立東京大學客座教授 平島 吉 著

最新
醫療社會學

MEDICAL
SOCIOLOGY

序

　　世界上擁有最豐富醫學及臨床醫療相關叢書的美國哈佛大學以及日本東京大學醫學圖書館，對完成這本兩岸四地最具國際觀概念之「醫療社會學」裨益良多，保證讀者閱覽精讀之後必會不忍釋手！

　　醫療醫學是人類社會的自然科學領域，也是最深奧複雜之一門科學，它必須具備物理、生物、化學、社會學、語文學、環保學等學問的基礎。

　　全書十二章，內容最大的特色是：

1.「醫師失業時代」專題（第十二章）

2.「世界臨床權威名醫」評鑑（第八章）

3.「世界醫療史」中研究百年來人類尖端醫學研究趨勢之演變（第十一章）

4.美國哈佛之患者優先的一流醫療精神（第十章）

5.環保醫療品質強化邁向衛生健康大國之路（第五章）

　　上述首創之寶貴資訊，尤其是美國醫學院學會（Association of American Medical College, AAMC）強調21世紀的醫師，必須具備4種特質：①利他主義（Altruism）、②知識豐富（Knowledgeable）、③負責重任（Dutiful）、④醫技純熟（Skillful）。

　　兩岸四地，甚至於利己主義（Selfishness）流行的東方世界，更應學習AAMC強調之醫師必備醫療精神！

　　人類健康最大威脅並造成上億人口死亡之傳染病臨床流行病學焦點，醫療照護，世界主要國家之醫療保障國際比較，醫療品質的向上與世界最尖端醫療研究趨勢等臨床醫療核心問題之解析，本書均有詳細說明。同時，更從教育、科技、內政、人口優生學、環保、衛生六大治國祕訣方

向，以及文化、家庭、職業、休閒、美容諸角度的社會層面，來探討醫療與社會之關係與論評。在「名師出高徒」的定律下，本書勢將成為兩岸四地包括臺灣8萬名醫師，海外深造獨一無二最重要之參考專書。

　　殷望中央教育機關嚴格監督各醫學院，加強人文素養之必修課程學分，「醫療社會學」及「醫學史」等美國均列為必修的科目，不允許私立醫學院校任意刪除此必修課程，嚴重剝奪學生應有履修人文素養課程之權利。

　　本書能夠付梓，應感謝五南圖書公司老闆及王俐文副總編輯、張義良副總、劉信宏、鄭美香等辛苦校正諸賢，撰寫期間承蒙馬偕醫學院平島愛子教授與平島豪之鼎力相助，謹此誌謝。

　　付梓倉促，多有不逮之處，殷望海內外賢達人士，多予匡正，為所至禱。

平島吉・平島光　謹識

西元2013年8月1日

目錄

第一章　緒論

第一節　健康的定義與醫學醫療

聯合國世界衛生組織（World Health Organization, WHO）對「健康」之定義是：「健康乃肉體、心理及社會環境完全幸福的狀態，不僅僅是無病或沒有虛弱的狀態。」論及「幸福」之涵意，乃是一種人類對精神及肉體與物質生活的滿足感！

經濟學家則將健康視為提供服務的一種耐久財或資本類型，但無論如何定義健康，健康仍是一種難以精確測量的抽象性概念。

1880 年前，醫院基本上是救濟型之養老濟貧、治療心理不健康者的安養機構，經歷 130 年的醫療服務產業發展，醫院逐漸演變成醫療商業活動的中心。一個類似諾貝爾生理醫學獎搖籃之最現代化醫院，如美國梅爾醫學中心（Mayo Clinic Medical Center）等，已足夠提供大量延長人類壽命及提升健康品質之臨床診斷與治癒服務水準。當然，醫學臨床治療水準的飛躍進展，更與醫藥產業之創新與發明息息相關。

綜合人類 6000 年來醫療衛生保健文化活動的經歷，吾首度將東西方等全球之醫學史紀要分成五期：

1. 古代醫學期（The Period Of Ancient Medicine）（西元前 4000 年～西元 476 年）

2. 中世醫學期（The Period Of Medieval Medicine）（西元 477 年～西元 1644 年）

3. 革新醫學期（The Period Of Innovative Medicine）（西元 1645 年～

西元 1947 年）

4. 現代醫學期（The Period Of Modern Medicine）（西元 1948 年～西元
1999 年）

5. 先端醫學期（The Period Of Advanced Medicine）（西元 2000 年～西
元 2050 年）

「古代醫學期」係指西元前 4000 年，古代人類原始時期，人與獸鬥
天爭的洪荒時代，至羅馬帝國被日耳曼民族入侵的年代（西元 476 年）。

醫學之起源乃基於人類追求長壽及健康舒適養生，與美感、肉感、性
感配合五感愉悅的人生基本需求而成。醫學最先進的美國，醫學史是醫科
必修的學分，目前的臺灣醫學院卻列爲選修。中國醫學於古代醫學期間，
被公認爲是當時世界最發達的國家之一，吾在日本國立東京大學醫學院客
座教授期間，首創《世界醫學史》專業著作問世，然後陸續於包括臺灣等
國度，首開「世界醫學史」之醫學院選修專業課程。吾撰寫之世界醫學史
所指之「中世醫學期」，是以日耳曼民族入侵羅馬帝國爲序幕，而以東羅
馬帝國之滅亡，作爲中世醫學期結束的時段，同時也是地球東方之醫學先
進國家中國明朝滅亡的年代（1644 年）。

「革新醫學期」係指中國清朝興起的年代（1645 年），亦即世界職業
醫學萌芽時期，義大利出身之世界職業醫學之父拉馬吉尼（Ramazzini）
教授學派興起的年代。直至 1947 年第二次世界大戰結束時期爲止，約
300 年期間。世界各地已盛行醫學、藥學、齒學、護理學、公共衛生學等
各學門分科，醫學更細分爲外科、內科、小兒科、婦科、產科、麻醉科、
神經科、耳鼻喉科等臨床醫學諸分科，以及病理學、解剖學、生物化學、
微生物學、免疫學、藥理學、生理學等基礎醫學，此與流行病學、公共衛
生學等預防醫學，成爲三大領域三足鼎立之生物科學時代。貢獻世界醫學
最深遠之諾貝爾生理醫學獎，由 1901 年開創以來，更快速催化了三大醫

學領域之飛躍進展！

　　「現代醫學期」係指第二次世界大戰後，聯合國於 1948 年 4 月 7 日在美國紐約，成立世界衛生組織（WHO），從 1948 年至 1999 年之 20 世紀末期的 51 年間，世界的醫學科技學術，更達到人類史上前所未有之飛躍進展！尤其在 1987 年日本之諾貝爾生理醫學獎得主利根川進教授，發現造成多樣化之抗體的遺傳基因原理之後，以哈佛大學為首之美國 17 所代表性名門大醫學研究機關，以及亞太第一之日本國立東京帝大與英國之劍橋、牛津 2 所名門大學的代表，總共 20 所世界排名最優異的大學，全都共同參與 1996 年 3 月啓動之全球「人類遺傳基因地圖」研究計畫，終於在 2000 年由美國總統公布接近九成八之人類遺傳基因內容之輝煌研究成果，揭開 21 世界遺傳基因臨床醫學治療新時代的來臨！

　　「先端醫學期」乃指西元 2000 年以後，人類醫療將邁向難以想像之先端醫學科技新時代。先端醫學期之生物醫學研究趨勢將邁向：

　　1. 基因治療難治疾病。

　　2. 人腦神經萎縮預防及治療藥物的開發創新。

　　3. 人工多功能性幹細胞（iPS 細胞）再生醫療之器官移植時代流行。

　　4. 癌症預防疫苗之開發。

　　5. 個人基因密碼流行下發展藥劑個人專屬化方向。

　　6. 基因分子生物學、基因醫療化學之流行。

　　尤其是日本京都大學山中仲彌教授，世界首創 iPS 細胞新再生醫學領域後，轟動全球醫學界，除了勢如破竹迅速榮獲諾貝爾生理醫學獎及美國最高醫學榮譽大獎拉斯卡獎（Lasker Award）之外，瑞典、以色列、英國等國的醫學大獎，皆成為其囊中物。iPS 細胞之創新，毫無疑問將改寫美容臨床醫學、器官再生移植醫學，及難治神經絕症，如癡呆症、神經側索性硬化症、巴金森氏症、重症肌無力症等難病醫學。

　　人類 6000 年歷史之 5 個醫學期，從古代醫學期、中世醫學期、革新醫學期、現代醫學期至先端醫學期，其中以古代醫學期最為漫長，現代醫學期最短，只有 51 年光景，但卻影響世界最為深遠，因為它奠定了先端醫學期的堅固基礎！

　　人類在地球上超越 6000 年的悠久歷史中，首先產生醫學文化，藉著醫學文化思想的演變與進化，醫療臨床文化就水到渠成，甚至不斷地依靠經驗與革新傳承，繼續發揚光大，造成 21 世紀臨床基因再生醫療的新紀元！臨床醫學中心（Clinic Medical Center）文化也在 21 世紀大為流行於全世界近 200 個國家。

　　醫學越先進的國家，如西方世界第一的美國、東方世界第一的日本，不但自國有能力培育諾貝爾生理醫學獎得主，而且最先進一流的醫學臨床中心，也依十大死因微細分科，諸如美國最有名之羅斯威爾派克癌症研究醫學中心（Roswell Park Cancer Institute & Medical Center）、加拿大多倫多小兒科醫學中心、猶他州大學心臟醫學中心、英國國家腦血管醫學中心、德國神經醫學中心、法國愛滋病醫療中心、日本國立循環器醫療中心、日本國立癌症治療中心、梅爾醫學中心、糖尿病治療醫院、東京大學肝病治療中心。

　　臺灣卻違反時代潮流，不依全國十大死因流行地區特別設計規劃不同需求之國家醫療中心，比方說，於癌症盛行率最高之高雄市創設國立癌症治療中心，於糖尿病最流行之台南市創設國立糖尿病醫學中心，反而全島粗製濫造 22 個全球最密集的醫學中心，而且近五成皆集中於台北首都及新北市、桃園縣三地，甚至醫療醫學研究資源過半集中於某大學派系。反觀亞洲唯一先進國日本，世界最先進重粒子線及陽子線醫學治療中心，則平均分配全國各地（表 1-1）！

表 1-1　全球最先進之日本重粒子線、陽子線癌症醫療中心

重粒子線治療設施（日本）	陽子線治療設施（日本）
1. 放射線醫學總合研究所 重粒子線醫學研究中心（千葉市稻毛） 2. 群馬大學 重粒子線醫學研究中心（群馬縣前橋市） 3. 兵庫縣立 粒子線醫療中心（兵庫縣龍野市） 4. 九州重粒子線醫學研究中心（福岡市）	1. 南東北癌陽子線治療中心（福島縣郡山市） 2. 筑波大學陽子線醫學利用研究中心（茨城縣筑波市） 3. 國立癌研究中心・東病院（千葉縣柏市） 4. 靜岡縣立靜岡癌中心（靜岡縣長泉町） 5. 福井縣立病院陽子線癌治療中心（福井縣福井市） 6. 兵庫縣立粒子線醫療中心（兵庫縣龍野市） 7. 癌粒子線治療研究中心（鹿兒島縣指宿市）

　　論及臺灣衛生福利部所訂「醫療機構設置標準」第二條，解釋說明醫院的定義與各種醫院分類法。

　　凡擁有 10 張以上病床，且有專科醫師提供診斷治療之醫療機構，即稱為「醫院」。可區分為 6 種：

1. 綜合醫院（內科、外科、兒科、婦產科等 4 科以上專科診療業務，且各科均有專科醫師的醫院）

2. 醫院（指從事 1 科以上專科診療業務，且各科均有專科醫師之醫院）

3. 專科醫院（指從事單一專科診療業務之醫院）

4. 中醫醫院（指從事中醫診療業務之醫院）

5. 牙醫醫院（指從事牙醫診療業務之醫院）

6. 其他特殊醫院（包括精神病醫院、復健醫院、某些高度傳染性疾病之醫院等）

目前臺灣因早期崇尚留學英語系先進國家的留學政策使然，故大多數留學回國之海外學人，只懂得兩國語言的占大多數，通曉英、日、中或英、德、中及英、法、中等 3 國以上語言醫學文獻之臺灣醫學衛生保健學者鳳毛麟角相當稀少。錯誤淺見之科學學術政策，是獨尊 SCI 之英、美學術殖民政策！

臺灣目前會導致深陷國家代工產業經濟結構無法脫胎換骨，與上述獨尊英、美學術實有密切之因果關係！惡化到潛在性國債可能比希臘更嚴重的經濟破產即將隨時引爆，目前臺灣經濟出口嚴重衰退與大幅負成長，已成爲慘列亞洲四小龍末座的弱勢衰敗島國矣！唯一解救之道，就是改變獨尊 SCI 失誤學術政策，改採學習德、日科技職業教育政策與英、美學術教育政策並重，方爲上策！

論及醫學領域研究內容，可以細分如下（表 1-2）：

表 1-2　醫學領域

	Category	繁體		Category	繁體
1	Acoustics	聲學	2	Allergy	過敏
3	Anatomy & Morphology	解剖學和形態學	4	Andrology	男性科學
5	Anesthesiology	麻醉學	6	Behavioral Sciences	行爲科學
7	Biochemical Research Methods	生物化學研究方法	8	Biochemistry & Molecular Biology	生物化學與分子生物學
9	Biodiversity Conservation	生物多樣性保護	10	Biology	生物學
11	Biophysics	生物物理	12	Biotechnology & Applied Microbiology	生物技術與應用微生物學

（續）

	Category	繁體		Category	繁體
13	Cardiac & Cardiovascular Systems	心臟及心血管系統	14	Cell Biology	細胞生物學
15	Chemistry, Medicinal	化學，藥用	16	Chemistry, Multidisciplinary	化學，多學科
17	Chemistry, Organic	化學，有機	18	Clinical Neurology	臨床神經病學
19	Critical Care Medicine	危重病急救醫學	20	Dentistry, Oral Surgery & Medicine	牙科，口腔外科與醫學
21	Dermatology	皮膚科	22	Developmental Biology	發育生物學
23	Ecology	生態學	24	Emergency Medicine	急救醫學
25	Endocrinology & Metabolism	內分泌與代謝	26	Engineering, Biomedical	工程，生物醫學
27	Gastroenterology & Hepatology	胃腸肝膽學	28	Genetics & Heredity	遺傳學與遺傳
29	Geriatrics & Gerontology	老年醫學和老年學	30	Health Care Sciences & Services	醫療保健科學及服務
31	Hematology	血液學	32	Imaging Science & Photographic Technology	影像科學與攝影技術
33	Immunology	免疫學	34	Infectious Diseases	傳染性疾病
35	Integrative & Complementary Medicine	結合與補充醫學	36	Materials Science, Biomaterials	材料科學，生物材料
37	Medical Ethics	醫學倫理	38	Medical Informatics	醫學資訊
39	Medical Laboratory Technology	醫學實驗室技術	40	Medicine, General & Internal	內科，普通內科

(續)

	Category	繁體		Category	繁體
41	Medicine, Legal	醫學，法律	42	Medicine, Research & Experimental	醫學研究與實驗
43	Microbiology	微生物學	44	Multidisciplinary Sciences	多學科科學
45	Neuroimaging	神經影像學	46	Neurosciences	神經科學
47	Nuclear Science & Techology	核子科學與技術	48	Nursing	護理學
49	Nutrition & Dietetics	營養與飲食學	50	Obstetrics & Gynecology	婦產科學
51	Oncology	腫瘤學	52	Ophthalmology	眼科學
53	Orthopedics	骨科	54	Otorhinolary-ngology	耳鼻咽喉科
55	Parasitology	寄生蟲學	56	Pathology	病理學
57	Pediatrics	兒科	58	Peripheral Vascular Disease	周圍血管疾病
59	Pharmacology & Pharmacy	藥理及藥劑學	60	Physiology	生理學
61	Psychiatry	精神病學	62	Psychology	心理學
63	Public, Environmental & Occupational Health	公共，環境與職業健康	64	Radiology, Nuclear Medicine & Medical Imaging	放射學，核醫學與醫學成像
65	Rehabilitation	復健學	66	Reproductive Biology	生殖生物學
67	Respiratory System	呼吸系統	68	Rheumatology	風濕病學
69	Sport Sciences	體育科學	70	Substance Abuse	藥物濫用
71	Surgery	外科	72	Toxicology	毒理學
73	Transplantation	移植	74	Tropical Medicine	熱帶醫學
75	Urology & Nephrology	泌尿外科和腎臟學	76	Virology	病毒學

第二節　西方醫療社會學

世界醫療史從時間之分類而言，可分成 10 個階段時期之醫學：

1. 原始時代醫學：①美索布達米亞醫學②印度醫學③中國醫學④埃及醫學

2. 古典時代醫學：①前希臘醫學②後希臘醫學③愛托魯尼亞醫學④羅馬醫學

3. 中世時代醫學：①修道院醫學②阿拉伯醫學（醫學院醫學）

4. 15 世紀醫學：①解剖醫學②性病醫學

5. 16 世紀醫學：①生理醫學②病理醫學

6. 17 世紀醫學：①綜合科學醫學②職業病醫學

7. 18 世紀醫學：①分析醫學②疫苗醫學

8. 19 世紀醫學：①顯微醫學②微生物醫學

9. 20 世紀醫學：①放射線醫學②移植醫學

10. 21 世紀醫學：①再生醫學②基因‧難病醫學

一、美索布達米亞醫療文明社會

美索布達米亞醫療為西方醫療社會最早之代表性文化，發展於波斯灣北部，希臘人所稱底格里斯河及幼發拉底河的廣大河谷之間，是西元前 4 世紀至 1 世紀，誕生於此之輝煌文化社會。

巴比倫人之漢摩拉比（Hammurabi）國王首創包含外科治療及醫藥等複雜體系的醫療法律公布後，考古學家陸續發現 3 萬份有關美索布達米亞醫療之楔形文字的黏土板，1846 年透過羅林森（Rawlinson）解讀阿西里亞文字，800 份刻於黏土板的醫療技術內容終於公諸於世。「漢摩拉比法典」第二一八條規定，醫師以青銅刀施行外傷手術致死，或以青銅刀切開

眼睛膿瘍手術，損毀患者眼睛時，必須罰手術醫師切斷其手指。第二二一條規定，醫師治癒患者骨折，或治療腸部時，患者必付五分銀貨。醫療行為當初聖職者分成 3 種階級，依此 3 階級區分內容，可直接治療接觸患者：

1. Baru：診斷、預後及生病原因究明之擔當者。

2. Ashipu：以祈禱師身分掃除惡靈之擔當者。

3. Asu：予以患者給藥診療之眞正醫師。

這些大多屬於有名富豪的聖職者，皆在神殿接受教育，從黏土板所描述的神聖文言文學習學術理論，也被鄰國招聘為顧問，本質上屬於宗教性的教會醫術。大部分病患皆在不知病因的情況下，被認為有罪遭神明或惡魔懲罰而致病，生病痊癒者被認為具備超自然力量而康復，藥草、藥水、藥膏等則被認為具有某種魔力之效能。

美索布達米亞醫師診斷當時民眾，所遺留病歷中之主要病名，以傳染病最多，包括鼠疫、性病、傳染性肝炎、麻瘋病、赤痢、霍亂、痘瘡、風濕病、黃疸、皮膚病、心臟病、癲癇等流行疾病。

「內臟算命測病」為美索布達米亞醫療之特色，此特色普及於中東及地中海與愛托魯尼亞長達數世紀，美索布達米亞的醫師使用煎藥、粉藥、蒸燻劑、灌洗劑、座藥、浣腸劑等 250 種藥草及明礬、黏土、磁鐵等 120 種礦物之治療方式，並配合葡萄酒、蜂蜜、石臘、油脂交相運用。

古病理學（Paleo Pathology）及時間生物學（Chrono Biology）之觀念已深入美索布達米亞醫療文化中，目前時間生物醫學已成為日本及世界先進國醫學界注目之醫療科學之一。蘆薈、月桂樹、大麻、沒藥、橄欖油、Atropine、芥茉等為最常用藥物，齒科用器具及義齒，青銅手術刀、鋸器、穿孔用圓鑽等外科手術器具，也隨著美索布達米亞 4000 年之悠久歷史而發揚光大。

二、埃及醫療文明社會

　　西元前 15 世紀埃及第十八王朝時代醫學巨著《*Eberus Papyrus*》（世界最古老醫學書），共 108 頁，包含 877 章內容，主要爲針對婦產科學、藥學、保健衛生學之重要文獻。另外一本巨著《*Smith Papyrus*》，長 4 公尺、寬 33 公分，書中內容主要是針對外科醫學文獻。法國醫學學者阿爾曼・羅佛（Armand M. Ruffer）依照古病理學方式，將數萬木乃伊從血液型等系列作分析。埃及醫師公會以監督一人爲頂點，以埃及法老王專屬醫師爲主，然後是宮廷的醫師團，其次爲醫師的檢查官僚群，再配合中級之醫師團及最下層人數最眾多的下級醫師。

　　埃及的醫師在西元前 2000 年出現印何闐（Inhotepu）此偉大醫學之神，普受當時埃及人崇拜尊敬。埃及醫師診療臨床被高度專科化，分成 9 種專科醫師：㈠一般醫師、㈡齒科醫師、㈢眼科醫師、㈣胃腸科醫師、㈤肛門科醫師、㈥職業病醫師、㈦燒灼科醫師、㈧不明疾病科醫師及、㈨醫學檢查科醫師。埃及醫學及醫療在當時稱霸南歐及非洲，在埃及法老王之許可下，埃及名醫可到羅馬帝國等其他國家執行醫療外交重任，羅馬之尼祿皇帝之御醫均來自埃及，外國眾多貴族也大量進入埃及接受當時先進醫術的診療，爲埃及獲得大量的外匯資源。

　　埃及王朝盛世之完全免費醫療福利名聞西方，醫師爲公醫制度，支領國家薪俸。埃及醫療基本上從患者表面症狀、聽力、異常分泌、體味、體溫及脈搏測定，再以尿液、糞便、痰液之觀察作綜合醫療判斷，最後必以如下 3 種可能性作書面告知患者：

1. 我可以治癒之疾病。
2. 我必須努力以赴治療的疾病。
3. 我無法治癒的疾病。

　　所以，當時埃及之醫療倫理與醫療文化相當現代化，非常重視患者受

診以及知的權利，臺灣與中國、香港、澳門兩岸四地 21 世紀現在的醫療照護文化水準，也無法與 4000 年前的優質埃及醫療照顧文明相比！這是對現代華人相當諷刺的大事。

　　盛世的埃及民眾，政府勤於教導國民早晚沐浴、刷牙、整髮、常洗手，以及家家戶戶備有浴室，必備按摩軟膏、香水、化妝品等美容清潔用品的良好衛生及養生習慣。

　　當時埃及最常見疾病，依序爲丹毒、氣喘、肝炎、性病、壞血症、癲癇、小兒麻痺症、寄生蟲病、天花瘡、漢森病，動脈疾病等。埃及的藥師社會地位崇高，藥局皆有特別調劑場所，《*Eberus · Papirus*》醫書中記載高達 900 種藥劑的處方，Atropine、Scopolamine（東莨菪鹼）等強力中樞神經鎮痛劑，在中世紀的外科醫療已大量應用於麻醉、幻覺方面。埃及發達的藥學知識，導致數千年後之歐洲名醫蓋倫（Galenos）等創作有名的《藥草圖鑑》及敘利亞、希伯來、波斯等國度自創藥草醫典。

　　值得一提的是，當時埃及婦產科學及避孕醫學相當發達，如利用蜥蜴糞便置入女性陰道深處，以其強酸性殺精蟲；或以洋槐樹強酸性樹液棒插入陰道等。埃及醫學與醫療在數千年前發達進步於北非，間接與直接的醫術流傳，導致之後強盛之希臘醫學及羅馬醫學的誕生，也造就數千年之後在希臘誕生一位先知先覺偉大傑出的世界醫學始祖希霸可樂帝士（Hippocrates）！

三、前希臘醫學

　　希臘名醫艾斯柯勒皮歐斯（Asklepios）的子孫形成政治集團，直接掌控希臘人祖先之醫療與醫學教育，考古學歷史專家認爲，醫學始祖希霸可樂帝士係艾斯柯勒皮歐斯的第十八代直系後裔，希臘神殿被認爲是歷史上最初之個人醫院，在強調衛生、養生、節食、按摩下，當時希臘醫療著

重醫學、體育與心理 3 方面之基本治療方法。西元前 6 世紀希臘名醫畢達哥拉斯（Pitagoras），以生命四要素「空氣、水、火、土」對應人體體液論：

血液質	熱、濕（空氣）	心臟
黏液質	寒、濕（水）	腦
黃膽汁質	熱、乾（火）	肝臟
黑膽汁質	寒、乾（土）	脾臟

依照四體液之組合狀況，就可決定患者之健康狀態及體質。

四、後希臘醫學

醫學始祖 Hippocrates 生於西元前 460 年，年輕時代隨從父親赫拉克勒斯（Herakules）學習醫術當上巡迴醫師，足跡遍及埃及、利比亞等中東及北非諸國。回國後，將各國研修醫學之經驗整理出《空氣、水、土之相關》著作，醫學始祖全集包括醫學倫理、臨床醫學、病理學、外科學、小兒科學、婦科學、產科學、解剖學、生理學、治療學、營養學等書籍。

Hippocrates 治療理念的 3 個主要要素：

第一、病因分析並調查病情輕重內容。

第二、理論綜合一貫性各種症狀相關性。

第三、從一般診治法則，依精準推論考查疾病是否具備特色及有效治療對策。

病歷概念也由 Hippocrates 開始重視並實踐，聽診及叩診為其基本診病的基礎。綜合其治療醫學之基本理念為：

1. 為促進自然治癒之免疫力強化，應保持病人之活力及體力。

2. 適當使用藥品，幫助有害體液之排出。

3. 穩定這種適當的排泄路徑。

4. 使用促進排泄之藥物，並確保消化後之體液排出體外。

五、愛托魯尼亞醫學

愛托魯尼亞（Etruria）是位於亞德里亞海灣右上方之民族，善於金、銅、鐵及青銅之優秀加工技術，應用於齒科補綴技術高超，以及義齒之製作。

愛托魯尼亞人的外科手術方面，如傷口縫合、骨折之固定、脫臼之復原、止血的技術，可能源自於希臘之醫療文明，與後世之羅馬醫學幾乎不相上下。

目前在皮亞琴察（Piacenza）考古學博物館，留下極有參考醫學價值之「皮亞琴察之肝臟」，126公分×76公分×60公分大小之肝臟模型，雕刻著40種語言。

愛托魯尼亞醫療之特色，是盛行溫泉療法，最善於利用植物及水療之民族之一。

六、羅馬醫學

羅馬在征服希臘以前之醫學代表性人物為卡多（Cato）（西元前234年～西元前149年），卡多用藥處方大部分以洋酒及高麗菜為主，再以其他藥劑、香花油、鎮痛劑、薄荷、月桂樹粉、珊瑚草混入洋酒內服用之。

雖然西元前3世紀，羅馬征服了希臘王朝，但之後的百餘年反而是希臘醫學征服了羅馬帝國。羅馬王朝引進希臘神殿醫學文化，直至西元前91年阿斯克雷比亞德斯（Asklepiades）名醫進入羅馬後，其精湛醫術

獲得安東尼武士（Antonius）等名人信賴而充當御醫，他的醫療理念與希霸可樂帝士的迥異之處，在於他反對強烈催吐劑、瀉下劑、瀉血方式之醫療，而改採節食、按摩、入浴、洋酒療法漸進治癒的方式診療。他發明氣管切開術治療白喉，並區別慢性與急性疾病，也關心老人病及精神疾病。

另一位羅馬活躍名醫為安東尼武士・姆薩（Antonius Musa），除為羅馬名人仕紳診治之外，也當奧古斯都皇室的侍醫。

羅馬時代重要醫學書籍以拉丁語撰寫，羅馬賢達科魯斯士（Kerusus）熱心整理名為《關於技術》的巨著，將羅馬時代有關醫學、農業、兵法、哲學、法學、修辭學等全部以百科辭典的方式納入。此書在西元 1400 年後教皇尼古拉五世時代於義大利米蘭聖堂發現，這是引用印刷術出版的第一本書籍。

《關於技術》一書中之醫學相關部分最後一章，強調浣腸之重要性，並以蘆薈等當作瀉下劑，外用藥以含單寧較多之藥劑為主，外傷消毒劑以砷元素及油類為主，止痛以鴉片、Scopolamine、Atropine 為主。科魯斯士之巨著，也包含皮膚病、外科醫學、骨折、脫臼，舉凡白內障消除術、膀胱結石切除術、唇癌手術、組織缺損形成術、扁桃腺削除術，以及相關之手術刀、細管、鉤、鋸子、手術夾、濕布皆有記載圖片。此書之最大功績在於將希臘語支配之西方醫學用語，完全以拉丁語翻譯而成。讓該歐洲首版之醫學用辭典，在以後長達 2000 年支配影響著西方醫學醫療學術文明。

名醫陸佛思（Ruphos）為解剖學者，乃最初之醫學用語解說書的作者，也是眼睛詳細構造、迷走神經、精管、卵管等詳述之第一人。名醫蘇拉奴絲（Soranus）被尊稱為羅馬時代最偉大產科醫師，《婦女病》名著貢獻良多。

西元 129 年羅馬亞斯庫雷彼奧斯王朝時代，於重要之佩魯加蒙神殿出

生之偉大醫學學者蓋倫（Galenos），十七歲爲研習醫學進入希臘神殿學校，然後到亞歷山大城深造，首度進入羅馬帝國行醫，由於醫術高超，馬上引起羅馬市民及廣大貴族注目及會診，最後成爲馬可‧奧里略（Marcus Aurelius）皇帝之御醫，不久雖獲得羅馬國籍市民權，但拉丁語不熟悉情況下，只能以希臘語行醫療業務，400 卷之《蓋倫醫學》（Galenos Medicine）偉大著作，包羅萬象，內涵 10 大重要內容，於西元 1500 年之間，支配著全世界的醫學思想文化，直至 17 世紀末，構成全歐洲之大學醫學教育之基礎。

《蓋倫醫學》之主要著作內容包含：

1. Hippocrates（希霸可樂帝士）醫學始祖學說之諸要素論。
2. 關於最高的醫師及最高的哲學學者。
3. 關於解剖學的準備內容。
4. 關於動脈及靜脈的解剖。
5. 關於肌肉的活動內容。
6. 關於 Hippocrates 及柏拉圖（Platon）的理論。
7. 關於疾病的部位。
8. 關於人體各部分的機能（生理學的 17 卷）。
9. 關於醫術。
10. 關於治療方法（14 卷）。

《蓋倫醫學》之腦血管病變、腦神經之感覺神經與運動神經從事最多之猴、豬動物解剖研究，心臟及循環之生理學概念，可能是導致哈維（Harvey）大師對世界最新心臟血液循環重大發現之契機。蓋倫《關於隨意將具調和性藥草投藥》著作中，詳述 473 種植物用藥，解毒藥 Teriaka 等含 73 種成分等。

羅馬醫學最強之外科醫療，包含開頭手術、形成外科手術、奴役之宦

官太監去勢手術等。軍醫制度乃由羅馬帝國首創，蓋倫大師之後，古代最偉大的醫學者之一，是凱利烏斯・奧雷利亞努斯（Keliwus Orelianus）（西元 5 世紀），其大作《急性疾患及慢性疾患》，是一部對各種疾病幾乎以近代臨床醫學之論述從事合理的整合大著。

七、修道院醫學

中世歐洲至文藝復興運動年代，也就是蓋倫醫學大師去世 1 世紀後，西元 313 年羅馬君士坦丁大帝承認基督教的時代，基督教徒將神殿變成教會，尊崇安撫人間神明之耶穌基督為崇拜之神。

修道院藥局、修道院藥草園、十字軍病院為修道院醫學之最大特色。

西元 324 年羅馬皇帝將東羅馬帝國首都東遷，西元 330 年改名為君士坦丁堡，開啟拜占庭的千年醫學文化，醫療制度仍延襲羅馬制度，亦即宮廷醫師及民間醫師並存之特色，宮廷御醫專用豪華服飾與高級名譽互相配合。

當時名醫有阿雷科桑德洛斯（Alexandros）（醫學一二書作者）、鮑陸斯（Paulos）（百科辭典外科學作者）。

八、阿拉伯醫學

拉吉（Rhazes）這位以阿拉伯語撰寫阿拉伯醫學最傑出的學者，影響期間自西元 850 至 923 年，四十歲前專攻醫學及音樂與物理學，創設位於巴格達環境優良的獨創性醫院，撰寫 237 本論文，其中約半數為阿拉伯醫學論文，最有名的是第七章外科學及第九章疾病之治療，天花及水痘之區別方法的醫學專業見解，也是拉吉有名的研究專攻。其從事醫業獲得之龐大財產全部捐獻給社會貧窮者，是位偉大慈善醫學家，但因喝酒過度，人生最後 2 年視力喪失，自身也陷入悲慘狀況而離開人世了！

阿拉伯醫學可分三大時期：

第一期　西元 750 ～ 900 年的啟蒙準備時期，是阿拉伯傳統醫學逐漸與希臘、拉丁醫學互相融合時期。

第二期　西元 900 ～ 1100 年，大多數學者遠離古典醫學，社會重視獨創之醫學研究成果，是拉吉、阿維森納（Avicenna）與阿爾布卡西斯（Albucasis）三位傑出名醫最輝煌時代。

第三期　西元 1100 ～ 17 世紀，卡利夫王朝統治時代可定義爲阿拉伯醫學衰退時代。

17 世紀維也納大學里耶（Montpellier）指定《醫學典範》一書爲大學教科書，該書特色爲整合希霸可樂帝士至蓋倫的偉大創新醫學理論，並配合亞里斯多德大哲學家的理念而成的巨著。但在解剖學上犯下重大錯誤，亦即當時宗教嚴禁屍體之解剖，故解剖相關醫學係模仿希臘、羅馬醫學知識。

《醫學典範》第 1 卷爲醫學理論，第 2 卷藥草，第 3 卷疾病各論及全身體系治療，第 4 卷疾病之一般原則，第 5 卷藥學理論、藥劑選擇及處方、植物性及礦物性與動物性藥物之毒性。

阿拉伯醫學名醫阿爾布卡西斯，其所著之《醫學的方法》爲 1500 頁醫學辭典，巨著描述 200 種以上外科器械插圖，是中世紀伊斯蘭國度最偉大外科醫師及精神科醫師。

影響全世界學術文明最深的，莫過於西元 12 世紀末，義大利及全歐洲之修道院學校，尤其在沙雷諾（Salerno）的學校，醫學研究風氣興盛，醫學相關之所有教育及教養的必要性思想大爲流行，沙雷諾醫學校由猶太人埃利奴斯（Elinus）、希臘人龐都士（Pontus）、阿拉伯人阿德拉（Adala）、拉丁人沙雷魯奴斯（Salernus）4 位教師所創設，創設期間分三期，第一期黎明期（創設期～西元 1000 年），第二期黃金期（西元

1100～1300 年），第三期衰退期（西元 1300～1811 年）。

第一期　多露桃樂（Tretula）是絕色美女醫師（《女性之疾病》作者）。《解毒劑》也是當時之醫學名著。

第二期　西元 1130 年西吉利亞國王魯介洛二世頒布法律，對想從事醫療者必經審查委員會試驗，此律法大為提高該校醫學教師及醫師的社會地位。該校最優秀教師也是最佳醫師之亞福利卡奴斯（Aflikanus），是將阿拉伯醫學導入義大利的重要貢獻者。

沙雷諾醫學學派的醫學學者及醫師，徹底重視尿液臨床檢查，認為此乃診斷有效的手段方法。沙雷諾保健養生法名聞全歐，內涵包括保健衛生、健康管理、節食、環境、飲食、服飾、性生活等預防醫學概念。

第三期　由於歐洲各國各地區最初之大學如雨後春筍地設立，沙雷諾醫學校之權威性逐漸喪失，西元 1811 年在拿破崙・波拿帕魯多王朝下，面臨全廢的命運。

近代現代化涵意的 University（大學）一詞，在西元 1316 年於波斯最初被世人引用，並專有名詞化。大學教師為維持教育水準及保證教育品質之一貫性，也要求當時政府給予特權及高水準待遇。法國巴黎大學等名校亦相繼誕生於歐洲大陸。

中世紀歐洲大學之學生人數，西元 13 世紀末波羅尼市約 1 萬人，牛津市 6 萬人，巴黎市 7 千人，劍橋市 3 千人。歐洲最初的大學依創設時間，大概可整理於下述表格：

表1-3 歐洲大陸最初創設大學名稱

時間（Time）	名稱（Name）	時間（Time）	名稱（Name）
西元738年	Monperle	西元1229年	Cambridge
980年	Korudopa	1231年	Orulean
1110年	Boroniya	1233年	Touruz
1110年	Paris	1241年	Sieana
1145年	Rance	1243年	Salamanka
1167年	Oxford	1248年	Piachentsua
1209年	Balensia	1250年	Baradorido
1213年	Saleruno	1254年	Sebiria
1214年	Bichentsua	1320年	Filenche
1222年	Padoway	1338年	Pisa
1225年	Bapoli	1347年	Pulaha
1226年	Perusia	1361年	Pawia

　　歐洲曾經歷數世紀理髮師兼外科醫師之歷史，因為當時內科醫師非常厭惡手術部位理毛、浣腸、吸血、異物糞便除去等骯髒惡臭工作。英國在西元1540年外科醫師會與理髮師協會合併成「理髮師外科醫合同協會」，西元1745年又再度分開，隨著時代與文明社會進步之嚴格需求下，外科醫師社會及職業專業地位日益崇高，歐洲理髮師逐漸喪失「醫師」的特權，一直演化至21世紀現狀的發展。

九、15世紀醫學（解剖學）

Leonardo　　　　　解剖圖（西元1485～1515年）

Barigatsui　　　　解剖學註解（西元1521年）

十、16世紀醫學（生理醫學、病理醫學）

Vesalius　　　　　人體之構造（西元1543年）

Paré　　　　　　　最新外科學（近代外科學之父，法國醫學世界首位之主角）

Paracelsus	星・毒・自然・精神・神五原理理論、病理入門
Rosslin	孕婦及助產婦（西元 1516 年）
Harvey	心臟血液循環發現大師

德國海德堡大學（1386 年）、捷克布拉格大學（1347 年）、萊比錫大學（1409 年）新設。

十一、17世紀醫學（綜合醫學、職業醫學）

Leeuwenhoek	顯微鏡檢視先驅學者（西元 1632 ～ 1723 年）
Ramazzini	職業醫學之父的巨著《職業病》（西元 1633 ～ 1714 年）
	綜合性醫學

醫療化學及天體物理等具體生物學現象學說學派興起，波哈維（Boerhaave）為對上述雙方理論集約之折衷主義者，他認為生命是人體內固體與液體運動循環的結果。

十二、18世紀醫學（分析醫學、疫苗醫學）

Hofman	《體系之合理醫學》（西元 1660 ～ 1742 年）
Boerhaave	尿素分離首位成功學者（荷蘭偉大醫學者）
William Hunter	產科外科大師
Edward Jenner	首位疫苗發現世界權威，人類傳染病預防醫學大突破

18 世紀初為醫學呈現混亂狀態的時期，西元 1796 年 5 月 14 日人類醫學史重大發現，天花免疫療法成功。

十三、19世紀醫學（顯微醫學、微生物醫學）

Pachini	十九歲以顯微鏡發現手指皮膚中傳達大腦之觸覺神經末端「Pachini 小體」
Philentsue	發現霍亂之病原菌
Golgi	以顯微鏡發現銀染色分離神經細胞之結合纖維，於 1906 年與西班牙神經學者 Lamon Cajal 共同榮獲諾貝爾生理醫學獎
Bitsuozero	人類醫學史上首位發現血小板之血液學大師，義大利最偉大病理學者之一，二十六歲當上大學病理學教授
Buride	發現尿液 Alubumine 蛋白質存在之病理學大師
Majiandl	首位證明脊髓前根之運動神經，後根之知覺控制神經的大師，19 世紀最偉大生理學者之一（西元 1855 年，法國人）
Berunal	近代藥理學之創始者（巴黎大學初代生理學講座教授）；由南美箭毒發現可致全身神經麻痺的肌肉鬆弛劑
Pavlov	首位人體條件反射神經原理發現者（西元 1904 年諾貝爾生理醫學獎俄國得主）
Wilhiou	《細胞病理學》巨著大師（西元 1821 ～ 1902 年，德國人）
Pasteur	巴斯德滅菌法之發明，狂犬病疫苗發明者，世界最有名之法國代表性研究所（巴斯德研究所）創立者
Koch	首創治療結核病等感染之「科赫四原則」，首位發現結核菌之世界權威，1905 年諾貝爾生理醫學獎

（西元 1843 ～ 1910 年，德國人）

Roburozon	犯罪精神醫學權威
Shiaruko	白血病患者脾臟及血液中菱形結晶發現者

十四、20世紀醫學（放射線醫學、移植醫學）

Röntgen	發現 X 光放射線照射療法
Landsteiner	AB 型血液之發現（西元 1930 年諾貝爾生理醫學獎）
Fleming	Penicillin（盤尼西林）抗生素大發現，榮獲諾貝爾獎
John Gurdon	英國劍橋大學教授、戈登研究所所長，1962 年全世界首位複製蝌蚪成功之複製動物的始祖，因此 2012 年獲諾貝爾醫學獎

磺胺劑及抗生素之大發現，帶來全球滅菌醫學治療之大革命時代。新型藥劑發明（抗癌標靶藥物、免疫特效藥），以及內臟移植之最新發展、基因臨床治療、內臟醫療器材之發明、遠距離電子最新通訊醫療時代，皆為 20 世紀醫學的特色，尤其是放射線醫學革命及顯微創新移植手術醫學革命。

十五、21世紀醫學（再生醫學與基因、難治疾病醫學）

2000 年　美國神經科學教授格林加德及坎德爾，發現神經系統細胞之信號傳導（Signal Transduction）的關鍵物質。榮膺諾貝爾生理醫學獎。

2001 年　英國納斯及亨特教授與美國的哈特韋爾等 3 位教授，發現細胞週期之關鍵調節因子（Key Regulators）。榮膺諾貝爾生理醫學

獎。

2002 年　美國霍維茨及蘇爾斯頓與英國布倫納等 3 位教授，發現器官發育和細胞程序性死亡（Programmed Cell Death）之遺傳調控機序。榮膺諾貝爾生理醫學獎。

2003 年　英國曼斯菲爾德及美國勞特伯 2 位教授，核磁共振成像（Magnetic Resonance Imaging）之重大發現。榮膺諾貝爾生理醫學獎。

2004 年　美國琳達‧巴克女教授及阿克塞爾教授，發現嗅覺受體（Odorant Receptors）及嗅覺系統之組織。榮膺諾貝爾生理醫學獎。

2005 年　澳洲馬歇爾及沃倫 2 位教授，發現幽門螺旋桿菌在胃潰瘍及胃炎疾病的作用（Bacterium Helicobacter Pylori And Its Role In Peptic Ulcer And Gastritis Disease）。榮膺諾貝爾生理醫學獎。

2006 年　美國梅洛及法厄 2 位教授，發現 RNA 干擾基因雙鏈 RNA 引發之沉默現象（RNA Interference-gene）。榮膺諾貝爾生理醫學獎。

2007 年　美國卡佩奇、史密斯與英國埃文斯 3 位教授，利用胚胎幹細胞引入特性基因修飾之原理的發現（Discoveries Of Principles For Introducing Specific Gene Modifications By The Use Of Embryonic Stem Cells）。榮膺諾貝爾生理醫學獎。

2008 年　法國蒙塔尼、巴爾西諾西及德國豪森 3 位教授，發現導致子宮頸癌之人類乳突瘤病毒（Human Papilloma Viruses）與愛滋病 AIDS 之人類免疫缺陷病毒（Human Immunodeficiency Virus）。榮膺諾貝爾生理醫學獎。

2009 年　澳洲女教授布萊克本與美國格雷德、紹斯塔克 3 位教授，發現端粒及端粒酶如何保護染色體（Discovery Of How Chromosomes

Are Protected By Telomeres And The Enzyme Telomerase）。榮膺諾
貝爾生理醫學獎。

2010 年　英國愛德華滋教授，全球首位研發試管嬰兒（In Vitro Fertiliza-
tion）有成，榮膺諾貝爾生理醫學獎。

2011 年　加拿大斯坦曼、法國奧夫曼、美國博伊特勒 3 位教授，發現樹
狀細胞和其在後天免疫中的作用（Dendritic Cell And Its Role In
Adaptive Immunity）與美法 2 位學者對於先天免疫活性作用的大
發現（The Activation Of Innate Immunity）。榮膺諾貝爾生理醫學
獎。

2011 年　日本大阪大學審良靜男免疫學教授，對細胞表面病原體侵入之
感知 TLR 蛋白質的發現及機能之解明，榮獲加拿大加德納國際
學術獎，共同受賞的奧夫曼法國教授榮獲諾貝爾醫學獎。審良
教授被全球引用次數，遠超過 3 位諾貝爾醫學獎之總和，只因
包特勒等人先發現 TLR。

2011 年　日本東北大學蔡安邦教授，臺灣出身，全球「準結晶」物質九
成偉大發現之世界權威，諾貝爾獎選考委員會評價，其對安定
準結晶構造之解明有極大貢獻。

2012 年　日本京都大學、iPS 細胞研究所所長、再生醫科學研究所所長山
中伸彌教授，創造「誘導式多功能幹細胞」（Induced Pluripotent
Stem Cells，簡稱 iPS），為人類未來醫學研究器官再生、難治
疾病治療和組織修復與基因新醫學等，帶來醫學革命性的大突
破！
榮獲黃種人第二位諾貝爾生理醫學獎（首位獲得諾貝爾生理醫
學獎得主是利根川　進，為美國麻省理工學院日本籍教授）。
山中伸彌教授之創新研發，只需將 4 種特殊基因：①KLf4、②

Oct 3/4、③Sox 2、④c-Myc，置於成熟之纖維母細胞，即可誘導細胞實行「再程式化」（Reprogramming），使細胞回復具有類似胚胎幹細胞之功能與特性，此種新型幹細胞因此稱為 iPS。其特異優點在於纖維母細胞可以直接由患者之皮膚取得，故不會有免疫排斥問題；也可以避開胚胎幹細胞（Es Cell）之醫學倫理道德爭議的難題。

iPS 所以必成為人類幹細胞醫學研究與治療之主流，乃在於不會有昔時實行生殖複製研究時，取用細胞核轉殖技術形成複製動物提早老化之惡況。「器官移植醫學」可能退潮，乃因為 iPS 對器官衰竭可望提供組織再生及修復能力，將來只需取出患者的皮膚細胞改造為 iPS，再直接注入人體，即可讓難治疾患病人回復健康。

全球大藥廠高度期待，利用 iPS 作為研究各類遺傳難治疾患的致病機序以及新藥開發，只要取得患者任何細胞，即可應用 iPS 技術造成客製化誘導型幹細胞，更深入開發個人化藥物之醫療革命時代即將來臨，諸如不孕症及不限年齡訂製寶寶，難治疾病之新藥開以及治癒技術，皆給臨床醫療帶來脫胎換骨的全面革新局面。

第三節　東方醫療社會學

一、印度醫療文明社會

印度醫療可分成三期，第一期 Beda 聖典撰寫期間（西元前 1500～800 年），第二期 Baramon 王朝時代（西元前 800 年～西元 1000 年），第三期穆斯林王朝時代（西元 1000～1799 年）。

　　第一期之醫學相關知識大都由生命之聖典記載，最受崇拜之阿斯維尼複數醫神及達奴邦它利醫療主宰聖神，被傳可治病及多產多孫多福，人間代理施術者以內科醫及外科醫爲主，並伴隨治療師及咒術師，以補助醫療行爲。隨後入侵之亞利安民族虐殺原住民，導入合理診斷及臨床治療方法，並將迷信之咒術放逐，當時盛行緩和傷痛之藥草袋文化，妊娠中止藥、催淫劑、促進助孕藥也大爲流行，進步而豐富之外科器械，讓當時眼球手術及手腳切除手術甚爲流行，Beda 王朝時代疾病包括天花、性病、痛風、黃疸、風濕病、心臟病、狂犬病及癲癇等。

　　第二期 Baramon 王朝爲印度醫學發展之尖峰期，因此時出現 3 位傑出的醫療大師查拉卡、布阿卡達、史休魯達。

　　查拉卡將疾病依組織液、器官及症狀分類，藥品多取自埃及，印度流行之肺結核的治療藥高達百種以上。

　　布阿卡達之主要醫學著作，論及產科學、眼科學、外科學、解剖學、衛生學、病理學、治療學，主治疾病以氣喘、貧血、痔爲主，藥劑以點眼劑、漱口劑、吐劑、收斂劑爲主。

　　史休魯達編著《史休魯達大醫典》，爲這一期時代最重要之醫書之一。他認爲人體由各種分泌液構成，此爲他治病之基本原理。這些體液是由空氣、膽汁、黏液組成之理論，在當時獨具一格。

　　印度醫師習慣聽診時順便觀察皮膚及舌的狀況，整潔醫師服裝儀容爲必要條件，因流行鼻切斷之刑罰，故鼻部整形大爲流行，兔唇矯正手術、骨折、白內障及成形外科的醫術相當流行，歷史上最初之醫院在西元前 3 世紀設立於馬德里。

　　瑜伽理論在基督教以前 3000 年即已普及於印度社會，讓呼吸及神經放鬆與精神集中爲其最大目的。目前已在神經醫學及應用生理學之研究廣被利用。

第三期穆斯林王朝時代，西元 1526 年巴布魯將蘇丹放逐建立姆加魯帝國，並從波斯招聘外科醫師作爲印度軍醫，造成第三期印度醫學。在基本上，以阿拉伯醫學爲主流，大量引進阿拉伯醫學擅長之外科手術器械，使得第三期之印度外科醫療技術大放異彩，讓外科醫療水準充實向上邁進。

二、中國醫療文明社會

西元前 6 世紀之老子創設道教，對中國醫術產生深遠之影響。陰陽理論中以陽之積極性作爲男性之要素，與光、熱、生育、健康有關；以陰之被動性作爲女性之要素，與陰冷、昏暗、疾病、死亡相關。

中國醫學以背中爲陽，胃、膽、腸、膀胱爲陰，若靈氣被以某種形態阻害時，陰陽兩種之生命力也受影響，疾病就會呈現發生。中醫在陰陽兩種力量之相互作用之例，以男性在性行爲之際的射精，雖會稍微喪失「陽」氣，但不必擔心，因女性在性高潮會發散一定量之「陰」，男性會將其吸收而自動調節。但前提是，女性之年齡不得超過三十歲，否則分量會不充分。此種力量受火、木、土、金、水等五大要素支配。人體之五要素，老子之思想以心臟、肝臟、脾臟、肺臟、腎臟相對應。

古代中國醫學知識大部分依照《黃帝內經》學說，以觀察、聽診、問診、拍脈之觸診診療疾病。西元 280 年西晉王叔和之《脈經》爲集大成之名著。拍脈有 4 種類之分類方法，分成表面、深層、稀少、頻繁。細分則全部被區分成 23 種類之多。當時從左手脈搏快速則生男，作爲胎兒之性別鑑定。死亡徵兆也有 7 種特別脈搏可鑑別之，也就是說，優良名醫必熟悉 52 種類脈搏，爲必要之條件。

唐代（西元 619～906 年）爲按摩法最流行之盛世，針灸更是發祥於中國數千年之醫藥治療法，身體不舒服部位注入艾草（Artemisia

Vulgaris）小葉針灸，使之燃燒以治療，此由金、銀、鐵或石器製成之針灸療法，西元 1683 年時由荷蘭外科醫師 Ten Line 首先導入歐洲。

　　中醫針灸係針對 365 處人體皮膚經穴之點，透過必要之解剖圖，學習完全正確特定點之針灸插入訓練。中醫診療特別注重外觀之耳、臉等五官及舌頭顏色形狀，作爲輔助判斷的參考，例如舌頭與心臟相關，耳朵與腎臟相關，嘴唇與脾臟相關之概念。

　　《神農本草經》巨著分 3 卷，書中 365 種中藥分上藥、中藥、下藥三大種類，中國醫藥研究最繁盛時代的明朝，中醫藥大師明朝代表性醫官李時珍，完成從 1552 年起筆而歷經 27 年歲月整理出的《本草綱目》偉大中醫聖典，全部共 52 卷，包括 1892 種中藥內容。

　　中醫學之希霸可樂帝士醫學始祖，包括婦產及小兒科專門之扁鵲大師（《難經》作者，中醫診斷之望、聞、問、切的四診八綱最新診治方法的發明者）、張仲景（傷寒論），華佗（外科醫聖，手術必需之屠蘇酒及麻沸散等有效麻醉劑發明者），皆爲東漢偉大之中醫大師級人物，締造漢朝中醫外科爲中國傳統醫學盛世時代。

　　中醫醫術除在中國廣大本土流行之外，中國醫藥文明也深深影響日本、朝鮮及東南亞諸國與波斯、阿拉伯世界諸國。21 世紀之今日，中醫傳統醫學文化仍深植 14 億世界最龐大人口市場的中國社會各角落，至今日本及臺灣、韓國也都擁有眾多人氣的中國醫藥傳統醫學，尤其是日本民族，熱中於中醫之醫術及醫藥之尖端科技研發，分別有聞名亞太之國立富山醫科藥科大學及北里大學漢方醫學研究所，進行日新月異之最現代化中醫傳統醫藥生物科技的研究！

第四節　人、社會、醫療、醫學

　　人類之演化史眾說紛紛，生物學分類上，動物界劃分為 35 個門，只有一個屬「脊索動物門」，脊索動物門有 3 個亞門，分：脊椎動物、頭索動物、尾索動物。人類等哺乳類皆屬脊椎動物亞門，具有聰慧頭腦及支撐肉體、保護神經脊髓的脊椎骨。

　　嚴格而論，世界醫學史活動紀要，從哺乳類猿人之原始時代開始，原始時代是人類從人與獸鬥至人與天爭的時代，人類祖先之洪荒時代，是由無文字文化到造字及象形描繪文化時代，以甲骨、竹簡、壁畫而發展到造紙，甚至筆墨硯紙文房四寶的發明，進步至人工排版印刷，以及電子機械打字自動快速大量印刷之神速進展時代。

　　世界經濟專家歸納人類具有 10 種特質：①衝動、②自私、③排外、④貪財、⑤求官、⑥理智、⑦孝順、⑧求名、⑨好逸、⑩惡勞。

　　人是感性與理性兼具之動物，與親人相處最不修飾，與摯友相處輕鬆自在，與同事相處較形式化，與上司相處嚴肅緊張，因此，對情感駕馭會有意識或無意識的受到理性制約。

　　經濟學家阿科羅夫的名著《形象經濟學》，就是利用理性自私的概念，描述與解讀許多人類社會令人困惑的現象。歷經 20 世紀之戰爭及天災地變與政治貪腐改朝換代的悲歡離合歷練經驗，各式各樣的宗教自全球各地如雨後春筍般百花齊放，道德學說於焉發達，且流行於全世界人類生活各角落。道德特徵之一就是自我約束，且必須具公德心，考慮到他人的利益與自由，這是人與人之間最基本的規範，是社會互動發達化的產物，是正面的優質文化，也是理性人類社會自然而然發展出來的共同默契，與內心追求的制度。經濟學家布魯克斯的名著《社會性動物》，對於人類理性自私、人際互動、道德情操均有豐富之敘述，為一本相當知性及感性的

優良讀物。經濟學家蒲士納的鉅作《道德和法學理論困境的剖析》，以事實作基礎分析，辨論許多道德哲學之缺失，當然比訴諸規範價值更有說服力。

西方的希臘三大哲學家：蘇格拉底、亞里斯多德、柏拉圖，在人類社會哲學之創意，影響西方社會巨大而深遠。15 世紀前的中古歐洲，保守封建的歐洲宗教及貴族，控制整個歐洲大陸重心，15 世紀後科學技術及工業化之革新，貴族控制之莊園農業社會體系崩解，歐洲式資本主義文明興起，新大陸的發現，洲際商業國際化流行，東方中國之針灸等醫術、火藥、指南針、印刷術大量傳入西方世界，西方之音樂樂器、美術、大炮、建築技術、西醫醫術器械醫書等透過航海或絲路傳入中國。以義大利爲首之文藝復興運動，追求希臘古典傳統，綜合蘊釀而成的人文主義風潮，讓中產階段成爲當代社會的主體，多元化思想體系於焉形成。

1789 年法國大革命所掀起之中歐混亂時代，造就聖西門及其法國弟子孔德與涂爾幹，英國之史賓賽，德國之韋伯、馬克思，以及社會結構理論大師帕深思及墨頓之脫穎而出。尤其是被尊稱公認爲「社會學之父」的孔德（Auguste Comte），年輕時畢業於巴黎理工大學，親自體驗拿破崙百日政權之建立與解體，1830 年發表《實證哲學講義》巨著，把表示「社會」的拉丁語「Socius」，與表示「學問」之希臘語「Logies」，兩者聯合創立「Sociologie」之新詞彙。

孔德認爲人類之精神，經由哲學、神學、科學三個階段進化發展，同時認爲社會學位居於數學、天文學、物理學、化學、生物學等科學的最高頂點。孔德之社會學由社會靜學與社會動學二部分所組成；社會靜學闡明社會秩序之原理，使用社會有機體理論，解析社會之結構。社會動學則說明社會進步之法則。

科學重視現實經驗之系統性知識，並反對空想口號理論。18 世紀世

界各地大學已成科學發展的中心，19 世紀各門科學之細分化及專業化之出現，反應至各大學各種科系之建立，形成科學專業化、現代化的具體成果出現。

社會學乃運用科學方法，探討地球社會現象的學術思想體系，社會學之父孔德於 1839 年，四十一歲創立社會學這一門新學問，至今才 174 年的歷史，第二次世界大戰 1947 年以後，全球對於此知識需求殷切，配合科學飛躍進展下，統計學的創新發達化，研究方法推陳出新，催促社會學脫胎換骨發展神速。

廣義的社會學，指包含人類所有直接和間接關係之體系，大至地球社會，小至數十人所形成之鄉村社區。

狹義的社會學，指某種特別和比較具體之結合人群，這些人群有共同觀念思想及行為習慣或風俗、宗教，相處共同生活的都稱之。

社會學之性質，包括：①注重科學方法的科學，②應用數理統計量化處理的科學，③強調理論設定與建構的科學，④強調嚴謹實證的科學，⑤重視科際整合的科學，⑥社會醫療尖端化科學，⑦創新進化性的科學。為了適應多變進步的社會，解決人類社會層出不窮之難題，應用社會學已屬必需。

社會學屬社會科學，係採取客觀、科學及統計的方法收集並研究資料，以探討人類社會各種需求，以及千變萬化錯綜複雜之社會現象。

迅速發展成各類各樣之領域，包括：① 犯罪社會學（Criminal Sociology），②工業社會學（Industrial Sociology），③宗教社會學（Sociology of Religion），④ 教育社會學（Sociology of Education），⑤ 法律社會學（Sociology of Law），⑥歷史社會學（Historical Sociology），⑦職業社會學（Sociology of Occupation），⑧政治社會學（Political Sociology），⑨道德社會學（Sociology of Morals），⑩都市社會學（Urban Sociology），⑪鄉村

社會學（Rural Sociology），⑫經濟社會學（Economical Sociology），⑬環
保社會學（Sociology of Environmental Protection），⑭醫療社會學（Medical
Sociology），⑮國際社會學（International Sociology）。

　　綜合全球代表性之社會學及醫療社會學家之學說（表1-4），對此學
問研究必定有所裨益。

表1-4　全球代表性之社會學及醫療社會學家之學說

人名	年代	代表著作論文學說	備註
聖西門 Saint Simon	1760～1825 65歲	1.工業論（1839） 2.政治物理學	法國伯爵（曾遠渡美國，在華盛頓手下參與美國獨立戰爭） 社會學之父孔德的老師
孔德 Auguste Comte	1798～1857 59歲	1.實證哲學講義 2.社會靜學（社會秩序原理） 3.社會動學（社會進步之法則）	社會學之父（將社會的拉丁語Socius及學問的希臘語Logies，兩者結合創立Sociologie文字） 法國人（巴黎理工大學） 他認為人類的精神，經由神學、哲學、科學的三階段形成。
馬克思 Karl Marx	1818～1883 65歲	1.資本論 2.政治經濟學批判 3.共產黨宣言	Jena大學博士 德國人 馬克思與恩格斯創立「共產黨同盟」，提倡經濟決定論學說。
戈皮納 C. A. Cobineau	1818～1882 64歲	1.歷史上只有白種人能創造高尚文明，北歐白人最佳（白人優越論之濫觴） 2.種族純粹則全體民族思路相同 3.血統混雜則思維觀念必異而易衝突	以美國高級白人社會及澳洲歐洲移民歧視有色人種之黑人及黃種人為例，希特勒等之「亞利安主義」均以種族決定論與白種人優越論為依據。 1901年世界首屆諾貝爾生理醫學獎，共同在科赫指導教授之下，研發創造白喉血清疫苗，貝林格白人獨獲該獎，北里柴三郎黃種人被剔除就是證例。

（續）

人名	年代	代表著作論文學說	備註
尼采 Friedrich Wilhelm Nietzsche	1844～1900 56歲	1.查拉圖斯特拉如是說（1883年）（Thus Spoke Zarathustra） 2.道德體系論（1887年） 3.反基督（1889年） 4.權力之意志（1896年）	德國人、波昂大學語言學博士、瑞士Basel大學古典語學教授。尼采思想深受盧梭之自然主義及個人主義之影響，也受到達爾文生存競爭學說之影響。尼采把道德分成①自主道德（Hero Morality）及②奴性道德（Herd Morality）兩種。認爲生存競爭是人類社會過程的全部內容。
海德格 Martin Heidegger	1889～1976 87歲	1.存在與時間（Being & Time）（1927） 2.何爲形上學？ 3.The Selfassertion of The German University（MIT出版）	海德格爲20世紀最重要之哲學家者之一，德國弗萊堡大學哲學教授，1933年弗萊堡大學校長。 海德格認爲，科技不只是複雜精密的機器，更是處理與認知整體存有者的方式。現代自然科學本質上即是「技術」。
高夫曼 Erving Goffman	1922～1982 60歲	1.日常生活的自我表演（The Presentation of Self On Everyday Life） 2.精神病院 3.談話形式（Forms of Talk）（1981） 4.幸福的條件（Felicity's Condition）	高夫曼1953年取得美國芝加哥大學社會學博士（島嶼社群溝通行爲論文），賓州大學社會語言學院教授，美國社會學學會（ASA）主席。強調芝加哥大學社會人類學研究，「參與觀察」（Participant Observation）是最有效之實證研究方法。自認爲是結構功能主義者，肯定帕深思理論。
柏格 Peter Berger	1929～	1.社會學導引（Invitation To Sociology） 2.社會學再詮釋（Sociology Reinterpreted）（1981）	奧地利維也納出生後，1946年移民美國，喬治亞大學社會學教授。 爲美國「社會研究」季刊之編輯，波士頓大學經濟文化研究所所長，美國宗教科學研究學會會長。

（續）

人名	年代	代表著作論文學說	備註
傅柯 Michel Foucault	1926～1984 58歲	1.精神病與人格 2.瘋癲與文明：理性時代的瘋狂史 3.性史	20世紀最重要且有名的思想家之一，他勾勒出西方哲學、歷史、文學與政治研究興起下之物質實踐及權力關係。其創作學說復興專門之職業領域（醫療、心理健康、建築、教育等）。1952年完成精神病理學學位，巴黎Saint-anne醫院研究員，里爾（Lille）大學哲學教授，1984年6月25日愛滋病併發症逝世。
拉岡 Jacques Lacan	1901～1981 80歲	1.佛洛伊德回歸理論（Return To Freud） 2.鏡像階段中自我功能的構成（The Mirror Stage As Formative of The Function of The I）	法國學醫，醫學博士論文「偏執精神病及其與人格的關係」，他成立精神分析組織（巴黎佛洛伊德學派）（The Ecole Freudienne De Paris）。為法國最重要之理論大師之一。拉岡對心理結構詮釋之三種名詞：①想像界（The Imaginary）、象徵界（The Symbolic）與真實界（The Real）。
克麗絲蒂娃 Julia Kristeva	1941～	1.解析符號學（Semanlysis） 2.詩歌語言的革命 3.靈魂的新疾病	保加利亞出生的克麗絲蒂娃，記者生涯後遇見戈德曼（Lucin Goldmann）文學大師後，在巴黎完成文學博士論文。 巴黎第七大學語言學教授。 提倡嬰孩進入社會與表意系統的說法。
雷斐伏爾 Henri Lefbvre	1901～1991 90歲	1.辯證的實質主義 2.德國意識型態 3.空間的生產	法國出生，在巴黎受教育，博士論文以法國農村之研究為主題（La Vallee De Campan），被譽為農村社會研究之奠基者。 國際公認之「辯證之父」（The Father Of Dialectic），

（續）

人名	年代	代表著作論文學說	備註
			美國學界尊稱爲城市批判與理論「空間取向」的先驅。專長爲探討都市與鄉村生活的社會學大師。
盧曼 Niklas Luhmann	1927～1998 71歲	1.社會理論或社會科技：系統研究到底有何功效？ 2.社會系統	德國出生，Freiburg大學畢業到哈佛大學，然後於Bielefeld大學任教。 盧曼理論建構在社會系統爲溝通系統的概念之上。其出發點是帕深思之交互偶變性（Double Contingency）概念。
紀登斯 Anthony Giddens	1938～	1.資本主義與現代社會理論（Capitalism & Modern Social Theory） 2.社會學的構成（The Constitution of Society） 3.超越左派與右派（1994）	被公認戰後最重要之英國社會理論大師之一，曾於英國倫敦政經學院發表碩士論文《當代英格蘭的運動與社會》（Sport And Societyin Contemporary England）。 1996年就任英國倫敦政經學院院長，最暢銷著作《第三條路》及《失控的世界》（Runaway World）（1999）轟動世界。

　　「醫療」乃人類生老病死之人生旅程中，必要且最重要的生活重心，是故探究疾病及健康與預防醫學之問題，包含疾病原因、臨床治療、預防保健，以及平安生育和預防老化，延年益壽等，皆爲現代 21 世紀基因醫學時代的研究熱門話題。

　　醫療社會學指從社會學之立場與觀點，從事研究人類健康及疾病的問題。它注重觀察探討社會文化因素對疾病與健康之關係，諸如醫療組織制度和預防治療等社會原理，以及社會流行病學，致病有關之社會文化因素等。

醫療社會學包含範圍廣泛，從生病行為、致病經驗、醫療事業、醫病互動、醫療政策，皆為其探討範圍。醫院文化起源於古代埃及亞歷山大城，世界最早成立之亞歷山大醫學院附設醫院即發源於此。醫院之組織是一種高度科學化的社會體系及醫療制度，醫師、藥師、護士、檢驗師、放射技師、營養師及病患，各有其角色、任務及地位人格，醫事專職者彼此間之互動，都是依醫療法規制度分工合作的，各有其歷史發展之文化背景。

醫院組織屬於人類社會整個社區組織之一部分，故必然受其牽制與影響，醫療社會學注重這些範圍之研究，故對健康維護及疾病之究明有其特殊之貢獻。醫療社會學依歐美學者門顧士博士（**Dr. Mangus**）之見解，包括三大基本理論：

1. 生命之諸過程為不確定因素，而且一貫地互相滲透：主要特徵非結構而是平衡。
2. 人類社會，壓力與平衡係經由互動、交通及與別人共有之居間作用所造成。
3. 壓力之下，平穩之喪失所發生的主要狀況，會被認為失調或生病。

社會學對人類的貢獻，可應用於解決社會問題，增進人類福祉及適應能力，並主導社會未來發展，從理解人群行為思維，創新設計新社會政策，以至成為現代社會發展之基礎。

以國別地域舉例而言，目前全球先進國家，只有日本沒有醫師失業問題，而且產科、婦科及小兒科還大鬧嚴重的醫師荒，連首都的東京墨田區等，就發生產婦接生找不到醫師之嚴重問題。

臺灣甚至比日本更嚴重，外科、內科、婦產科、小兒科、麻醉科、急診科六大科醫師不足現象變本加厲，逼著行政院衛生福利部公開向海外就

業開業的五大科醫師喊話，以優遇政策鼓勵他們回國下鄉服務。

本人也於 2012 年夏季，透過影響力，參考日本與其他先進國之醫療及執照互惠承認執業許可之法令，為解決臺灣六大科醫師荒，以及真正提升臺灣臨床醫療水準國際化向上而努力，特別擬定「美日先進國醫學院臨床教授醫師國內執業特別條例」（表 1-5），提供給國會立法院「社福及衛環」委員會主要立委等多人參考。

表1-5　美日先進國醫學院臨床教授醫師國內執業特別條例

第一條：為強化中華民國境內醫療臨床水準，鼓勵臨床醫學學術及醫療研究風氣與研究水準向上，提升國內民眾醫療服務品質與臨床績效，特訂定本執行辦法。
第二條：本執行辦法適用對象為美國及日本兩個東西方臨床醫學最先進國家，政府認可醫學院臨床助理教授以上，擁有專科醫師執照美日醫師。
第三條：中華民國政府衛生福利部承認之第二條國外醫師，得享有國內醫師在中華民國境內應盡之權利與義務，並依中華民國醫師法及牙醫師法規範之。
第四條：美日醫師可隨意依其自由意志，在中華民國境內任何醫院執業或自行開業，執行國內醫療診治臨床業務，為民眾服務。
第五條：本辦法由衛生福利部經行政院院會通過後，並經立法院大會正式通過後實施，修正時亦同。

全球東西方臨床醫學最先進國家，首推美國及日本兩個代表性強國，茲因臺灣目前醫學中心 22 所過度濫設，密集度世界第一，主治專科醫師、主任臨床醫療診治水準亟待提升。前總統心臟病治療，就曾發生世界心臟臨床權威日本專科醫學教授，來國內執行臨床診療業務困難重重，必須歷經費時煩雜的申請「臨床教學」入境許可手續。值此先進醫療國際化時代，實乃大開倒車，不符合 21 世紀時代潮流之封建落後排外醫療法令，亟待改善修正，以改善強化中華民國臨床醫療水準，而透過臨床醫學

國際化，必可裨益全民健康水準之向上提升。

　　本章主要內容來自作者之《世界醫學史》及《醫師失業時代》等著作之引用，以充實醫療社會學的豐富內容。

第二章 世界醫療史

第一節 古代醫學期

　　從原始時代和洪荒時代之西元前 4000 年到西元前 2697 年中國黃帝時代，西元前 2341 年中國堯、舜、夏朝時代，歷經領先歐洲 2000 年進入新石器時代之埃及王朝，及中國商、周、秦、漢、三國、晉、六朝的西元 476 年爲止，長達 4000 多年的古代醫學，爲人類醫學的摸索萌芽時期。

　　眾所皆知的是中國醫藥始祖神農氏編撰《神農本草經》，依據《鄭氏世界醫學史》之記載，古代醫學期中，世界各國以中國、埃及、印度、希臘、羅馬，以及巴比倫等的阿拉伯國家之醫藥臨床研究最有成就，各國比較代表性的成果如下：

A. 中國

1. 神農氏：《神農本草經》（後人依據相關資料整理成冊）、《史記‧三皇本記》。開創中醫發展新紀元。記載上、中、下品藥物 365 種，爲傳統中醫藥理之寶典。

2. 黃帝、歧伯：《內經》（素問及靈樞），爲中國最古老的醫理寶典。素問論及病因、脈理、解剖，靈樞論及針灸治療。

3. 扁鵲：《難經》，爲四診（望、聞、問、切）八綱（虛實、表裡、陰陽、熱寒）診療法之確立寶典，四診爲診治病患之步驟；八綱爲觀察患者之要訣。把脈爲中醫診治病患之主要根據，扁鵲大師爲實證東洋中醫學的創始者。《難經》是脈理論辨的最重要醫書，爲中醫必讀偉大著作。

4. 呂不韋：《呂氏春秋》，爲秦朝中醫醫學之代表著作。

5. 淳于意：《中醫病歷方》，首創中醫病歷制度，精通脈理。

6. 華佗：發明麻沸散及屠蘇酒，並以此在中國首次施行中醫外科手術成功而聞名世界，爲中國傳統醫學的外科鼻祖，運動養生療法鼻祖。

7. 張仲景：《傷寒論》、《金匱要略》。開創中醫辯證醫學原理，將歷代中醫學集大成，因此二大世界名著而被稱中醫醫聖。

8. 葛洪：《肘後備急方》、《抱朴子》，記載診治法，醫學史上首創的許多醫術，深具價值。

9. 陶弘景：《神農本草經集注》，創立自然分類法，將 730 種藥物分成 7 大類。其中之「諸病通用藥」以病症分類成 80 多項標準。

B. 印度

1. 《Weada 聖典》，印度醫學之代表作。

2. 印度醫學藥典，印度最具代表之本草學。

3. Asoka：印度醫療教育。Asoka 國王創立醫學院及數所醫院於新德里。醫師、藥草師、助產士、男護士分業醫療制度首創於亞洲。

C. 埃及（世界第一所醫學院在埃及亞歷山大城創立）

1. Imhotep：埃及金字塔，爲紀念 Zoser 古埃及國王，Imhotep 興建世界首座金字塔巨大建築物，爲世界第一座具有醫療用途的硬體衛生工程，在衛生醫學工程深具價值。

2. Mummy：木乃伊防腐技術，埃及之防腐技術名冠世界。

3. Herodotos：醫療專科醫師制度，爲世界首位公布埃及國家醫療專業分科醫療制度的先驅，世界首座醫院在埃及 Satum 地區設立（醫師、藥師、僧侶、尼姑其同組成醫藥分業、護理分業之醫療小組。醫院藥局及排水道環境衛生管理設備皆已成型。

4. Kafun Papyrus：婦產科醫術，首創婦產專科行醫濟世。

5. Edwin Smith：外科醫學，首創外科醫術濟世。

6. Hasto Papyrus：醫藥處方集，首創醫師藥師用處方集。

7. Herophilos, Erasiastratos：腦神經醫學，兩氏在大腦及神經研究成果名聞埃及。

8. Paouros：《Islam 醫學》7 冊，以外科醫術心得爲主。

9. Abikenna：《醫學正典》，埃及醫學之集大成巨著。

D. 義大利、希臘、巴比倫

1. Hummurabi：漢摩拉比法典，西元前 1700 年制定，爲歷史上最不利於醫師之法律。規定治癒後付費，不准亂誤診及醫師誤診之嚴格賠償的原則。

2. Ashipu，Asu：內科外科醫學，Ashipu 爲內科僧醫，Asu 爲外科僧醫，巴比倫人迷信於星象診療法。

3. Alkmaion：《解剖學講義》，西元前 500 年第一本解剖學教科書問世。

4. Hippocrates：希霸可樂帝士之醫師誓詞，飲食療法、運動療法、藥物療法，西元前 460 ～ 377 年之 83 年生涯中，誕生於祭司醫師之世家，奉從觀察、診治、病歷、藥療的醫療四步驟。誠心誠意爲醫學慈善事業奉獻一生的醫療倫理，爲現今舉世所尊崇。Hippocrates 之醫師誓詞爲全世界的醫師所遵循採用，被尊稱爲「世界醫學始祖」（醫聖），爲希臘人對世界醫學最偉大貢獻之代表人物。

5. Soranus：婦產生育研究，被公認爲古代最偉大的婦產科醫學學者，爲義大利名醫對世界之貢獻。

6. Lagurus：電氣療法，西元前 200 年就開發成功。

7. Constantinus：《義大利本草學》，康士坦丁大帝時代的醫藥名著，羅馬醫學中心竣工而名聞國際。

8. Caesar：《軍醫團組織配備錄》，義大利對世界醫學界最大的貢獻爲凱撒大帝首創軍醫制度模式（軍醫院及各行業醫事人員之配備），義大利當時之外科水準冠於全球。因戰爭關係，外科成型術、截肢外科手術發達興盛。

9. Clarissimus Galenos：人體諸部位的認識，蓋倫醫學定律，爲解剖學之世界先驅學者。將古代醫學中曾引起國際醫學界質疑的理論與觀念，首度公開整理研究解明，發表 200 多部醫學論文著作，編成疾患治療及治療藥物等知識，廣爲國際所引用。並將希臘醫術神之女兒 Hygeia 活用，將衛生學以 Hygiene 命名，廣爲各國採用。

第二節　中世醫學期

以歐洲中世紀之西元 5 世紀爲開始，到 15 世紀中世紀結束後之中國傳統醫學鼎盛時期的明代滅亡爲止（1644 年），總共 1167 年間的漫長歲月裡，世界各大洲的醫學文明已有日新月異的飛躍進展，當時之醫學保健先進國家的進步實例：

A. 中國

1. 巢元方：《諸病源候論》，評論病因療法。

2. 孫思邈：《備急千金要方》、《千金翼方》、《千金方》等三大醫藥名著聞名中醫界，被尊稱爲藥王。

3. 蘇敬：《新修本草》，爲 1558 種本草增補之名著。

4. 孟詵：《食療本草》，爲人類史上初版之食物療法的專門寶典。

5. 咎殷：《食醫心鑑》，爲後世藥粥療法奠定基礎。

6. 王懷隱：《太平聖惠方》，宋朝代表性名醫巨著。

7. 申甫：《聖濟總錄》，爲北宋療法之代表名著。

8. 唐慎微：《經史證類備急本草》、《大觀本草》、《政和本草》，爲南宋藥草方代表名著。

9. 陳師文：《太平惠民和劑局方》，爲中醫藥劑之代表名著。

10. 歐希範：《五臟圖》，本巨著之問世，顯示宋朝解剖學已是中國史上最全盛時代。

11. 宋慈：《洗冤錄》，爲世界醫學史上的法醫名著。

12. 朱丹溪：《格致餘論》、《局方發揮》，爲元朝代表性名醫及巨著。

13. 李時珍：《本草綱目》，爲古今中外研究中醫必讀之中世醫學期的醫學寶典。包羅 1898 種藥材，8160 種藥方的世界名著。

14. 陳實功：外科正宗，明朝誕生之中醫外科學集大成偉人。

B. 印度

1. 《印度醫學藥典》，西元 6 世紀完成之印度本草學，爲東南亞國家首部國家藥典。西元 689 年印度醫學經由中國僧義淨之名著《南海寄歸內法傳》，被正式介紹傳入中國（西遊記的影響）。

C. 埃及、阿拉伯

1. Lazes（Alu，Hafi）：天花，爲世界首次發現天花名醫。

2. Aburksimu（Alu，Taslifu）：《醫學全書》，爲阿拉伯（Arabia）外科學代表巨著，200 個以上的外科器具之使用法及圖繪收載，爲世界最初記載血友病病歷之醫學巨著。

3. Al. Rhazi：生於西元 865 年，歿於 925 年，以研究麻瘋及天花等傳染病出名，《天花‧麻瘋症》爲阿拉伯醫學代表作。

4. Aricenna：其生於西元 980 年，歿於 1037 年，《醫學百科全書》爲阿拉伯醫學代表作之巨著。

5. Salerno：阿拉伯醫學代表性人物，莎雷爾諾醫學院是西元 12 世紀成立的學府。

6. Hl. Hildegard：《實證醫學》，著作對後世影響深遠。阿拉伯醫學不盲目信賴古代之傳統醫學，著重觀察實證臨床醫學研究、外科及製藥技術，使牛津、巴黎等世界一流大學及類似培根之大學者如雨後春筍地誕生，加速現代實驗性科學研究得以突破進展。

D. 義大利

1. Flakastolo：《新病理學》，近代病理學鼻祖之一的大學教授。

2. Marcello Amlpighi：《血液學》，發現微血管（1628～1694），使英國的威廉·哈維（Willian Harvey）的研究受肯定。

E. 法國

1. Wize Buano：《解剖學方法教本》，法國代表性的解剖學者。

2. Keatam：《醫學要覽》，為中世醫學期法國代表名著。

3. Grumran：《內科學書》，為其在巴黎大學（Paris University）醫學院院長時代出版，貢獻國際內科學界。

4. Vesalius：維薩里（Vesalius）教授與卡耳克共同出版之《論人體結構》（1543），推翻義大利之蓋倫定律的某些錯誤見解，發現大血管有瓣膜，使血液只朝一個方向流動。維薩里教授的偉大業績，加速安布魯瓦茲·帕雷（Ambroise Pare）教授開創近代外科學。維薩里教授的成就使全世界之解剖醫學展開新紀元，為法國醫學大放異彩。

5. Ambroise Pare：《解剖術小論》、《槍傷治療法》，近代外科學創始者（1510～1590），為法國引以為榮的中世醫學期的世界級大師。被尊稱近代外科學之父。安布魯瓦茲·帕雷（Ambroise Pare）教授使法國的外科在中世醫學期稱霸世界。

F. 英國、西班牙

1. Miguel Serveto：《肺循環原理》，西元 1553 年西班牙醫師發現肺部循環。由於米奎兒‧雪維多（Miguel Serveto）的成果，引起威廉‧哈維（William Harvey）之血液循環原理的重大發現。
   英國學者又於 1600 年發現顯微鏡，對全世界之醫學研究開啓新境界。

2. William Harvey：《心臟和血液運動循環學》，血液循環原理發現者，亦為生理學創始者。心臟血液循環說終於確立。為代表英國在中世醫學期之世界級醫學大師。其在生理學上的成就為所有動物出自卵細胞的創見。

3. Marpigi：《血液學中的紅血球》，Marpigi 為英國的醫學教授，研究證實紅血球之存在，為血液學奠定最新的醫學新知。

G. 德國、荷蘭、奧地利

1. Sigmund：《社區醫療制度》，西元 1439 年德國 Sigmund 皇帝力行都市之社區醫療制度，為後世社區醫療樹立典範。

2. Busschof、William、Rhyne：《中國針灸術》，荷蘭名醫們於西元 1670 年將中國針灸術以英譯成書，介紹給歐洲。同時德皇查理四世時代，於 1347 年創立布拉格（Prague）大學，1386 年海德堡（Heide Lberg）大學，1388 年科隆大學，1419 年羅斯托克大學等德語系大學。

3. Rodoephe：維也納大學醫學院首任校長，西元 1365 年奧地利大公魯道夫（Rodoephe）於首都維也納設立維也納大學及醫學系，趕上世界潮流。

第三節　革新醫學期

西元 1645 年中國清朝初年起至第二世界大戰結束之 1947 年爲止，總共 302 年的歲月。日本已在革新醫學前的室町時代，派遣田代三喜到中國明朝留學，並將李朱醫學導入日本。葡萄牙人 Fransisco Zabler 醫師首次將南蠻醫學導入日本。此爲日本醫學西洋化，並在 200 年後與歐美並駕齊驅的原動力。

革新醫學期中之 20 世紀初期（1901 年）諾貝爾財團創設生理醫學獎等 6 個獎項，並在瑞典（Sweden）首都斯德哥爾摩的 Carolinsk 研究所內，設立諾貝爾獎委員會選拔小組，爲世界最具權威的醫學學術研究獎。第一屆諾貝爾生理醫學獎，在日本東京大學出身的留德學者北里柴三郎與德國出身之同研究室微生物學者貝林（Behring, E.V）激烈角逐競爭下，終於決定由發現白喉抗毒血清療法之創始者貝林博士獲得第一屆諾貝爾生理醫學獎得主（柏林大學出身）。開啓全世界醫學者以角逐諾貝爾生理醫學獎爲最高夢想之醫學新紀元！

西元 2000 年爲止的統計發現，該獎幾乎都由西方白人學者所囊括，黃種人只有日本人曾獲得諾貝爾生理醫學獎，這是值得其他亞洲國家學者警惕之處。

A. 日本

1. 貝原益軒：《大和本草》、《養生訓》，西元 1645 年日本代表作。

2. 吉益東洞：《腹診法》，臨床實證主義之古方諶派的集大成。

3. 山協東洋：《日本解剖學》，日本最初之解剖學大師。

4. 杉田玄白：《解體新書》、《蘭學事始》，西元 1739 年日本捨棄葡萄牙醫學，改導入荷蘭醫學，並以長崎爲交流之地。

5. 華岡青洲：《外科麻醉術》，西元 1805 年華岡青洲大師模仿華佗，

以麻沸散全身麻醉，施行乳癌手術成功，名聞世界，爲日本當代外科權威。

6. 緒方洪庵：發明「人痘種痘法」，日本的西洋醫學機關代表人物。杏林弟子滿天下並且人才輩出，爲日本醫學現代化大功臣。

7. 明治天皇：明治維新（英國醫學導入研究），西元 1868 年之明治元年，日本捨棄荷蘭醫學，改採用英國醫學，使西洋醫學眞正成爲日本醫學之主流。

8. Bertsu、Scuriba：西元 1871 年的明治 4 年，日本開始以德國醫學爲主流，聘請貝魯茲（Bertsu）及史庫立巴（Scuriba）兩位爲東京帝國大學醫學部教授可爲明證。1874 年日本醫學教育制度公布，並於 1877 年將第一大學區醫學校與長崎精得館合併爲東京醫學校（長與專齋校長），然後又與東京開成學校合併爲國立東京帝國大學。至今 123 年的歷史歲月裡，培育出許多世界級醫學大師，唯一代表亞洲醫學界，從第一屆諾貝爾醫學獎選拔，就具有世界級研究水準，參與角逐每一屆競爭，已在歐美先進國間建立東方醫學界代言人的崇高學術地位。引以爲傲的世界級醫學大師，如北里柴三郎、野口英世、志賀潔、藤野恆三郎、高峰讓吉、秦佐八郎、桂田富士郎、山極勝三郎、稻田龍吉、市川厚一、佐佐木隆興、吉田富三、青山胤通、鈴木梅太郎等代表性的醫學教授。

9. 北里柴三郎：《破傷風菌之血清療法》、《最新細菌學》。明治維新後首批派遣東京帝大醫學部畢業的北里柴三郎、緒方正規等留德，目的是從當時世界醫學最發達的德國，爲日本習得最新的世界醫學技術。成果之輝煌由北里博士留德不出數年，就代表日本能與德國的貝林博士最後二人角逐首屆諾貝爾醫學獎，就可看出端倪。此事也震驚德國及全世界各國醫學界，因爲西方人終於發

現日本爲首的亞洲黃種人的智慧及研究成果，已可與世界最先進國家分庭抗禮了。明治天皇從此更積極於 1886 年公布帝國大學令，增設京都大學（1897）、東北大學、北海道大學、九州大學（1907），及稍後成立之大阪大學、名古屋大學等 7 所帝國大學，同時更創設齒學亞洲排名首位之國立東京醫科齒科大學，也是世界上首座以醫學與齒學爲主的綜合單科大學。

10. 北里柴三郎教授以破傷風菌血清療法奠立世界權威地位，在日本開創細菌學的新研究領域，爲其恩師・第五屆諾貝爾醫學獎得主（結核菌研究世界權威）羅伯特・科赫（Robert Koch）醫學教授流之細菌研究方式，開拓亞洲新勢力。

11. 野口英世：黃熱病（Yellow Fever）之臨床治療，遠赴世界各地研究並發現新型黃熱病及治療法之確立。是日本最家喻戶曉的醫學學者，數度代表日本角逐諾貝爾醫學獎之世界級醫學大師。美國普林斯頓大學特設有「野口英世醫學研究所」，以永遠紀念這位留學洛克菲勒醫學研究所的一代偉人。

12. 長谷川泰：濟生學舍，設立慶應及成醫會醫學講習所。

13. 志賀　潔：赤痢細菌研究，志賀爲赤痢菌發現者名聞世界。

14. 藤野恆三郎：腸炎菌構造，腸炎菌發現者。

15. 高峰讓吉：腎上腺素（Adrenaline）止血劑之研究及發現者。

16. 田原　淳：心刺激傳導系之田原氏結節的研究，田原氏結節發現者。

17. 秦佐八郎：梅毒特效藥 Salvarsan 之研究，梅毒治療藥物研究出名。

18. 桂田富士郎：日本住血吸蟲病研究，發現日本住血吸蟲病而聞名國際。

19. 稻田龍吉：黃疸出血性螺旋病，該病原體發現者。

20. 山極勝三郎‧市川厚一：TAR 與皮膚癌之研究，東京大學病理學教授，世界最初 TAR 皮膚致癌人工動物實驗成功學者，曾代表日本角逐諾貝爾醫學獎而聞名世界。

21. 鈴木梅太郎：腳氣病之原因物質研究，世界最初發現腳氣病之病因與治療法的世界級醫學大師，西元 1910 年諾貝爾生理醫學獎得獎最高呼聲學者，但在亞洲黃種人得獎較難被接受的時代背景下，有色人種得獎者始終掛零。

22. 佐佐木隆興、吉田富三：肝癌之研究，1932 年在東京醫科齒科大首次肝癌動物實驗成功。

23. 青山胤通：《最新內科學》，日本人最初的內科學教授，內科疾病研究聞名國際，1900 年榮膺「東京帝大校長」頭銜。1921 年（大正 10 年）日本健康保險法實施，不但優先美國實施全民健康保險福利制度，而且為亞洲最早實施的國家。同時為鞏固社區健康，於 1937 年實施保健所法，為強化國家厚生行政及國家級研究計畫，於 1938 年成立日本厚生省（衛生部）與國立公眾衛生院（NIH），為 1988 年日本榮膺世界男女「最長壽之健康大國」，立下了堅實的基礎。

B. 中國

1. 吳謙：《醫宗金鑑》，清朝最具代表性名醫巨著，其中之「種痘心法」介紹 4 類種痘法，聞名中國。

2. 徐大椿：《傷寒類方》，將傷寒論內容再系統性整理。

3. 汪昂：《本草備要‧醫方集解》，將本草與醫診療法作系統性整合收集解說。

4. 吳其濬：《植物名實圖考》，為藥用植物圖解說明之佳作大著。

5. 葉天士：猩紅熱研究，為中國溫病學泰斗，因發現猩紅熱而聞名國際。

6. 王清任：《醫林改錯》，中國人第一部解剖學巨著。中國解剖學之發展，因受舊禮教之束縛，直至清代王清任教授時代才有突破性進展。

西元 1903 年在北京設立協和醫學校，為擁有 5 億人口之中國的醫學全盤西洋化的開端，誠為中國醫學衛生保健學術界最重要的歷史大事。之後，西元 1908 年上海設立同濟醫學校，西元 1914 年在成都設立華西協和醫學院，西元 1921 年日本瀋陽設立南漢醫學堂。為西元 608 年，日本椎古天皇 16 年派遣留學生入隋朝習中醫（中國醫學直接傳入日本的新紀元）之後，經歷 1313 年歲月，中國反師為生地倒過來向日本學習醫學技術的歷史時刻。一直至今 21 世紀，兩岸的華人仍必須派遣留學生繼續到日本歐美諸先進國家習取醫學新知與技術。

依據諾貝爾獎選考委員會之世界一流大學定義——「必須大學本身具有培育諾貝爾獎得主之學術環境能力的學府，才能客觀公正地被評估為世界一流大學」。依此嚴格公正標準觀之，亞洲除了排名第一的東京大學，第五的京都大學等校以外，兩岸的大學夠資格被評估為世界一流大學之夢，可能必須等到 22 世紀以後也說不定？

西元 1873 年因受東南亞霍亂大流行之影響，清朝的上海及廈門等商港霍亂大流行。清朝緊急成立海關防疫制度，1910 年東北鼠疫傳染病大流行。

西元 1912 年國父孫逸仙醫學博士創立中華民國（R.O.C.），並成立內務部衛生司。1917 年山西綏遠地區鼠疫大流行，造成 2 萬人死亡，中央防疫處被迫於 1919 年成立。1928 年衛生部成立（醫政、

健保、防疫、統計、總務五司），之後中央衛生委員會、中央衛生試驗所、國立中央醫院相繼成立。

西元 1931 年無知的行政院長上任後，衛生部被降級爲衛生福利部，編列在內政部下。1936 衛生福利部又因新行政院上任而升格，但兩年後又降格編列於內政部下，1940 年又升格。1947 年衛生福利部更名爲衛生部，1949 年又改名爲衛生司，隸屬於內政部管轄之下。這種毫無制度之人治而非法治優先的中央政府，即使從世界各國醫療行政史觀之，也是史無前例的。以另一個角度評估，可以證明中國民族 5000 年來，向來都是輕視衛生及民生福祉的民族，這也是許多西洋歷史學家批評華人居住環境爲何會那麼髒亂的最大原因！所幸 1971 年以後，臺灣的衛生福利部終於屬於中央政府之一級行政機關。但距離最理想之衛生福利部的早日成立，尚有一段遙遠的路程可走，此事正可考驗國家最高行政首長之智慧矣！

7. 中國科學院：《中藥誌》，中華人民共和國的中國科學院，將歷代的中國本草生藥，依照美日先進國方式，以學名有系統並圖文並茂地重新整理的巨著。

C. 德國、奧地利

1. Peter Frank：《完美之法醫制度》，西元 1779 年彼得・法蘭克（Peter Frank）名著出版，爲後世的法醫學系體系樹立基礎。

2. Rokitansky：《臨床病理解剖學》，積極從事疾病分辨之整理與體系化，爲臨床病理解剖學分類的大師。同時與史可達（Scoda）教授共同發現產褥熱之疾病而聞名國際。

3. Paur Ehrlic：《回歸熱研究》，首次發現回歸熱疾病之世界細菌學權威。

4. Pettenkofer：《實驗衛生學》，西元 1866 年，貝登克非爾（Pettenkofer）成爲世界最初衛生學講座教授。

德國早於 1811 年就設立柏林（Berli）大學醫學部等世界一流大學多所，使德國之衛生學、微生物學、免疫學等預防社會醫學研究領先世界，奠定其公共衛生社會醫學快速進展之主因。西元 1868 年德國公共衛生雜誌創刊，1876 年德國卑斯麥（Bismahk）首相下令於柏林成立帝國衛生局。

5. Bilroad：無菌式外科手術法，爲當時無菌法之外科權威。

6. Virchow：血栓疾病及白血病之研究，西元 1894 年德國之維爾可（Virchow）教授發現血栓性疾患及白血病而聞名世界，爲細胞病理學創始者。

7. Zaila：生理化學之研究，爲生理化學之創始者而出名。

8. Behring, E. V：白喉（Diphtheria）抗毒血清療法之發現，出生於 1854 年，於柏林大學與北里柴三郎共同在 Koch, R 教授指導下從事細菌之研究，並以四十七歲之壯年期榮膺首屆（1901）諾貝爾生理學獎得主寶座。德國醫學水準冠於全球得到證實。

9. Koch, R：肺結核之研究。細菌學之基礎性的四原則論，西元 1843 年德國出生之柯赫（Koch）教授，爲柏林傳染病研究所所長，六十二歲榮膺諾貝爾生理醫學獎，爲肺結核治病之世界權威，並爲德國取得第二個諾貝爾醫學獎章（1905），造成全世界包括美國等，均派遣精英並以留德爲榮！

10. Ehrlich, P：免疫化學療法，西元 1854 年出生，並以五十四歲獲得諾貝爾醫學獎（1908）。任職於德國國立實驗治療研究所，爲免疫化學療法基礎之創立者，免疫學的世界權威。

11. Kossel, A：細胞化學、蛋白質、核酸之研究，海德堡大學教

授，爲細胞化學的創使者及世界權威，科謝爾‧阿爾布雷希特
（Kossel, A）也榮獲 1910 年諾貝爾生理醫學獎（五十七歲）。

12. Barany, R：內耳前底平衡器官之功能與疾病之研究，奧地利維也
    納大學出生的羅伯特‧巴蘭尼（Barany, R），以內耳系之病理學、
    生理學研究，發現巴蘭尼症候群病患而聞名世界，1914 年穫得諾
    貝爾醫學獎（三十八歲）。

13. Meyerhof, O, F：肌肉中乳酸生成理論，對 ATP 發現及解糖、EMP
    圖示之解明，德國基爾大學教授，1922 年與英國曼徹斯特大學之
    肌肉熱量代謝的 Hill-Meyerhof 反應發現者希爾（Hill）教授，同
    獲諾貝爾生理醫學獎（三十八歲）。

14. Wagner Jauregg, J：麻痺性癡呆之瘧疾接種治療效果，奧地利維也
    納大學出生的華格納（Wagner Jauregg）教授，以此重大發現榮獲
    1927 年諾貝爾獎。

15. Landstelmer, K：人類血液型式之研究，德國出生之洛克菲勒醫學
    研究所研究員之大發現，榮獲 1930 年諾貝爾獎。

16. Warburg, O, H：呼吸酵素之特性及作用機序，德國柏林大學出身的
    納布魯格（Warburg）博士由於 FAD 大發現，榮獲 1931 年諾貝爾
    獎。

17. Spemann, H：動物胚胎發育中之誘導作用的發現，爲德國佛萊布
    魯克大學之成果，使之成爲世界實驗發生學之始祖，也榮獲 1935
    年諾貝爾獎。

18. Loewi, O：神經刺激之化學傳遞的發現，德國出生之奧地利奧
    托‧勒維（Loewi, O）教授，與英國倫敦國立醫學研究所之戴爾
    （Dale）教授（ACH 發現者），共同榮獲 1936 年諾貝爾獎。

19. Domagk, G：磺胺藥 Prondzil 之抗菌效果的發現，德國出生，於

1939 年榮獲諾貝爾獎（四十四歲）。

D. 美國、阿根廷

美國在西元 1776 年宣布獨立建國。經過 157 年的努力奮鬥，西元 1933 年，終於在摩根（Morgan）教授（加州理工學院）的研究下榮獲諾貝爾醫學獎，且爲美國歷史上首位得獎者，爲美國人對世界醫學的重大貢獻啓開新紀元。1890 年代 10 月 1 日美國護理學雜誌創刊，1907 年 Mary Latin 成爲世界最初之護理學教授；之後誕生近代公共衛生學始祖 Winslow 教授，在臨床工學上，Canman 博士發明兩耳聽診器。

1. Maks Tiler：傷寒（Typhoid）發疹病原體之發現，爲傳染病研究另一重大突破。

2. Moton：Ether 吸入外科麻醉法之發現，Moton 醫師之偉大成就，使之成爲該麻醉外科學門的創始者。

3. Halsted：直接輸血之醫學研究，美國無菌外科手術，在哈魯斯鐵德（Halsted）教授之努力下，無菌外科手術首次引進美國，同時爲世上最初提倡直接輸血，並且對 CO 中毒治療採用輸血治療成功的偉大學者，爲美國外科學之父。

4. Kusing：神經外科手術研究，爲神經外科學之創始者而聞名世界。

5. Mogan, T.H：染色體遺傳作用之發現，摩根（Mogan）在加州理工學院完成之遺傳子學說理論震驚世界，也爲美國人在 1933 年首次獲得諾貝爾生理醫學獎的最高醫學學術榮耀。

2 年後，美國實施世界最初之社會保障法律（1935 年）。

6. Whipple, G, H：貧血之肝臟療法的發現，任教於美國羅徹斯特大學之惠普雷（Whipple）的維生素 B_{12} 之造血學說，榮膺 1934 年諾貝爾獎。此外，哈佛大學之 Murphy, W, P 博士與同大學之 Minot, G, R 博士，亦同獲該獎，爲美國史上三人共同獲得之壯舉。

7. Doisy, E, A：由於維生素 K 之化學合成及其特性的發現，聖路易士大學出身的多易士（Doisy）教授，因而獲得 1943 年諾貝爾獎；同時也發現 Estradiol Hormon 而名聞世界。

8. Erlanger, J：單神經纖維之功能差異的發現，美國華盛頓大學出身的愛藍格（Erlanger）教授，1926 年曾是美國生物學會會長，1944 年榮獲諾貝爾獎（七十歲）。

   Gasser, H, S，洛克菲勒研究所教授，也與愛藍格教授共同獲得 1944 年諾貝爾生理醫學獎。

9. Muller, H, J：X 光線之人工突然變異的發現，印第安那大學出身之穆樂（Muller）教授，1946 年榮獲諾貝爾獎，1949 年榮膺國際遺傳學會會長。

10.Cori, C, F & Cori, G, T & Houssay, B, A：觸媒作用之下之 Clycogen 消耗的發現，美國華盛頓大學出身的柯里（Cori）夫妻檔與阿根廷布宜諾斯愛雷斯大學藥學出身的奧塞（Houssay）教授，共同獲得 1947 年諾貝爾獎，爲歷史上初次夫妻同時獲獎。

E. 加拿大、荷蘭

1. Banting, S, F, G & Macleod, J, J, R：胰島素（Insulin）之發現，加拿大多倫多大學出身的邦亭（Banting），爲歷史上最年輕的三十二歲諾貝爾獎得主（1923）。共同獲得的另一位馬克雷歐得（Macleod）博士亦是同大學出身者。

2. Einthoven, W：心電圖臨床檢查法之大發現，荷蘭萊典大學出身的恩柔芬（Einthoven）教授發明心電計，改變心臟臨床醫學診斷法，1924 年榮獲諾貝爾獎。

3. Eijkman, C：抗神經炎維生素的發現，荷蘭優德雷喜德大學出身的愛傑克曼（Eijkman）衛生學教授，與英國劍橋大學霍普金斯

（Hopkins）教授（刺激生長之維生素的發現），共同獲得 1929 年
諾貝爾獎。

F. 英國

英國產業革命在 18 世紀後半年開始，因農村人口大量流向都市，傳
染病的大流行及公害大量發生，影響世界醫學之發展方向。1848 年英國
公布世界最初公共衛生法律，也可說是由來有因矣！

1. E・Jenner：牛痘接種法之發現，爲世界最初發明天花預防接種法，
   開啓預防勝於治療的新醫學時代。

2. John Hunter：血液、炎症、槍傷之相關研究、人工授精手術之研
   究、性病研究。西元 1728 年英國出現比較解剖學之世界權威。約
   翰・韓特（John Hunter）同時也是最初施行人工授精手術成功的外
   科大師。

3. Florence Nightingale：護理教育之現代化，西元 1820 年 5 月 12 日
   生於義大利的英國人，南丁格爾（Nightingale）處於只有品學低劣
   婦女才做護理業務之惡劣環境下，以名門淑女出身終身奉獻服務
   病患，被譽爲近代護理教育事業之創始者。

4. Chadwick：《環境衛生學》，世界第一本環境衛生學問世。

5. Gerdona：《臨床病理學》，爲國際病理、臨床學會會長。

6. Lister：化膿菌之發現，李士特（Lister）醫學教授（1827～1912）
   發現化膿菌，爲國際防腐外科創始者，帶來世界外科手術安全性
   的重大革新。

7. Koopa：皮膚外科之新分野，爲世界皮膚外科有重大貢獻者。

8. Sinpson：氯仿（Chloroform）麻醉法之研發，爲氯仿麻醉法的發現
   者，對世界的手術病患的鎮痛麻醉深具貢獻。

9. Ross, S, R：瘧疾（Malaria）治療法之發現，西元 1857 年英國出身

的羅斯（Ross）博士，在利巴普魯熱帶病醫學校研究，發現瘧疾治療法，救助千萬以上的世界各國患者得以康復，1902 年爲英國首次獲得諾貝爾生理醫學獎。也暗示世人德國與英國、法國、丹麥、俄羅斯、義大利、瑞典、奧地利等歐洲 8 國，爲 20 世界初期世界醫學最先進國家。

10. Hill, A, V：肌肉熱量代謝之 Hill-Meyerhof 反應的大發現，爲英國曼徹斯特大學研究學者（三十六歲），與德國三十八歲的 Meyerhof 共同獲得 1922 年諾貝爾獎。

11. Hopkins, S, F, G：增進成長維生素之大發現，劍橋大學出身的霍普金斯博士，爲首位依靠獨學獲獎的大學者，與荷蘭的愛傑克曼教授，共同獲得 1929 年諾貝爾獎。

12. Sherrington, C,S & Adrin, L, E, D：神經細胞 Synaps 之功能及悉無律學說的重大發現，牛津大學教授出身的謝靈頓（Sherrington）博士及劍橋大學出身的阿德里安（Adrian）博士，同榮獲 1932 年諾貝爾醫學獎。

13. Dale, S, H, H：神經刺激之化學傳導性質的大發現，倫敦國立醫學研究所出身的戴爾（Dale）教授，因乙醯膽鹼（Acetycholine）之重大發現，改變神經醫學教科書，並榮獲 1936 年諾貝爾獎。1943 年英國牛津及劍橋大學更開設社會醫學最新講座。

14. Fleming, S, A：盤尼西林之重大發現及各種傳染病的特殊治療效果，英國倫敦大學研究的佛萊明（Fleming）教授榮獲 1945 年諾貝爾獎，PC 抗生素搶救了億萬人類的生命與健康。

15. Chain, E, B：盤尼西林之分離與大量生產法之發現，英國牛津大學藥師出身的三十九歲學者之成果，也分享 1945 年諾貝爾獎，讓理論研究的醫學臨床結果能眞正實現。

16. Florey, L. H. W：盤尼西林之分離抽出及量產之突破，與 Chain 同為牛津大學藥師出身的該學者，也分享 1945 年諾貝爾獎，此誠為老中青三代學者共同努力研究之成果的典範。

1948 年英國為世界最初實行國家醫療制度（包括醫療制度導入）的世界先進大國。英國偉大的政治家邱吉爾首相，也拜盤尼西林抗生素之福，治癒肺炎惡疾！

G. 法國、比利時

1. Tourup：《病理解剖標本》，法國最初問世之病理解剖範本。

2. Burunna：《動脈硬化之血管圖》，世界最初公布之動脈硬化血管圖書資料，甚具參考價值（1695 年）。

3. Laennec：《間接聽診法》，聽診器發明者雷奈克（Laennec）（1781～1826）將聽診器命名為 Stethoscope。

4. Bernal：《現代生理學》，西元 1813 年代的近代生理學之父。

5. Geran：《社會醫學論》，為法國社會醫學理論派大師。

6. Duchatelet：《公共衛生雜誌》，世界最初之公共衛生雜誌創刊，此舉誘導各國學術界相繼成立相關學會。

7. Gorvisal：心臟血管疾病之研究，發明胸部叩診應用法，對後世之臨床診斷研究頗有貢獻。

8. Pasteur：腐敗細菌之研究與新發現，確立傳染病之病原微生物學說，為細菌學創始者而聞名世界，最令人敬佩的是，靠私人力量創立巴斯德（Pasteur）研究所，擁有世界級知名度的研究成果，超越許多國家政府所辦的國立大學研究機關。法國首位諾貝爾醫學獎得主即出自該所。1848 年法國施行國民保健法。

9. Firuhiro：醫學屬於社會科學之論說，為法國當代之著名醫學哲學者。

10. Laveran, C.L.A：紅血球之瘧疾原蟲類的發現，拉維藍（Laveran，六十二歲）首次代表法國榮獲 1907 年諾貝爾醫學獎，也是服務機關之巴斯德研究所首次獲諾貝爾醫學獎。

11. Carrel, A：血管縫合及內臟移植之研究，卡雷魯（Carrel）博士（三十九歲）為世界實驗外科之父，也是美國洛克菲勒研究所首次獲得 1912 年諾貝爾生理醫學獎而聞名世界。

12. Richet, C.R：過敏症研究，立迦德（Richet）教授任職於巴黎大學，為過敏症研究之創始者，將後世過敏疾患研究影響深遠，貢獻巨大。榮獲 1913 年諾貝爾生理醫學獎。

13. Bordet, J：百日咳菌發現及免疫性補體結合反應原理之發現，巴底多（Bordet）博士是任職於比利時之布魯塞爾大學的比利時學者，榮獲 1919 年諾貝爾生理醫學獎。

14. Nicolle, C. J. H：發疹傷寒疾病及寄生蟲虱之媒介關係研究，尼哥雷（Nicolle）博士任職於巴斯德研究所，榮獲 1928 年諾貝爾生理醫學獎。

15. Marfan：心膜血症併發解離性動脈瘤，為史上最初之遺傳疾病報告的法國學者。

16. Heymanns, C. J. F：呼吸調節之頸動脈洞及大動脈之有意義發現，海門斯（Heymanns）法則的確立，讓服務於比利時 GUN 大學的他榮獲 1938 年諾貝爾生理醫學獎（四十六歲）。

H. 義大利、匈牙利

1. Ramazzini：勞動者之疾病研究，拉馬吉尼（Ramazzini）（1633 ～ 1714）之勞動衛生原典，為世界職業醫學之父。

2. Morgagni：疾病的病理原因，近代醫學診斷創始者，為病理解剖學之父。

3. Semmelweis：產褥熱病因與預防，西元 1818 年匈牙利出身的產褥熱之預防醫學大師，確立產褥熱預防法學者。

4. Firuhiyo：新病理解剖，為義大利新病理解剖學開拓者。

5. Golgi, C：神經系之構造及神經膠細胞，為高爾基（Golgi）體之發現者，出身於義大利巴比亞大學，1906 年為義大利爭取到首位諾貝爾生理醫學獎得主。聞名於世界神經醫學界。

6. Szent-Gyorgyi, A.V：生物學的燃燒 - 維生素 C 及 Fumaric Acid 接觸作用的發現，為匈牙利出身之雪科特大學教授，因發現維生素 C 和延胡索酸的催化作用而聞名世界。1937 年為匈牙利獲得首位諾貝爾生理醫學獎。

I. 俄羅斯、瑞士、丹麥、西班牙、瑞典

1. Metchnikoff：白血球之生理作用的發現，為西元 1884 年醫學界的重大發現，解開人類血液的祕密。

2. Belkman：蒸汽滅菌方法的發現，西元 1886 年俄羅斯人發現該法而普及世界各地，貢獻良多。

3. Finsen, N.R：近代光線療法之創始者，狼瘡治療之發現，Finsen 光線療法研究所出身之丹麥學者，為丹麥榮獲 1903 年諾貝爾生理醫學獎，也是丹麥首位獲獎者。

4. Pavlov, I.P：消化系統之神經生理學研究，俄羅斯陸軍軍醫學校出身之神經的條件反射學說之父，西元 1904 年為俄國首度榮獲諾貝爾生理醫學獎，證明俄羅斯的醫學水準屬於世界水準。

5. Cajal, S.R：腦神經神經元（Neuron）之大發現，西班牙馬德立德大學出身之腦神經軸學說創始者，於 1906 年為西班牙首度榮獲諾貝爾生理醫學獎得主。

6. Metchnikoff, E：吞噬細胞作用之免疫理論，法國巴斯德研究所研究

之俄羅斯學者，也發現乳酸菌（Yogult）效果，於 1908 年爲俄羅斯爭取到第二個諾貝爾生理醫學獎。

7. Kocher, E.T：甲狀腺病理學及外科學研究，Kocher 鉗子是世界有名，瑞士貝隆大學出身，臨床系世界最初的諾貝爾獎受獎者，並爲瑞士首度獲得 1909 年諾貝爾生理醫學獎，爲臨床系醫學學者開啓獲得諾貝爾獎的大門。

8. Gullstrand, A：眼睛之光屈折功能法則的確立，發明眼鏡細隙燈而聞名世界，瑞典烏普沙拉大學出身，並爲瑞典首度獲得 1911 年諾貝爾生理醫學獎。

9. Krogh, S.A.S：微血管運動功能調節機序之發現，丹麥哥本哈根大學教授，獲得 1920 年諾貝爾生理醫學獎。

10. Fibiger, J.A.G：癌症之寄生蟲病因學說，丹麥哥本哈根大學學者，獲得 1926 年諾貝爾生理醫學獎。

11. Dam, H.C.P：維生素 K 的發現，丹麥哥本哈根大學博士，代表哥本哈根大學理工學院榮獲 1943 年諾貝爾獎。

第四節　現代醫學期

世界之醫學水準的進展，從古代醫學期、中世醫學期、革新醫學期到現代醫學期，已有許多突破性的發現與發展，醫學衛生之全面現代化，已在西元 1948 年第二次世界大戰後，至西元 1999 年之短短的 51 年間，呈現日新月異地突飛猛進，鄭氏世界醫學史紀要的大半，均由現代醫學期所占滿，充分顯示醫學衛生保健之研究發展邁入全盛期，爲人類醫學史上空前未有的偉大紀錄。

現代醫學期內研究成果表現優異之國家，大都是當今的先進國家，

在西方國家則不勝枚舉，但在東方亞洲國家，只有日本民族的智慧及獨創研究與團隊精神，能夠一枝獨秀地代表黃種民族，跟歐美白色種族分庭抗禮。

於古代醫學期非常活躍的中國、埃及、印度、阿拉伯，具數千年歷史之四大文明，都呈現停滯不前的現象。反之，後來居上的則為四大民族，這四大支配世界醫學研究方向的民族，分別是：(1)央格魯撒克遜民族（英國、美國、澳紐加3國）；(2)日耳曼民族（德國、奧地利等）；(3)拉丁民族（義大利、法國等）等西方白種民族；(4)大和民族等東方黃種民族。

歐洲三大民族之醫學水準，遠自西元18世紀初期就居世界領導地位，只有日本的大和民族，雖受佛教及儒家思想洗禮，然而在明治天皇政權的賢明領導，擺脫東方封建保守及排他利己性思想，維護明治維新政策之實踐。日本深曉無資源人口多國家，必須力行「應用科技立國」優先、「基礎科技」並重之大原則下，才可以在最短的時間內，迎頭趕上歐美諸國。

日本醫學首先導入葡萄牙醫學，西元1739年評估已超越葡萄牙後改學荷蘭醫學。西元1868年（明治維新元年）全力改學英國醫學技術，3年後的1871年，加開世界醫學最新潮流評議會議後，決定改追隨世界第一水準的德國醫學。

日本急起直追的具體方案為：(1)創設具有歷史傳統性的世界一流大學；(2)直接招聘德國一流教授，貝魯茲（Bertsu）及史庫立巴（Scuriba）擔任東京帝大醫學教授；(3)西元1886年發布帝國大學法令後，創立日本第二所帝大，京都帝大；(4)配合西元1901年諾貝爾（Nobel）財團創設醫學獎等6部門之爭取獲獎，6年後創立東北帝大、北海道帝大、九州帝大3所。10年後增設大阪帝大、名古屋帝大等總共7所帝國大學；(5)在

朝鮮、臺灣二殖民地創設漢城帝大、台北帝大；⑹改變重視醫學輕視齒學等衛生保健政策，創設世界第一所國立東京醫科齒科大學及醫學齒學綜合研究所博士課程；⑺開放獨具特色大學之設立新教育政策，創設亞洲唯一之美容保健學府與國立富山醫科藥科大學；⑻日本文部省更於亞洲排名第一之東京大學等國立大學，增設超過 3 所以上之生物醫學相關研究所，以免研究陣容薄弱而分散大學醫學研究團隊實力；⑼大學採取德國式之系所主任教授制度，系所研究方向及題目，統一由系所負責人決定並指導，很適合臺灣、中國、韓菲星馬等應用醫學技術團隊實力不強的國家；⑽全力栽培能「獨力培育諾貝爾獎得主之實力」的世界一流大學，使亞洲依靠日本而擁有數所真正的世界一流大學。其他國家在軟體及研究體制與團隊敬業精神內容方面，則有待加強。

　　比方說臺灣的醫學相關大學研究所，不應到處林立濫設，至少宜規定參考東京大學醫科學研究所，每研究所至少應擁有 30 位「資深臺灣籍」教授，始可成立一所像樣的研究所！否則等到 22 世紀後，臺灣也無法擁有具備培育諾貝爾獎能力之世界一流大學，因為辦一流大學絕不是表面掛上國立大學，給以充沛之經費、建設一流硬體，就可浮濫充數的。必要時，一定要敦聘諾貝爾醫學獎級大師來領導臺灣從事最新獨創的醫學研究！這是政治過度干預學術的問題；也是臺灣過度崇尚外國醫學影印研究文化問題；公立大學研究資源長期獨占問題；以及人為之研究瓶頸排擠問題。

A. 日本

　　第二次世界大戰之後，日本終於改變軍事優先國防擴張政策，全力經濟復興及技術立國政策。配合明治 30 年已完成之下水道法、汙物掃除法、生活衛生法等，社會環保衛生基礎建設後，西元 1921 年更實行健康保險法，16 年後更參考德國實施保健所法，並設厚生省及國立公眾衛生

研究院（NIH），統一全國衛生行政及衛生保健研究，西元 1945 年受制於武見太郎醫師會長與吉田前首相相關之政治壓力，實施醫師優遇稅制法律，開創日本開業醫師長達約 50 年的黃金時代。1961 年國民皆保險之實施及 1967 年公害關係法令的實行，暗示戰後 50 年日本社會保健衛生問題的焦點。

然而 50 年來，日本在全國 80 所醫學相關大學及近百的研究所之團隊努力下，的確擁有與歐美主要先進國家分庭抗禮的醫學研究團隊實力。歐美日先進國家之醫學研究水準強在點線面擴展到立體之龐大而獨創的團隊合作堅強陣容；亞洲新興國家（NIES）弱在醫學研究水準，只限於點線面的薄弱而重複模仿的小規模性研究，或者是花費大量經費從事大型研究後，研究成果被《*Nature*》或《*Lanncet*》等國際權威期刊所肯定接納而悄悄收場。因此，大膽謙虛接受歐美醫學先進國家權威機關的評鑑，也許是醫學水準提升的不二法門，包始評鑑中央研究院。

日本最近 50 年來具有世界級的主要醫學衛生保健研究，簡單歸納整理於下：

1. 村上元孝：心臟病新診斷技術，東京大學醫學教授，國際老年病學會會長，爲心臟病治療國際權威。
2. 沖中重雄：最新神經學臨床研究，東大醫學教授，日本代表性權威醫院，虎之門病院院長。
3. 江橋節郎：Ca 之平滑肌的藥理生理作用機序新發現，東大藥理名譽教授，世界最初發現該作用機序之基礎醫學學者。
4. 梅澤濱夫：Kanamycin 新發現，東大細菌生物學教授，爲新型抗生素研究之重大突破學者。
5. 佐野圭司：最新腦外科手術之開發，東大外科主任教授，世界最初之新腦外科手術開發者。

6. 高久史磨：內科及癌症的新臨床治療的開發，東大名譽教授（日本醫學會長）。

7. 花房秀三郎：癌症免疫臨床之開發，美國洛克菲勒大學教授，榮獲美國敢高榮譽之阿魯巴多‧拉斯卡醫學獎，曾代表角逐諾貝爾醫學獎。

8. 利根川進：形成多樣性抗體之遺傳原理的大發現，美國麻省理工學院（MIT）學習‧記憶研究中心所長教授。京都大學出身的利根川進博士，爲亞洲首位獲得 1987 年諾貝爾生理醫學獎的日本代表（四十八歲）。其獲得該獎的研究經歷，首先於美國梭克癌症病毒研究所研究，再轉往瑞士之巴瑞魯免疫學研究所當主任研究員，並拜諾貝爾醫學獎得主大師爲師，然後到 MIT 生物癌症研究所擔任教授。學習過程中幸虧美國梭克研究所的恩師 Dulbecco 教授（1975 年諾貝爾醫學獎得主），與瑞士巴瑞魯免疫研究所長 Jerne 教授（1984 年諾貝爾醫學獎得主）兩位大師的賜教，歷經 19 年努力始獲諾貝爾醫學獎，爲黃種人首位獲此殊榮之日本大師。懷有大志的年輕學者，出國留學慎選指導教授恩師，必須謹慎行之，臺灣之醫學研究環境水準，想獲諾貝爾獎殊榮，談何容易。

9. 西塚泰美：荷爾蒙（hormone）作用透過細胞傳達之蛋白質磷酸化酵素C的多彩功能的大發現，日本國立神戶大學校長的西塚教授，曾榮獲美國阿魯巴多‧拉斯卡最高榮譽醫學獎與德國最高榮譽謝林格醫學獎，並獲日本文化勳章，爲日本爭取諾貝爾生理醫學獎最有希望候補之一。

10. 松塚守弘：病原毒素之構造及作用之解明，大阪大學微生物疾病研究所教授，確立新破傷風之預防治療法，榮獲 1995 年野口英世紀念醫學獎（六十二歲）。

11. 大塚正德：腦神經系統中達成傳遞信號任務之神經傳達物質之發現，國立東京醫科齒科大學出身的大塚正德教授，榮獲 1995 年日本學士院獎（六十六歲），亦爲角逐諾貝爾生理醫學獎最有力候補之一。

12. 岸本忠三：病毒感染預防重要抗體之必要物質 Inter-RK6 之發現，大阪大學醫學部長出身，榮獲日本學士院獎，角逐諾貝爾醫學獎有力候補。

13. 本庶　佑：發現 B 細胞分化時引起遺傳基因重組及分化之機序，京都大學教授出身，榮獲日本學士院獎，爲京大代表角逐諾貝爾獎之有力候補。

14. 竹市雅俊：動物細胞之接著因子之發現及作用機序，京都大學教授，榮獲日本學士院獎。

15. 伊藤正男：小腦運動調節功能及其神經構造與功能原理之大發現，東京大學教授出身，現爲日本學術會議會長，榮獲日本國際學術大獎。爲日本角逐諾貝爾生理醫學獎最有力候補之一。

16. 堀田凱樹、細穀俊彥：掌理腦內細胞分化之遺傳基因之大發現，世界最初發現腦細胞按鈕遺傳基因學者，開啓老人癡呆症遺傳基因治療之路；也爲高度腦功能研究揭開新里程。東京大學教授，爲代表日本角逐諾貝爾獎有力候補。

17. 三木哲郎：老化疾患遺傳基因之發現，開啓 WRN 遺傳基因之作用與癌症化之解明與治療之境，大阪大學助理教授。

18. 柳澤正史：發現讓血管收縮而血壓上升之內分泌物質。在築波大學醫學博士課程的研究生生涯，獲得重大成就的研究發現而名聞國際。轉任美國德州大學南西醫學中心教授，並榮膺霍華休斯醫學研究所（Howard Hughes Medical, HHMI）研究員。日本人除

了諾貝爾生理醫學獎（1987）得主利根川進（MIT 教授）博士以外，就只有柳澤正史教授（三十八歲）。1998 年榮獲美國心臟學會獎，並且被東京大學醫學院評選為該校正教授身分。

霍華‧休斯醫學研究所（HHMI）係經營航空飛機的美國大富翁霍華‧休斯，捐獻 50 億美金，並以每年 5 億美金之研究預算經營，相當於日本文部省一年份之科學研究費。HHMI 研究員資格者，每年平均可獲得百萬美金的研究費，擁有博士後研究者 6 名等，總共約 20 名的研究人力。目前全美共有 330 名 HHMI 研究員，均為醫學各分野世界最先端知名的權威學者，共同參與討論研發。

19.成宮　周：過敏性氣喘之成因解明（PGD2），京都大學教授。

B. 美國

全世界最重要的衛生保健行政機關，聯合國世界衛生組織（WHO）於 1948 年 4 月 7 日成立於美國紐約。第二次世界大戰期間，歐洲、亞洲、非洲、大洋洲等，遭受戰火侵襲之國家的醫藥衛生學者專家，均不約而同地逃難移民美國新大陸。尤其是醫學研究水準冠於全球之德、法、英、義等國家的知名醫學教授學者，大都轉向美國名門大學任教，加上戰後美國居世界首富經濟環境之下，醫學教育研究投資經費冠於全球，使美國在短短的 10 年間，鞏固世界醫學研究水準最高地位的榮耀！可從 1950 年代以來，美國幾乎囊括一半以上的諾貝爾生理醫學獎，可以獲得證實。也證明要成為世界一流大學，網羅世界各國一流學術教授專家，乃絕對必要條件。是故，第一，擁有培育諾貝爾獎人才的學術研究實力；第二，諾貝爾等揭載論文篇數及醫學論文總數特優，已成為「世界一流大學」之必要條件。簡而言之，要成為其次之「國際一流大學」，在醫學系方面，必須擁有培育出榮獲美國、德國、日本最高醫學獎（美國拉斯卡醫學獎、德國謝林格醫學獎、日本國際學術獎）之醫學研究實力。

　　西方世界擁有大多數之世界一流大學，如劍橋大學、牛津大學、巴黎大學、慕尼黑大學、柏林大學、海德堡大學、維也納大學、倫敦大學、哥本哈根大學、多倫多大學、卡洛林斯卡學院、洛克菲勒大學、普林斯頓大學、加州理工學院、麻省理工學院、德州大學、華盛頓大學、哈佛大學、加州大學、康乃爾大學、約翰霍普金斯大學、紐約市大、威斯康新大學、芝加哥大學、耶魯大學、史丹佛大學、哥倫比亞大學、明尼蘇達大學、日內瓦大學、巴瑞魯學院等。

　　東方世界的醫學一流大學只有東京大學、京都大學、澳洲國立大學、墨爾本大學、國立東京醫科齒科大學、大阪大學，東北大學、新加坡大學、首爾大學等。

　　因此，1996 年 3 月 WHO 贊助之國際性超大型人類遺傳基因研究計畫之參加成員，亦以公認的上述世界一流大學為限。以法國研究小組為主之 TGS 中心的 Kollet、Deeb 博士等，透過英國權威科學雜誌《*Nature*》公開世界最初的「人類遺傳基因地圖」，而轟動世界醫學界。至西元 2000 年 2 月 1 日為止，美國西萊拉基因組告公司宣布已辨認 97% 人類基因。美國總統柯林頓已在 11 年前宣布人類基因圖譜已完成定序，較預期提早了 1 年。醫學專家將可以開始研究分析生命的藍圖。臨床遺傳學已經將改變過的基因成功植入細胞中，以取代導致疾病的功能不良基因或無功能基因。針對所治療的疾病，「醫療基因」可修正遺傳缺陷，增加蛋白質產量或迫使癌細胞死滅。基因療法廣泛的應用包括：愛滋病、癌症、心臟血管疾病、遺傳疾病、後天性疾病、神經肌肉疾病。

1. Tarssig：Thalidomide 畸形兒治療及小兒心臟病治療、發紺（cyanosis）治療之權威，被尊稱當代世界最有名之女醫師。
2. Blabock：人工動脈管發明者，休克疾病治療的世界權威。
3. Maude Abbott：世界最初公布先天性心臟病圖例病例集及病態生理

學分類之權威專家。

4. Hench, P.S：諸種類副腎皮質荷爾蒙之發現，及構造與生物學作用之解明，出身於明尼蘇達大學的教授，獲得 1950 年諾貝爾獎，同時也發現可體酮（cortisone）及編纂風濕病年鑑而聞名世界。

5. Kendall, E.C：氫化可體酮（cortlson）之合成及分離實驗成功，甲狀腺荷爾蒙與 glutathione 合成成功。二十九歲成為明尼蘇達大學藥學教授，並於 1950 年榮獲諾貝爾生理醫學獎。

6. Waksman, S.A：鏈黴素（streptomycin）之大發現，及成功研究出新黴素（neomycin）之抗生素。1888 年出生並服務於 WH 海洋研究所的他，也榮獲 1952 年諾貝爾生理醫學獎。

7. Lipmann, F.A：代謝中高熱能磷酸結合的意義與 Co-enzyme A 之發現，1899 年出生，任教於哈佛大學，榮獲 1953 年諾貝爾生理醫學獎。

8. Enders, J.F：小兒麻痺之病源病毒之組織培養的研究（發明小兒麻痺疫苗），1897 年出生並任教於哈佛大學，榮獲 1954 年諾貝爾獎生理醫學獎。

9. Weller, T.H：小兒麻痺症之研究，1915 年出生並服務於哈佛大學，以三十五歲之青年榮獲 1954 年諾貝爾獎生理醫學獎。

10. Robbins, F.C：小兒麻痺症之研究，1916 出生並服務於哈佛大學，以三十八歲之齡榮獲 1954 年諾貝爾獎生理醫學獎。

11. Cournand, A.F：心導管法之所謂正確心臟功能檢查法的開發，導管（Catheter）意指為體腔或空洞性內臟中插入的有孔管狀器械，依製造材料有硬性（金屬製）或軟性（橡膠製）二大類。六十一歲任教於哥倫比亞大學時，榮獲 1956 年諾貝爾生理醫學獎。

12. Richards, D.W：心導管法之研究，六十一歲為哥倫比亞大學榮獲

諾貝爾生理醫學獎（1956 年）。

13. Beadle, G.W：有關依遺傳子之化學過程的調節、支配的新發現，1903 年出生的加州理工學院教授，為諾貝爾獎得主 Mcrgan 教授之弟子，於 1958 年榮獲諾貝爾生理醫學獎。

14. Tatum, E.L：遺傳子重組及大腸菌 K-12 株之研究，代表洛克菲勒醫學研究所於 1958 年獲得諾貝爾生理醫學獎。

15. Lederberg. J：依大腸菌之重組的性質導入現象的發現，三十三歲就代表威斯康新大學榮獲 1958 年諾貝爾生理醫學獎。

16. Ochoa. S：RNA、DNA 之合成研究，1905 年出生並任教於紐約大學，1959 年榮獲諾貝爾生理醫學獎。

17. Kornberg. A：RNA、DNA 之合成研究，四十一歲就代表史丹佛大學，榮獲諾貝爾生理醫學獎（1959 年）。

18. Bekesy, G.V：內耳蝸之刺激性物體機序之大發現（耳蝸模型之完成及聽力測定器之發明），代表匈牙利布達佩斯大學榮獲 1961 年諾貝爾生理醫學獎，已歸化美國籍，並成為哈佛大學醫學教授。

19. Watson, J.D：DNA 雙重螺旋模型（Watson-Crick 模型）學說之確立，三十四歲就代表英國劍橋大學榮獲 1962 年諾貝爾生理醫學獎，已歸化美國籍，並任教於哈佛大學。

20. Bloch, K：膽固醇（cholesterol）及酯肪酸之生化合成機序與調節之解明，美國哈佛大學教授，於 1964 年榮獲諾貝爾生理醫學獎。

21. Rous, P：致癌性病毒的大發現，1909 年三十歲時發現 Rous 肉瘤，代表洛克菲爾醫學研究所榮獲 1966 年諾貝爾生理醫學獎。享壽九十一歲（1879～1970）。

22. Huggins, CB：前列腺之荷爾蒙療法之大發現（雌激素（estrogen）注射療法），代表芝加哥大學榮獲 1966 年諾貝爾生理醫學獎。任

職於 Ben-May 癌症研究所，壽命九十六歲。

23. Hartline, H.K：視覺情報之中樞傳達模型之解明，代表洛克菲爾醫學研究所榮獲 1967 年諾貝爾生理醫學獎（八十歲）。

24. Wald, G：視紅素與相關化合物結合之蛋白質，乃從體內之維生素 A 形成之解明，代表哈佛大學，榮獲 1967 年諾貝爾獎（九十一歲）。

25. Holley, R.W：遺傳情報之解讀與對其蛋白合成之任務的解明，四十六歲就代表康乃爾大學榮獲 1968 年諾貝爾獎（七十一歲）。

26. Khorana, H.G：首次人造 RNA 合成成功（蛋白質之氨基酸配列決定），解明遺傳暗號表三組鹽基之正確對應的各氨基酸群。四十六歲就代表威斯康新大學酵素研究所榮獲 1968 年諾貝爾生理醫學獎。

27. Nirenberg, M.W：遺傳情報解讀及其蛋白合成之任務的解明（Khorana 教授共同協力下，64 種三核苷酸（trinucleotide）之合成成功），四十一歲就代表美國國家衛生研究院（NIH）榮獲 1968 年諾貝爾生理醫學獎。

28. Delbruck, M：病毒增殖機序及遺傳物質之任務的發現。代表美國加州理工學院榮獲 1969 年諾貝爾獎（七十五歲）。

29. Hershey, A.D：發現 DNA 係遺傳物質之證據，代表華盛頓卡內基研究所榮獲榮獲 1969 年諾貝爾獎（八十九歲）。

30. Luria, S.E：噬菌體屬（phagus）之遺傳重組現象，細菌突然變異之發現，代表麻省理工學院榮獲 1969 年諾貝爾獎（七十六歲）。

31. Axelrod, J：去甲腎上腺素（noradrenaline）之神經興奮傳達之機序的解明，代表美國國家衛生研究院、國立精神衛生研究所榮獲 1970 年諾貝爾生理醫學獎。

32. Sutherland, E.W：荷爾蒙作用機序的發現，1915 年出生的美國 Vander Bilit 大學教授，榮獲 1971 年諾貝爾獎。

33. Edelman, G.M：抗體之化學構造的相關研究，是四十三歲就代表洛克菲勒大學榮獲 1972 年諾貝爾生理醫學獎的美男子。

34. Palade, G.E：微粒體（microsome）之膜構造之發現，代表美國耶魯大學榮獲 1974 年諾貝爾生理醫學獎，羅馬尼亞裔美國人。

35. Baltimore, D：腫瘍病毒及遺傳子之互相作用之研究（逆轉複印酵素之大發現），三十七歲就代表美國麻省理工學院榮獲 1975 年諾貝爾生理醫學獎。

36. Dulbecco, R：腫瘍病毒之研究，榮獲 1975 年諾貝爾生理醫學獎，英國皇家癌症實驗研究所的義大利裔美國人。

37. Temin, H.M：腫瘍病毒之增值機序之研究（逆轉複印酵素之大發現），代表 Wisconsin 大學榮獲 1975 年諾貝爾獎。

38. Blumberg, B.S：澳洲抗原之發現（B 型肝炎病毒之一部分的證明），對全世界之肝炎預防醫學貢獻深遠，代表美國的費城癌症研究所榮獲 1976 年諾貝爾獎。

39. Gajdusek, D.C：遲發性病毒感染症之研究（神經疾患疾病發現），代表國立衛生研究院榮獲 1976 年諾貝爾生理醫學獎。

40. Guillemin, R：腦內荷爾蒙生產之發現（TRH 甲狀腺刺激荷爾蒙放出因子之單離同定），代表 The Salk 研究所榮獲 1977 年諾貝爾生理醫學獎。

41. Schally, A.V：黃體形成荷爾蒙放出因子 Lhrh 之發現，波蘭裔美國籍的 Veterans Administration 醫院學者，榮獲 1977 年諾貝爾生理醫學獎。

42. Yalow, R.S：胰島素（insulin）濃度定量法之研究，代表紐約市立

大學榮獲 1977 年諾貝爾生理醫學獎。

43. Nathans, D：利用酵素來解明致癌性病毒（SV40）之遺傳子構造（利用 1968 年 Arber 教授之研究成果，1971 年開創偉大的業績），為約翰霍浦金斯大學榮獲 1978 年諾貝爾生理醫學獎。

44. Smith, H.O：以細菌對 DNA 特定部位切斷之限制酵素之發現（切斷部位之確立），代表約翰霍浦金斯大學榮獲 1978 年諾貝爾生理醫學獎。

45. Cormack, A.M：利用電腦開創 X 光斷層攝影技術之開發（CT X 光斷層攝影裝置之理論基礎），南非裔美國籍的 Tufts 大學教授，榮獲 1979 年諾貝爾生理醫學獎。

46. Benacerraf, B：調節免疫反應之細胞表面之遺傳構造的研究，委內瑞拉出生而服務於哈佛大學，榮獲 1980 年諾貝爾生理醫學獎。

47. Snell, G.P：免疫反應之組織移植法則之確立，為美國傑克遜研究所榮獲 1980 年諾貝爾生理醫學獎。

48. Hubel, D.H：腦皮質視覺區之機能情報之研究，加拿大裔美國人，代表哈佛大學榮獲 1981 年諾貝爾醫學獎。

49. Sperry, R.W：大腦半球之機能分化的相關研究，這位俄巴林大學英文系畢業生，為加州理工學院爭得 1981 年諾貝爾生理醫學獎。

50. Mcclintock, B：移轉性遺傳子之發現（可動遺傳要素之發現），康乃爾大學植物學系畢業生，為 Cold Spring Harbor 研究所榮獲 1983 年諾貝爾生理醫學獎。

51. Bromn, M.S：膽固醇代謝及其相關疾病之研究，曾獲得美國化學協會輝瑞獎，1985 年代表德州大學榮獲諾貝爾生理醫學獎（四十四歲）。

52. Goldstein, J.T：膽固醇代謝及其相關疾病之研究，四十五歲就代表

德州大學榮獲 1985 年諾貝爾醫學獎。

53.Cohen, S：細胞成長因子與上皮細胞成長因子之發現，為
Vanderbilt 大學榮獲 1986 年諾貝爾生理醫學獎（生化學教授）。

54.Elion, G.B：正常人類細胞及癌細胞間核酸代謝之解明，開創癌細
胞內妨害核酸合成之藥物。病毒感染症治療藥物 Aciclobill 開發成
功。為美國 Wellcome 研究所榮獲 1988 年諾貝爾生理醫學獎。

55.Hitchings, G.H：白血病治療藥、免疫抑制劑及世界首先研究
之病毒藥 Aciclobill 等開發成功。1905 年出生的藥師，為美國
Wellcome 研究所榮獲 1988 年諾貝爾生理醫學獎。

56.Bishop, J.M：發現送轉錄病毒（Retoro Virus）之癌症遺傳子，啟
開致癌成因之突破管道的解明。1982 年榮獲美國最高醫學獎阿魯
巴德・拉斯卡獎，為美國加州大學醫學院舊金山分校榮獲 1989 年
諾貝爾生理醫學獎。

57.Varmus, H.E：發現正常細胞中潛伏之癌症遺傳子，啟開致癌成因
之突破管道。為加州大學醫學院舊金山分校榮獲 1989 年諾貝爾生
理醫學獎。

58.Thomas, E.D：骨髓移植之臨床應用開發成功後，讓白血病、免
疫異常、遺傳性重症貧血之治療成為可能的理想。代表西雅圖的
Fred Hutchinson 癌症研究中心榮獲 1990 年諾貝爾生理醫學獎。

59.Murray, J.E：腎移植手術之基本方法的臨床應用，代表哈佛大學及
Brigham Woman's 醫院榮獲 1990 年諾貝爾生理醫學獎。

60.Krebs, E：生物調節機制之可逆蛋白質磷酸化的發現。身為 NIH
顧問，並獲得美國阿魯巴德・拉斯卡醫學獎，為華盛頓大學獲得
1992 年諾貝爾生理醫學獎。

61.Fischer, E.H：抑制人體內蛋白質之活動的磷酸化反應的大發現。

生於中國上海，而在雙親的祖國瑞士獲得日內瓦大學管理學博士後，5年後轉任美國華盛頓大學教授。爲華盛頓大學榮獲1992年諾貝爾生理醫學獎。

62. Sharp, P.A：發現具有分斷構造的遺傳子，爲慢性骨髓白血病等遺傳疾病的解明，邁進重要的一大步。1944年出生，而於伊利諾大學取得化學博士學位，爲麻省理工學院生物學系系主任，爲麻省理工學院及癌症研究中心榮獲1993年諾貝爾生理醫學獎。

63. Roberts, R.J：發現分斷構造之遺傳子，對癌症遺傳病之解明有重要的貢獻，曾爲新英格蘭生物學研究所所長。代表GSH研究所榮獲1993年諾貝爾生理醫學獎。

64. Gilman, A.G：G蛋白質及其細胞內信號傳達機能之發現，GTP之化學眞相的大發現及精製成功。獲得1989年美國阿魯巴德‧拉斯卡醫學獎的5年後，終於代表德州大學南西醫療中心榮獲1994年諾貝爾生理醫學獎。

65. Rodbell, M：G蛋白質及其細胞內信號變換完成任務之發現。成功發現與GTP結合之運作信號變換器。任瑞士日內瓦大學教授，代表美國國立環境衛生科學研究所榮獲1994年諾貝爾生理醫學獎。

66. Lewis, E.B：初期胚形成之遺傳性控制調節研究，對鎖定先天異常之原因的研究進展深具貢獻。四十二歲起擔任加州理工學院教授，爲該大學榮獲1995年諾貝爾生理醫學獎。

67. Wieschaus, E.F：解開動物授精卵分化成各器官之遺傳構造。與德國之Forhart博士共同研究，對先天異常原因的特定醫學分野有卓越貢獻。爲普林斯頓大學教授，代表歐洲分子生物學研究所榮獲1995年諾貝爾生理醫學獎。

68. Edward & Baga：發現HIV與人體免疫細胞結合而侵入時，極爲重

要的免疫細胞上的新蛋白質，具有結合接著劑及先導役之功能效益。對於 AIDS 病毒如何侵入人類免疫細胞等感染上重要的機序被解開，爲關係到 AIDS 新治療法突破之重要研究成果。

69. Prusiner, S.B：狂牛症等致死性腦炎疾患原因之感染性蛋白質之發現。爲加州大學醫學院舊金山分校榮獲 1997 年諾貝爾生理醫學獎。

70. Furchgott, R.F：性無能治療藥之原理及循環系統之信號物質 NO 之大發現。代表紐約 Suny 健康科學中心榮獲 1998 年諾貝爾生理醫學獎。

71. Ignarro, L.T：發現性無能藥物與循環系統之 NO 信號物質之原理。爲 UCLA 洛杉磯醫學分校榮獲 1998 年諾貝爾生理醫學獎。

72. Murad, F：性無能藥物原理及循環系統之 NO 信號物質的發現，代表美國休士頓之德州大學榮獲 1998 年諾貝爾生理醫學獎。

73. Blobel, G：解明蛋白質具有固定信號，支配細胞內輸送及位置固定之機序。代表洛克菲勒大學榮獲 1999 年諾貝爾生理醫學獎。同時爲霍華・休斯醫學研究所（HMML）研究員。

C. 德國、奧地利

歷經第二次世界大戰漫長的戰亂歲月，讓 20 世紀初世界首位的德國醫學元氣大傷，不但醫學硬體貴重設施完全被摧毀，而且軟體方面優秀的醫學研究天才紛紛移民美國新大陸，國土也被瓜分成東西德而縮小一半的版圖（西德）。所幸德國民族具有天生獨創合群而努力聰慧的民族性，戰後不到 10 年又再度榮獲諾貝爾生理醫學獎！非常值得華人效法之。

1. Forssmann, W：心臟導管術之研究，爲 Mainz 大學及 Bad Kreuznach 醫院榮獲 1956 年諾貝爾生理醫學獎。

2. Lynen, F：膽固醇及脂肪酸的生化合成機序及調節之解明。其動脈

硬化政治療法之發現，爲慕尼黑大學榮獲 1964 年諾貝爾生理醫學
獎。

3. Frisch, K：個體的社會行動樣式之組織與誘發現象的發現。比較行
動學之開拓者（奧地利裔德國人），代表慕尼黑大學榮獲 1973 年
諾貝爾生理醫學獎。

4. Lorenz, K：個體的社會行動學的比較研究的開拓，爲德國的 Max-
Planck 細胞化學研究所榮獲 1973 年諾貝爾獎。

5. Kohler, G.J.F：癌細胞和抗體細胞融合下，再生抗體作成方法的確
立，爲瑞士 Basel 免疫學研究所榮獲 1984 年諾貝爾生理醫學獎。

6. Sakmann, B：細胞的單一離子通道的機能研究，爲 Max-Planck 細
胞化學研究所（海德堡）榮獲 1991 年諾貝爾生理醫學獎。

7. Neher, E：細胞之單一離子通道機能之發現，爲 Max-Planck 細胞
生物及物理化學研究所（Gottingen 市）榮獲 1991 年諾貝爾生理醫
學獎。

8. Nusslein-Volhard, C：動物受精卵之器官分化的遺傳機序之研究，
爲 Max-Planck 細胞化學研究所及歐洲分子生物學研究所榮獲 1995
年諾貝爾生理醫學獎。

D. 葡萄牙

1. Moniz, M：精神病之前額部大腦神經切斷之治療上的發現，也是
腦血管動脈攝影法之發現者。爲里斯本大學榮獲第一個諾貝爾生
理醫學獎（1949）。深受葡萄牙國民擁護之下進軍國會議員之路成
功，並擔任過傑出的外交部長。

E. 英國

1. Krebs, S.H.A：三羧酸（tricarboxylic acid）循環之發現，同時也發
現尿素循環。由三羧酸循環和氨基酸之氧化酵素，爲英國 Sheffield

大學榮獲 1953 年諾貝爾生理醫學獎。

2. Medawar, S.P.B：後天性免疫學耐受性的發現，爲倫敦大學榮獲 1960 年諾貝爾生理醫學獎。

3. Crick, F.H.C：核酸之分子構造及生體的情報傳遞之發現（DNA 雙重螺旋模型學說確立），爲英國劍橋之分子生物研究所榮獲 1962 年諾貝爾生理醫學獎。

4. Wilkins, M.H.P：核酸之分子構造及生體情報傳遞的發現（DNA 雙重螺旋模型學說確定），爲倫敦大學獲得 1962 年諾貝爾生理醫學獎。

5. Hodgkin, A.L：神經細胞間有關神經興奮的 Na 假說之發現，爲劍橋大學榮獲 1963 年諾貝爾生理醫學獎。

6. Huxley, A.E：神經細胞之興奮及抑制的發現，爲倫敦大學榮獲 1963 年諾貝爾生理醫學獎。

7. Katz, B：神經末梢之傳遞物質的發現及其貯藏，解離不活性之機序的研究，爲英國倫敦學院大學榮獲 1970 年諾貝爾生理醫學獎。

8. Porter, R. R：γ-球蛋白（γ-globulin）之 H 鍵、L 鍵的多肽（polypeptide）構造發現，爲英國牛津大學榮獲 1972 年諾貝爾生理醫學獎。

9. Tinbergen, N：海鳥之比較行動學之研究，爲荷蘭裔英國人，其兄爲諾貝爾經濟學獎得主。爲牛津大學榮獲 1973 年諾貝爾生理醫學獎。

10. Hounsfield, G.N：電腦掃描 X 光斷層攝影裝置之開發，爲劃時代之醫療機械革命，爲英國 EMI 公司、中央研究所榮獲 1979 年諾貝爾生理醫學獎。

11. Vane, J.R：Aspirin 對前列腺素（prostaglangin）之生成抑制之發

現，爲 The Wellcome 研究所及倫敦大學榮獲 1982 年諾貝爾生理醫
學獎。

12.Milstein, C：單株抗體生成方法的發現，這位阿根廷之布宜諾斯愛
麗絲大學畢業學者，爲 MRC、劍橋分子生物研究所榮獲 1984 年
諾貝爾生理醫學獎。

13.Black, J.W：藥物療法下重要原理的發現（β- 遮斷劑之消化系統潰
瘍治療的新理論的發明），爲倫敦大學榮獲 1988 年諾貝爾生理醫
學獎（當時也是英國 King's 學院醫院醫學部研究員）。

14.Roberts, R.J：分裂基因（Split Genes）之大發現，爲美國 New
England Biolabs (Beverly) 榮獲 1993 年諾貝爾生理醫學獎。

F. 法國、比利時

1. Jacob, F：酵素與病毒之合成的遺傳性調節的研究，爲法國巴斯德
研究所榮獲第二次世界大戰後 1965 年第一個諾貝爾生理醫學獎。

2. Lwoff, A：病毒與酵素之合成的遺傳性調節的研究，爲法國巴斯德
研究所榮獲 1965 年諾貝爾生理醫學獎，是法國獲諾貝爾生理醫學
獎之第八面獎牌。

3. Monod, J：酵素與病毒之合成的遺傳性調節的研究，爲巴斯德研究
所，榮獲 1965 年諾貝爾生理醫學獎。

4. Claude, A：細胞之構造與機能之發現，爲比利時之 Catholique 大學
教授，爲該國榮獲 1974 年諾貝爾生理醫學獎。

5. Duve, C.D：細胞構造和機能的發現，洛克菲勒大學教授，榮獲
1974 年諾貝爾生理醫學獎。

6. Dausset, J：調節免疫反應之細胞表面的遺傳構造研究，爲巴黎大學
榮獲 1980 年諾貝爾生理醫學獎。

　　法國醫學的研究主力在聞名全世界的巴斯德研究所，身為藥師出身的世界級細菌學創始者，將畢生精力及積蓄投注該研究所的創設與發展，並以重金禮聘及招募各國醫學年輕的精英學者，到巴斯德研究所共聚一堂共同研究，訓練培養出許多諾貝爾生理醫學獎得主。自 1901 年諾貝爾生理醫學獎創設以來，法國獲得 9 位得主，其中 5 位來自巴斯德研究所，對於法國醫學之貢獻，遠超過法國所有大學醫學院的總和學術業績。

　　雖然巴斯德研究所的表面硬體，並不如臺灣或者中國的國立醫學院或醫科大學宏偉壯觀，但軟體方面的研究成果，卻優於兩岸的所有醫學研究業績。由此可見，醫學研究經費的多寡並不一定與該國的醫學研究學術成果成正比！

　　當然，本文是針對某些醫學研究資源濫用，而科技衛生之學術行政不公正客觀的國家而言。19 世紀中葉，世界上出現巴斯德及德國柯赫（Koch）兩位細菌學的權威及創始者大師，柯赫教授且獲得 1905 年諾貝爾生理醫學獎。巴斯德教授在創設諾貝爾級研究所的研究教育，對世界醫學貢獻度絕不亞於榮獲諾貝爾生理醫學獎之柯赫博士，正如美國石油大王洛克菲勒創設洛克菲勒醫學研究所，對世界醫學的巨大貢獻一般。在此，本文要為法國的巴斯德博士對世界醫學史上的卓越功績，留下歌頌的歷史一頁。

　　此外，法國的新型醫學研究機構——遺傳基因解析中心（TGS），也以令人刮目相看的世界研究業績，世界最初之「人類遺傳基因地圖」的研究成果，廣為全球注目，法國醫學家完成人類基因研究計畫的第一階段。第二階段之遺傳基因正確位址的特定，及第三階段之各個遺傳基因情報的解讀，在美國引導的國際研究計畫下，日本、歐洲等先進國家的代表研究機構均已共同參與。

　　人類遺傳基因的解讀，除了醫學之學問的意義以外，癌症、心臟疾

病、先天畸形、癡呆症等由遺傳因素造成的疾病的究明，治療方法的開發等臨床醫學上的突破，均有密切的關係。英國等西方國家決定以每年數十億元經費投入研究，此種先知先覺性的高瞻遠矚，比起東方亞洲諸國外匯存底豐富國家之小格局，東西方醫學水準的差距將更擴大！

G. 義大利、澳洲、紐西蘭

1. Theiler, M：黃熱疫苗的發現，作者為南非大學公共衛生學院出身，為洛克菲勒研究所榮獲 1951 年諾貝爾生理醫學獎。

2. Bovet, D：肌肉鬆弛劑合成之研究，並發明抗組織氨（Antihistamine）及 Sulphanilamide 劑，為義大利羅馬之國立公共衛生研究所榮獲 1957 年諾貝爾生理醫學獎。

3. Burnet, S.F.M：後天性免疫寬容的大發現，並分離流行性感冒 A 型病毒成功。為澳洲的國立墨爾本大學榮獲 1960 年諾貝爾生理醫學獎。

4. Wilkins, M.H.F.：依照 X 光線折回圖而有助於核酸分子構造之 DNA 雙重螺旋模型學說的發現，紐西蘭裔的威爾金斯（Wilkins）教授，為倫敦大學榮獲 1962 年諾貝爾生理醫學獎。

5. Eccles, S.J.C：神經細胞有關興奮和抑制之離子機序的發現，任紐西蘭奧他哥大學教授，為澳洲國立大學榮獲 1963 年諾貝爾生理醫學獎。

6. Montalcini, R.L：神經成長因子（NGF）的發現，猶太人出身的蒙塔爾奇尼（Montalcini）博士捐獻所有獎金給公益團體，為義大利細胞生物學研究所榮獲 1986 年諾貝爾生理醫學獎。

7. Doherty, P.C：發現細胞間接之免疫防衛性的特性，該發現給世界免疫學界極大之衝擊，也對感染症以外的風濕症、糖尿病、多發性硬化症等慢性炎症的疾患研究帶來貢獻。為美國 St. JUDE 兒童疾

患研究醫院榮獲 1996 年諾貝爾生理醫學獎的澳洲學者。

H. 瑞士、瑞典、丹麥

　1. Muller, P.H：DDT 接觸毒性對多數節足動物之強烈作用的發現，瑞士出身的該學者，爲 Basel 的蓋基公司染料研究所榮獲 1948 年諾貝爾生理醫學獎。第二次世界中，經由瘧疾、跳蚤媒介的寄生蟲傳染病流行，因 DDT 的發現而得以完全撲滅，對世界的公共衛生貢獻深遠。

　2. Hess, W.R：內臟活動統合之間腦的功能發現，爲瑞士的 Zurich 大學榮獲 1949 年諾貝爾生理醫學獎。

　3. Reichstein, T：副腎皮質荷爾蒙的構造發現，並單離維生素 C（ascorbic acid）和 Adresterone 之合成成功，爲 Zurich 工科大學榮獲 1950 年諾貝爾生理醫學獎的瑞士人。

　4. Theorell, A.H.T：氧化酵素的發現，爲瑞典的諾貝爾醫學研究所及卡洛林斯卡研究所，榮獲 1955 年諾貝爾生理醫學獎。

　5. Granit, R：視覺的化學生理學基本過程之發現，爲卡洛林斯卡研究所榮獲 1967 年諾貝爾獎的芬蘭人。

　6. Euler, U.V：去甲腎上腺素（noradrenaline）的大發現及其生理現象的究明，本重大發現對生理藥理方面的醫學研究影響深遠，爲瑞典的卡洛林斯卡研究所榮獲 1970 年諾貝爾生理醫學獎，同時榮膺諾貝爾獎評選委員的殊榮！

　7. Arber, W：制限酵素的發現及其分子遺傳學的應用，爲世界帶來遺傳工學的革命，瑞士出身，在 Basel 大學擔任教授，爲美國加州大學榮獲 1978 年諾貝爾生理醫學獎。

　8. Wiesel, T.N：腦皮質視覺系統之功能情報的研究，瑞典出身在美國哈佛大學任教，獲得 1981 年諾貝爾生理醫學獎。

9. Bergstrom, S.K：生理活性物質前列腺素的發現及研究，獲得 1977
   年美國阿魯巴德‧拉斯卡最高榮譽的醫學獎，並爲卡洛林斯卡研
   究所榮獲 1982 年諾貝爾生理醫學獎。之後更榮膺世界一流的卡洛
   林斯卡皇家研究所所長、諾貝爾財團會長。

10. Samuelsson, B.L：前列腺素之分子構造式的發現，同時也發現血液
    凝固物質等卓越的醫學研究，爲卡洛林斯卡研究所榮獲 1982 年諾
    貝爾生理醫學獎的瑞典學者。

11. Jerne, N.K：免疫系統調節理論之確立及抗體製成方法的開發，世
    界聞名之 Basel 免疫學研究所所長，爲瑞士之 Basel 免疫學研究所
    榮獲 1984 年諾貝爾生理醫學獎的丹麥學者。

12. Zinkernagel, R.M：細胞間接之免疫防衛性之特性的發現，該發現
    帶來免疫學的新觀念。也對感染症帶來新型疫苗的設計，對現代
    臨床醫學治療帶來深遠的影響。爲瑞士的 Zurich 大學榮獲 1996 年
    諾貝爾生理醫學獎。

第五節　先端醫學期

　　經歷 6000 年歲月演變，隨著世界醫的先知先覺者，不斷的努力及連
續不絕的重大突破，人類醫學史終於邁入先進的醫學期，也就是走進所謂
的遺傳基因治療的新醫學時代。

　　西元 2000 年的 21 世紀，也是患者積極要求醫療情報公開義務化的新
時代，因爲這也是歐美日本等先進國家之所以能夠於臨床基礎和預防醫
學，都一直掌握世界醫學領先地位的最大原因之一。

　　1960 年代初期，美國醫師公會爲首的各醫療團體，提供 2 億美元的
資金，成立以專科醫師爲對象之「診療臨床技術評鑑情報中心」。其中主

要的診療技術內容評鑑包括：

1. 正確診斷率。

2. 臨床治療法的決定內容及其經過。

3. 藥物療法、外科治療法、免疫療法、其他治療法之有效、治癒率。

4. 再發率等之評鑑。

四大項目為主的點數評分制度，依該所的公正評分，當作該專科醫師從服務的醫院機關，獲得合理報酬薪資的基本參考資訊。

同時先進國家嚴格規定，真正優良而具人性化的醫療機關為以下 10 點，每點 10 分評估，至少應達 80 分以上醫院：

1. 具有掌握患者身體症狀發生病因的判斷能力；並且能夠迅速從事病狀的檢查分析和解析與治癒能力之醫院。

2. 病患病因大都能診斷熟悉之下；有能力提出根治對策而且擁有高度治癒臨床成績的醫院（尤其是針對敢公開治癒率及失敗率的醫院）。

3. 具有團隊且多數能全力集中診治的高難度專科醫師群。

4. 注重患者及家屬的心靈安撫服務，重視患者及家族的生活素質（QOL）提升的醫院。

5. 癌症手術具有高治癒率之國際公認一流外科醫師群；肺癌、肝癌、膽癌等之內視鏡檢查，且其多數具千例以上臨床經驗的專科醫師者。

6. 門診治療時不會大量投藥及重複給藥的醫院。

7. 醫院內外環境高雅乾淨，且硬體醫療設備儀器齊全之醫院。

8. 整體醫療系統（TDIS）完備，而氣氛安靜優雅之醫院。

9. 權威教授醫師及科主任、主治醫師之人事流動率低之醫院。

10.候診時間不長，診療時間適中。醫院寬暢而易於移動尋覓，注重
　　聲光色彩藝術設施，收費合理而不巧立名目、胡亂收費的醫院。

　　醫療情報公開義務化的先端醫學期，無論是醫學、藥學、護理學、預
防醫學等各分野，必定步上個案治療的嶄新醫學時代，是可以期待的。英
美等最主要國家之「人類基因計畫」，已經完成搜尋及辨識構成人體基因
密碼的 10 萬個基因。基因藍圖之研究能大幅改變醫師診治病患的傳統作
法，依據病患基因密碼而準備不同的診治方法和處方，進而有助於對抗各
類難治病患。

結語

　　6000 年歲月的世界醫學史，由於在現代醫學期中，出現獎勵醫學研
究的最高榮譽勳章：⑴ 諾貝爾生理醫學獎、⑵ 美國拉斯卡醫學獎、⑶ 德
國科赫及謝林格醫學獎、⑷ 日本國際學術獎、⑸ 美國休斯醫學研究獎等，
催化世界各國愛好追求醫學真理與榮譽的學者日以繼夜的研發，這是現代
醫學期只有短短 51 年間，其醫學研究成果的總合，能夠超越其他醫學期
之總成果的最大原因之一。深信未來先端醫學期的 50 年間，必定會有更
驚人的偉大醫學成果，陸續展現在世人的眼前！

　　再加上再生醫學及臨床遺傳基因學等的飛躍進展，人類壽命百歲以上
的大幅延長，將不再是一個夢想的奇異世界，讓我們大家多多延年益壽來
拭目以待吧！

　　21 世紀全球臨床醫學，在面臨難治疾病醫療與再生醫療重大瓶頸之
際，現代尖端醫學再突破之救星，終於再出現了！那就是西元 2012 年 10
月榮獲諾貝爾生理醫學獎得主的東方黃種人，日本國立京都大學 iPS 細胞
研究所所長的山中伸彌教授。

　　這位日本國立神戶大學醫學部畢業的整形外科醫師，改行專攻幹細胞基礎預防醫學研究之後，不到 18 年的努力，其向上卓越眼光的研發，就榮膺世界最高醫學榮譽之桂冠！

　　可以預見今後再生及難治疾病臨床醫療領域，黃種人的日本研究團隊，必將首次率領全球醫學研究學界，爲最新革命性醫療寫下世界醫學史新頁，這也是黃種人諾貝爾醫學獎得主量產的新世紀！

第三章　傳染病臨床流行病學

　　人類在 45 億年歷史的地球上，已生活了超越 6000 多年，5000 年前人類開始共同群體生活，形成部落街道社會文化，細菌性疾患、寄生蟲疾患、病毒性疾患以及生活習慣疾患，也開始流行，經由五大洲陸路，非洲至歐洲以及西亞，經由絲路進入中國及亞洲各地，再繞道西伯利亞轉進阿拉斯加，從北美加拿大、美國、墨西哥，轉進南美各地，大洋洲則經由海路感染而流行。

　　15 世紀航海時代來臨，陸海貿易及帝國殖民思潮興起，透過海洋之國際交流，上述諸疾患之傳播流行更為快速！6000 多年之人類地球生活史中，高達千餘種類疫癘疾患流行傳染肆瘧過，也讓世界醫學史更為複雜而包羅萬象。目前 21 世紀醫學空前飛躍進展背景下，實已邁進基因醫學的人類醫學新紀元，分子生物醫學科技之催化，誘導東方黃種人唯一醫學先進國日本，創新發明了震驚全世界之誘導型多功能萬能幹細胞（iPS Cell），加速人類醫學及醫療革命時代的開啟，今後 10 年再生醫療及難治疾病醫療，將帶動數以百計之醫療大突破！這也是瑞典全球最權威之諾貝爾生理醫學獎，2012 年頒發給四十九歲青年，國立京都大學 iPS Cell 研究所所長山中伸彌醫學教授的最大理由！

　　本章以聯合國世界衛生組織（WHO）指定之法定傳染性流行疾病為主軸，分類敘述為：

　　第一節：細菌性疾病

　　第二節：病毒性疾病

　　第三節：寄生蟲疾病

　　醫療社會學中所以重視 6000 多年來，人類社會中最古老之疫病型超越 1600 種的傳染病，乃因這些傳染病讓上億人類大量死亡的流行，嚴重威脅地球這個惑星的人類生存危機！尤其是其中 30 種人類社會歷史中造成最多死亡人口紀錄的傳染病，這也是聯合國世界衛生組織最重視之地球防疫戰略目標！

　　所以，本書特別專章討論傳染病臨床流行病學，爲世界諸國之「醫療社會學」教科書的首例，因爲它是人類社會中，專研本學問不可或缺的重要章節！

　　全世界將近 200 個國家，絕大多數的臨床醫師或者醫學院各領域研究學者及教授，幾乎均屬於「見樹不見林」型式非宏觀模式研究者居多。正如兩岸四地大陸、臺灣、香港、澳門的臨床醫師，大都不知中醫之望、聞、問、切（四診）及虛寒、表裡、陰陽、難寒（八綱）等臨床診療妙法之祕訣的典故來源。爲了讓所有醫師、牙醫師、藥師、護理師及醫學院各學系，有志畢生從事臨床醫學、保健衛生、美容事業的夥伴，熟悉人類史上死傷最多之傳染病臨床流行病學必備常識，故特別整理專章奉獻給幸運的讀者分享之。爲了整理本章，我們研究著作團隊更是不遺餘力查遍英文、日文、中文、德文等醫學文獻，以求精確而完整的呈現。

　　本章乃引用作者之《世界醫學史》及《醫師失業時代》著書內容，以充實本書之內涵。

第一節　細菌性疾病

鼠疫	西元540年	人類首次鼠疫大流行（亞洲→中東→北非→地中海沿岸→歐洲羅馬），讓羅馬帝國滅亡。
PLAGUE		
臨床流行病學		
傳染模式發現者： 日本學者緒方正規（Masanori Ogata）及法國學者保羅路易士西蒙（Paul-Louis Simond）1898年發覺鼠疫經由鼠蚤叮咬老鼠再傳染給人類，1908年才被醫學界重視且確認之。 瑞士學者亞力山大耶爾辛（Alexandre Yersin）從鼠疫屍體獲得淋巴腺腫檢體，證實為格蘭氏陰性菌，1954年正式命名為鼠疫耶爾辛桿菌（Yersinia Pestis），並研發出抗體血清。黑家鼠（Rattus）最容易感染。 人類史上最嚴重鼠疫黑死病之疫病大流行以歐洲為主，係源自黑海北岸中亞，經由伊斯坦堡傳入土耳其、希臘、義大利、南法、西班牙及北非，於西元1348年，2年內傳染擴大至全法及西班牙、葡萄牙、奧地利、德國、丹麥、英國、挪威、瑞典南部。1351年再傳至東歐波蘭、捷克及俄國南部。	西元1347年	人類第二次鼠疫大流行（全歐洲2500萬人以上死亡；超過歐洲人口1/3以上）。
	西元1890年	人類第三次鼠疫大流行（亞洲尤其是南亞印度最嚴重，死者超過1200萬人）。
	西元1894年	耶爾辛（Yersin）在中國南部廣東及香港鼠疫大流行期間，發現鼠疫桿菌。
	西元1896年	蘇聯細菌學者瓦德麻哈佛金（Waldemar Haffkine）印度研製鼠疫疫苗。
	西元1898年	法國細菌學者保羅路易士西蒙（Paul-Louis Simo nd）證實鼠蚤之傳染模式。
	西元1904年	北美洲第一次鼠疫大流行，鼠疫委員會證實傳染模式元兇是鼠蚤及老鼠。
	西元1951年	鼠疫療效最佳是鏈黴素（Streptomycin）及Gentamycin。
	西元2001年	鼠疫桿菌之基因被破解。

梅毒		
SYPHILIS		
臨床流行病學		
新大陸之流行性病，經由哥倫布（Christopher Columbus）率領西班牙水手，於西元1492年登陸西印度群島，成爲最早發現新大陸之歐洲人。這些水手招妓罹患梅毒，回歐洲後又介入那不勒斯協助抵禦法國入侵軍隊，在長期戰爭期間，這些感染梅毒水手再將梅毒傳給當地妓女，如此重複感染大流行，迫使法王查理八世結束戰爭。雙方感染軍人與女眷返鄉，發展成梅毒大流行，又稱「大瘡」（Great Pox）及法國病（French Disease）。	西元1480年	新大陸流行梅毒（Syphilis）等土著性病。
	西元1492年	哥倫布與船員水手等歐洲人最早發現新大陸，招妓感染梅毒、淋病者大有人在。
	西元1495年	法王查理八世（King Char Les Ⅷ, r.1483～1498）侵入那不勒斯，梅毒之大瘡（Great Pox）性病大流行。
	西元1497年	義大利Nicolaus Leoniceno醫師首篇梅毒論文《*On The Epidemic Vulgarly Called The French Disease*》公開發表。
	西元1530年	義大利醫師Girolamo Fra Castoro（傳染病學鼻祖）撰寫之拉丁詩〈Syphlis Sive Morbus Gallicus〉中首度爲梅毒命名。
	西元1879年	德國學者Albert Neisser發現淋病病原菌。
	西元1905年	德國學者Fritz Schaud Inn與Erich Hoffmann成功分離梅毒病原菌，最後正式命名爲梅毒螺旋體。
	西元1906年	德國學者August Von Wasser Mann研究團隊研發Wassermann Reaction，成爲全球醫學界最早之「梅毒血液檢測法」。
	西元1910年	日本學者秦佐八郎（Saha Chiro Hata）與德國學者Paul Ehrlich研發梅毒特效藥（Salvarsan）成功。
	西元1927年	奧地利Julius Von Wag Nerjauregg醫師，發明「瘧熱療法治梅毒」獲諾貝爾獎。
	西元1928年	英國學者Alexander Fleming發明盤尼西林（Penicilin）抗生素，1943年量産成功克服梅毒、淋病及其他細菌性疾病。Fleming及兩位藥師Howard Florey及Ernst Chain三人同獲諾貝爾醫學獎於1945年，梅毒不再大流行。

白喉	西元1883年	美國學者Kleb首次發現白喉有機體，1884年羅佛樂（Loeffler）首先培養出白喉桿菌。
DIPHTHERIA		
臨床流行病學		
本症通常發生於鼻、咽、喉及皮膚等部位，特別常見於扁桃腺。患者易發燒、喉痛、沙啞，患處會出現強韌灰色薄膜。	西元1888年	美國醫師Roux研究團隊分離出羅佛樂之白喉桿菌之毒素，1891年從化學過程中製造抗毒素。
本症可藉飛沫傳染或皮膚接觸感染，潛伏期約1週。易引起心肌炎及神經病變、心律不整、心衰竭、呼吸困難。	西元1923年	美國學者拉蒙（Ramon）利用此毒素經處理後併入福馬林而製成類毒素。
白喉桿菌（Corynebacterium）所引起之白喉病例，1920年在美國有十數萬病例，導致萬餘人死亡。		
三合一之白喉、破傷風、非細胞百日咳（DTap）混合疫苗問世後，症例銳減。		

破傷風	西元1884年	美國學者卡雷（Carle）從事人類破傷風膿腫注射動物而發生動物破傷風症例。
TETANUS		
臨床流行病學		
任何被污染外物穿刺傷口，皆易引起破傷風感染，易引起破傷風梭狀芽胞桿菌（Clostridium Tetani）感染而致病。潛伏期約2週，傳染徑路經由傷口而進入人體，易加工生產兩種毒素：	西元1889年	日本學者北里柴三郎成功地分離出破傷風梭狀芽胞桿菌（Clostridium Tetani）。
①破傷風痙攣毒素（Tetanospasmin）②破傷風溶素（Tetanolysin）症狀為吞嚥困難、咬嚼困難、頸肌痙攣、斜視、舌咽麻痺。全球每年至少50萬嬰兒死亡。	西元1890年	北里柴三郎及貝林（Behring），首屆諾貝爾醫學獎得主製造出破傷風類毒素疫苗，解救成千上萬之第一次及第二次世界大戰受傷戰俘軍人。北里柴三郎於1901年與首屆諾貝爾生理醫學獎得主貝林博士，成為全球兩位最後之競爭對手，讓日本成為東方黃種人醫學研究代言人之世界強國地位。

霍亂 CHOLERA 臨床流行病學		
霍亂英文字源於希臘文,結合「膽汁(Khol)」與「流動(Rhein)」兩詞彙,形成拉丁文「Cholera Morbus」,意指嚴重吐瀉。	西元前6世紀	醫學始祖希霸可樂帝士時代之希臘古書,已有類似霍亂之醫學文獻紀錄。
	西元1545年	南歐航海探險家之文獻,印度南亞地區發生人類史上首次霍亂大流行。
	西元1822年	印度恆河三角洲至亞洲,發生第二次霍亂大流行。
	西元1836年	英國霍亂於1831年開始流行,疫情漫延至美國及亞洲之第三次大流行。
	西元1849年	英國霍亂流行至死亡數5萬多人,史諾(Snow)醫師之水源傳染模式名聞國際。
首屆國際公共衛生學會於法國巴黎舉行,焦點話題以霍亂為主。英國史諾(John Snow)醫師證實污染之倫敦布洛德街之水源為傳播元兇,應予移除。	西元1863年	第四次霍亂大流行又從印度漫延至全世界。
	西元1854年	義大利學者Pacini發現霍亂病原菌。
	西元1875年	第五次霍亂大流行,範圍最廣包含非洲、美洲、歐洲及印度南亞。
	西元1896年	第六次霍亂大流行,國際醫學會確認霍亂弧菌(Vibrio Cholerae)是大流行之元兇,由1883年德國科赫(Robert Coch)教授發現於埃及與印度。1885年西班牙醫師菲郎(Jaime ferran)發明霍亂疫苗。
世界疫情最頻發地區,是印度恆河及沙國麥加與各國貧民窟。	西元1917年	蘇俄霍亂大流行。
	西元1923年	第七次霍亂大流行,源於印度再傳播至全亞洲、東歐、南歐,印度有百餘萬人死亡。
德國科赫教授發現霍亂弧菌(Vibrio Cholerea),之後醫界陸續發現新品種之霍亂弧菌(Eltor)及新種霍亂弧菌(V. Cholerae O139 Bengal)。	西元1961年	從阿拉伯麥加朝聖回教徒腸道,分離出新品種霍亂弧菌(Eltor)。生物菌型為主之第八次霍亂大流行,由印尼開始傳染至全亞洲、中東、南歐及蘇俄、西非與南美。為延續最久的大流行紀錄。
1885年西班牙醫師菲郎(Jaime Ferran)發明霍亂疫苗。	西元1978年	世界衛生組織規劃「腹瀉防治計畫」,加強應用口服補充液療法(ORT)之普及化。西元1973年發現新種霍亂弧菌(V. Cholerae O139 Bengal)。
	西元2006年	WHO統計全世界50餘國發生約15萬霍亂病例,近2500人死亡。

產褥熱 PUERPERAL FEVER 臨床流行病學		

產褥熱源於拉丁文「男孩（Puer）」及「出產（Parere）」。18世紀前爲全球生產婦女死亡的主要病因之一。因當時麻醉藥只有酒精及鴉片，由於無手術生產滅菌醫學常識，產婦極易受到感染。19世紀歐洲享有盛名之倫敦夏樂透皇后婦產科專科醫院之婦女死於產褥熱之比率，竟比倫敦最窮貧民窟自行生產家庭高出18倍！

西元1846年匈牙利醫師謝美兒唯思（Ignaz Semmelweis）調查好友醫學教授之驗屍報告論文，發現患者死因與產褥熱婦女相同，始發覺男性醫學實習生之專門培訓病房，沒洗手就直接從驗屍解剖室進入分娩室作陰道檢查，因細菌感染手部，難怪比起專門訓練女性助產士之培訓病房，顯示數倍之產褥熱死亡病例而聞名全球。

西元1879年巴斯德藥師發表產褥熱病原菌體爲化膿性鏈球菌（SP）。

西元1800年	英國學者戴維（Humphry Davy）首先實驗一氧化二氮（笑氣）N_2O，開啓其他學者爲降緩生產疼痛之手術麻醉技術。
西元1845年	美國衛爾絲（Horace Wells）於1844年成功將笑氣應用於拔牙麻醉手術後，公開發表於牙醫學會，讓之普及化於全美。
西元1846年	美國牙醫師於波士頓聞名之麻州綜合醫院（MGH）完成世界首例乙醚（Ether）牙科麻醉手術。
西元1846年	英國蘇格蘭李士東（Robert Liston）爲首位應用於外科麻醉手術的醫師。
西元1846年	美國波士頓荷美士（Oliver Wend Ell Holmes），首位發表醫師在解剖或診病後，應注意避免將病原菌傳染給產婦之論文。於1843年後，奧地利維也納聞名Allgemeines Krankenhaus綜合醫院之匈牙利助理醫師謝美兒唯思（Ignaz Semmelweis）研究調查洗手消毒清潔是預防產褥熱感染最關鍵步驟。發表「屍體理論」（Cadaveric Theory），克服產褥熱流行之懸案。
西元1847年	蘇格蘭醫師辛普森（James Young Simpson）首次以氯仿（Chloroform）應用於產婦麻醉手術。6年後，名醫史諾（John Snow）爲英國維多利亞女王，以氯仿進行麻醉分娩術成功。
西元1865年	英國李士東（Robert Liston）醫師以石炭酸消毒法爲男孩處理小腿骨折成功。
西元1879年	法國Louis Pasteur首先發表產褥熱之病原菌體爲化膿性鏈球菌（Streptococcus Pyrogenes）。
西元1935～1950年	產褥熱病例因磺胺藥（Sulphonamide）及盤尼西林藥物之發明而消失，因爲磺胺藥可有效消除A型鏈球菌感染，盤尼西林更能消滅金黃色葡萄球菌（Staphylococcus Aureus）。
西元2013年	WHO統計全球每年仍有60萬婦女在懷孕期死亡於開發中國家，1/4死因爲感染症。

麻瘋病	西元前1600年	北非埃及醫書最早記錄麻瘋病例。
LEPROSY		
臨床流行病學	西元480年	大量麻瘋症例出現中國醫書典籍。
1873年北歐挪威漢森醫師（Gerhard Henrik Armauer Hansen）發現麻瘋桿菌（Mycobacterium Leprae），故又稱麻瘋病（Leprosy）為漢森病（Hansen's Disease），由麻瘋桿菌感染引起，對人體神經、骨骼、皮膚甚至毀容性破壞。	西元1847年	北歐挪威之「論麻瘋病」由波克卡爾（Carl Boeck）及旦尼森旦尼爾（Daniel Danielssen）兩醫師出版，介紹兩型態麻瘋及鑑別法。
麻瘋病傳染模式正朝免疫學方向研究中，九成五人類具自然免疫力。	西元1873年	漢森醫師以顯微鏡發現麻瘋病原。
1981年WHO之MDT療法，以Dapsone配合兩抗生素藥物治療後，20年來治癒千餘萬病患。	西元1897年	國際首屆麻瘋論壇會議於歐洲德國柏林舉行，主張採用病患隔離政策。
目前全球疫區集中於非洲、亞洲、拉丁美洲，每年新增案例超過25萬例，全球正努力研發麻瘋疫苗，或藉2012年iPS細胞，由今年最新諾貝爾生理醫學獎得主山中伸彌教授所研發之日本最新技術，來克服此難治疾病。	西元1941年	麻瘋治療以磺胺藥物注射效果佳，普洛敏及Dapsone治療藥最流行。
	西元1948年	美國公共衛生福利部正式決定，以「漢森病」取代「麻瘋病」名。
	西元1960年	聯合國世界衛生組織建議世界各國廢止強迫隔離制度。
	西元1981年	世界衛生組織（WHO）推動多重藥物（Dapsone、Clofazimine、Rifampicin）合併療法。
	西元1995年	日本廢除「麻瘋防治法」，讓強迫隔離政策走入歷史。
	西元1999年	WHO合作推起「消滅麻瘋病全球聯盟」。
	西元2000年	「麻瘋史全球計畫」由國際麻瘋病協會，以牛津大學醫學史研究所為基礎，全面展開。6年後WHO推動「減少麻瘋病負荷與永續之麻瘋病防治環球策略」。

結核病		
TUBERCULOSIS, TB		
臨床流行病學		
西元前美索不達米亞文獻已記載流行此病，古希臘醫師公會描述「Pthisis」乃結核病之意，羅馬文獻也大量記載。摩東醫師在1689年從顯微鏡發表觀察研究論文「結核病學（Phthisiologia）」中首先使用「結核（Tubercle）」一詞，此乃源自拉丁文「小型結塊（Tuberculum）」。1882年德國科赫教授發現結核桿菌，發表結核治療四原則，1905年榮獲諾貝爾獎。結核病係藉空氣傳染之細菌性疾病，動物如牛型結核病也會傳染給人類。被稱為「白死病」之結核病已讓上千萬人類死亡。1921年Albert Calmette及Camille Guerin兩學者研發肺結核疫苗（BCG之卡介苗之由來）。鏈黴素之發明大量克服了TB疾病。	西元前6世紀	美索不達米亞之泥板文獻發現描述咳嗽不停，帶有血液濃痰結核病，呼吸有如吹笛聲響。醫學始祖希霸可樂帝士及蓋倫大師時代已是常見傳染流行疾病。
	西元1685年	英王查理二世以「觸摸法」治癒眾多腺型結核病病患，故又稱國王病。
	西元1689年	英國醫師摩東（Richard Morton）之論文〈結核病學〉中首次使用「結核（Tubercle）」，並以顯微鏡研究發表結核病為論文。
	西元1816年	法國醫師雷內科（Rene Theophile Hyacinthe Laennec）發明聽診器（Stethoscope）；源自希臘文「胸腔（Stethos）」及「搜查（Skopein）」兩字合成。
	西元1830年	英國需蘭（Johann Lukas Schoenlein）以Tuberculosis命名。
	西元1882年	德國醫學教授科赫（Robert Koch）成功分離出結核桿菌，此為結核病之病原得到確認，發表TB治療四原則，1905年榮獲諾貝爾生理醫學獎。
	西元1895年	倫琴（Wilhelm Rentgen）發明X光，有利TB篩檢早期發現。
	西元1921年	卡美德（Albert Calmette）及桂林（Camille Guerin）兩學者研發肺結核疫苗（卡介苗BCG）成功。
	西元1944年	抗生素鏈黴素（Streptomycin）發明，第一種有效抗結核藥物，由美國瓦科斯曼（Selman Waksman）發現。
	西元1949年	愛爾蘭可羅夫東（John Crofton）醫師，發明「愛丁堡療法」，結合三種藥物治TB特別有效（鏈黴素、異菸鹼醯、對氨基水楊酸）
	西元1990年	AIDS愛滋病大流行，連帶TB也開始世界流行。
	西元1995年	短期直接觀察治療法（Directly Observed Therapy With Shortcourse Antibiotics, DOTS）流行，以克服千萬人罹病，每年200萬死亡之恐怖傳染病。

斑疹傷寒	西元1488年	歐洲摩爾王朝爲對抗西班牙之格拉拿旦圍城戰役中,近2萬西班牙士兵死於斑疹傷寒,爲人類史上首次斑疹傷寒之大流行。
TYPHUS		
臨床流行病學		
急性傳染病,由體蝨(Body Lice)盛行於人口擁擠衛生條件太差環境或戰爭、天災時期,會引起斑疹熱(Spotted Fever)。	西元1495年	義法戰爭,3萬多法軍罹患斑疹傷寒死亡。
1829年傷寒(Typhoid)新名詞由法國醫師Pierre Louis命名,美國醫師團隊William Wood Gerhard等發現傷寒患者之發炎病灶在腸道,斑疹傷寒則在腸道外其他部位。	西元1648年	歐洲30年戰爭,史上斑疹傷寒第二次大流行,全英大部分人口罹病。
	西元1812年	法俄戰爭,拿破崙兵團敗於兵士大流行斑疹傷寒及嚴寒。
巴西學者Henrique Da Roch Alima將斑疹傷寒之病原命名爲普氏立克次體(Richettsia Prowaze-kii)。	西元1856年	英法聯軍與蘇俄之克里米亞戰爭,斑疹傷寒死亡兵士3倍於戰死兵士。
頭蝨、體蝨、陰蝨之蝨子(Lice)、蜱(Ticks)、蟎(Mites)及跳蚤(Fleas)等節肢動物均會傳播立克次體細菌。保持經常沐浴與個人衛生習慣是最佳預防對策。	西元1909年	法國學者Charles Nicolle發現體蝨(Body Louse)是主要傳媒,1928年獲頒諾貝爾生理醫學獎。
	西元1922年	第一次世界大戰時,蘇俄與東歐數百萬人死亡之斑疹傷寒大流行。
	西元1937年	斑疹傷寒疫苗研發成功,由美國學者Herald R. Cox發明。
	西元1944年	第二次世界大戰後期,特效殺蟲劑DDT可消除蝨類,抗生素可完全治癒。但是DDT(Di-chloro-diphenyl-trichloroethane)卻爲全球帶來嚴重環境及生態污染。

傷寒	西元1829年	法國醫師Pierre Louis命名Typhoid（傷寒）新病名名詞。
TYPHOID	西元1860年	國際細菌學會認同「傷寒」與「斑疹傷寒」爲兩種類獨立疾病。
臨床流行病學		
157年前英國倫敦泰晤士河因全市髒水包括下水道糞便、工廠廢水未經淨化處理皆流入此河。3年後甚至於愛博多親王等均受「傷寒沙門氏桿菌」感染之傷寒大流行影響而死亡，獸醫病理學者Daniel Elmer Salmon發現此「傷寒沙門氏桿菌」，以自己姓名命名之。臭氣（Malaria）來自義大利文，指「惡劣空氣（mala aria）」，當時歐美大都市之空氣水質流行髒亂惡臭，與兩岸之台北、北京及南亞、東南亞大城現況一模一樣。Fernand Widal醫師在1896年發明Widal試驗法，作爲傷寒之診斷方法。傷寒之糞口傳染模式，只有人類是唯一宿主。	西元1884年	Georg Gaffky研究團隊培養發現病原菌。
	西元1896年	Fernand Widal醫師發明Widal試驗法。
	西元1898年	傷寒疫苗研發成功。
	西元1918年	英法聯軍在第一次世界大戰因接種傷寒疫苗而有效預防疾病。
	西元1933年	美國獸醫病理學家沙門（Daniel Elmer Salmon）以沙門氏傷寒桿菌命名。1947年因抗生素氯黴素發明，有效克服此病。

百日咳	西元1670年	歐美學者Sydenham醫師，發現某些病人會激烈咳嗽而命名爲百日咳（Pertussis）。
PERTUSSIS	西元1922年	美國百日咳盛行，直到1948年爲止，因本症而死之美國十四歲以上兒童，是占傳染病之首位。
臨床流行病學		
本症乃由B.百日咳桿苗（Bordetella Pertussis）感染引起，潛伏期約2週內，症狀爲黏膜發炎、結膜腫脹、鼻塞、陣發性咳嗽，氣喘，呼聲（Whoop），故也稱爲Whooping Cough。百日咳桿菌在生物學上主要成分至少有9種。疫苗是四合一或五合一的非細胞百日咳疫苗。		百日咳毒素（Pertussis Toxin, PT）被公認爲病人陣發性咳嗽之主因。
	西元1950年	巴斯德藥廠之百帝亞司五合一疫苗（Pediacel）及史克美（Infanrix）藥之嬰護寧疫苗均含精製之百日咳疫苗，對根除本症貢獻良多。

昏眠性腦炎 ENCEPHALITIS LETHARGICA 臨床流行病學		
17世紀後期流行於英國週邊國家，羅馬尼亞籍在奧地利行醫之愛克羅馬（Baron Constantinvon Economo）發現首例病例，並予以命名爲Encephalitis Lethargica，乃源於希臘文。 西元1969年昏眠性腦炎後，易發生後巴金森症候群，英國名醫沙克絲（Oliver Sacks）以Dopamine之先驅性療法，有效克服此病，但病患大都沈迷於過去之記憶的失智症。 西元1916～1929年全球大流行後，1930年代該病症突然消失。學者推論導因於喉部鏈球菌感染，發生免疫異常，轉而攻擊大腦神經系統而產生病變。	西元1675年	英國醫師Thomas Sydenham發現嗜眠之昏眠性汗熱病流行倫敦。
	西元1713年	德國流行腦病變之昏眠流行病。
	西元1891年	義大利流行昏眠性流行怪病，於流行性感冒大流行之後2年間。
	西元1916年	羅馬尼亞醫師愛克羅馬（Baron Constantin Von Economo），是首位命名「昏眠性腦炎」（Encephalitis Lethargica）的學者。當時歐洲面臨第一次世界大戰，他在維也納精神科遇見首例病患。至1929年間，全球近百萬病例，近5000人死亡，1930年後突然流行停止。
	西元1969年	全球流行腦炎後之後巴金森症（Postenc Ephalitic Parkinsonism）流行，接受Dopamine治療方法由英國神經學者沙克絲（Oliver Sacks）從事之先驅性療法，1973年名著《睡人（Awakenings）》轟動世界。

第二節　病毒性疾病

伊波拉病毒出血熱 EBOLA HAEMORRHAGIC FEVER		
流行病學		

非洲剛果最早流行本症，因靠近當地伊波拉河（Ebola River）而被命名有關。首位發症之患者Mabalo Lokela教師，係剛果北部Yambuku鎮住民，嘔吐、腹瀉、頭痛之後，突然鼻孔、雙眼及嘴唇等五孔大出血後急死。然後大部分周邊醫院員工及葬儀親友皆被傳染且大量流血猝死。 出血（Haemorrhage）源自希臘文，乃血液（Haima）及噴出（Rhegnumai）之合併語。本症病毒病原形狀細長如絲線，為目前全球最致命恐怖之新興傳染病。伊波拉病毒被定位歸類為最危險之「生物安全等級—4」！ 預防對策：①絕對避免接觸患者體液、血液、組織或器官，②勿共用醫院內未經消毒完備之注射器等醫療器材，③勿食野生動物，④迅速診斷。 伊波拉病毒屬線狀病毒科（Filoviridae），共發現4種亞型：①蘇丹型、②薩伊型、③象牙海岸型、④雷斯通型。前三種會引起出血熱！	西元1967年 西元1976年 西元1996年 西元2012年	德國馬堡傳染病醫院發生在藥廠以非洲綠猴從事疫苗實驗者7人死亡之出血熱死怪病。 蘇丹於7月首傳疫情，284人感染，151人死亡，8月剛果318名感染，280名死亡。1989年菲律賓送往美國維州雷斯通實驗室之綠猴被證實帶有伊波拉病毒。1994年西非象牙海岸及加彭的黑猩猩也死於本症。 1995年剛果之森林工作工人大量得病。 猴、黑猩猩、羚羊、野豬也對病毒具感受性，蝙蝠能感染病毒，卻不會致病。 伊波拉病毒出血熱流行地區擴大於蘇丹、剛果、加彭、烏干達等非洲國家，自1976年至1996年的20年間，總共1800名患者，高達1200名近七成的死亡案例。 Joe McCormick 與 Susan Fisher-Hoch合著之《病毒最前線（The Virus Hunters: Dispatches From The Front Line）》，就是以本症等為背景之精彩描述。 全球至今已發現4種伊波拉病毒亞型：①蘇丹型（Ebola-sudan）、②薩伊型（Ebola-zaire）、③象牙海岸型（Ebola-cote divoire）、④雷斯通型（Ebola-reston）。前3種亞型會引發人及動物之出血熱。 最恐怖的是薩伊型（剛果），其致死率高達九成，蘇丹型五成，目前有2種疫苗研發已露出曙光。

天花	
SMALLPOX	
流行病學	

居於葛羅絲特郡伯克來村的英國醫師Edward Jenner 1796年發明疫苗治癒天花。疫苗（Vaccination）療法開始風行世界。 天花分：①重型天花（Variola Major）、②輕型天花（Variola Minor）。 1977年10月全球最後一位感染的索馬利亞醫院廚師，也治療康復，WHO在1979年終於宣布天花已消失於地球了。 天花比起其他傳染病較容易應付，乃因天花無其他宿主且潛伏期14天內，只有紅疹出現才具有傳染力，方便追蹤及隔離，可以在感染期前就能阻斷疾病之傳播。	西元前1100年　考古學者在眾多埃及法老王如拉美西斯五世葬儀臉上，發現天花疤痕。東方中國醫書文獻記載天花流行。西元570年代南歐流行痘瘡（Variola）疫情於全法及義大利、西班牙。 西元730年　日本天花大流行。 西元900年　波斯醫師雷沙士（Rhazes Resas）首度描述天花病情。 西元1717年　Lady Mary Wortley Montagu以身作則，讓自己的幼兒，在君世坦丁堡接受天花接種。 西元1796年　英國醫師Edward Jenner首先在人體試驗牛痘疫苗。 西元1953年　歐洲根除天花，1972年南美洲也根除天花。 西元1979年　WHO宣布天花已消失於地球。

小兒麻痺症		
POLIO		
臨床流行病學		
本症之醫學名詞爲Poliomyelitis（脊髓灰質炎），係希臘文灰色（Polios）及物質（Myelos）兩者意義之結合。 西元1952年美國醫師沙克（Janas Salk）成功研發不活化疫苗試驗。 西元1961年美國醫師沙賓（Albert Sabin）成功研發口服減毒疫苗，迅速爲全球採用。 本症症狀爲脊髓灰質炎，造成永久性肢體麻痺、呼吸困難、鐵肺症、殘障。 本症爲一種腸病毒，糞口路徑爲傳染模式，1980年代曾在125國造成每天千例兒童癱瘓，其中尤以南亞印度最嚴重。	西元1789年	英國外科醫師兼藥師Micha El Underwood最早以「下肢無力症」描述小兒麻痺症。
	西元1840年	德國醫師Jacob Von Heine以「嬰兒脊髓麻痺症」（Infantile Spinal Paralysis）稱呼小兒麻痺症。
	西元1921年	美國於1917年發生史上最嚴重之小兒麻痺症流行（近3萬病例，萬名死亡），羅斯福總統也罹病。
	西元1952年	美國醫師沙克（Jonas Salk）於賓州匹茲堡成功進行不活化疫苗試驗。1955年宣布1954年全美近200萬學童接受沙克疫苗接種測試的試驗成功，小兒麻痺疫苗獲得認證。
	西元1961年	美國醫師沙賓（Albert Sabin）之口服減毒疫苗在蘇聯等地試驗成功後，迅速爲全美及泛美健康組織成員諸國採用。 1994年美洲之本症疫情終告根絕，歐洲及東亞地區也在2002年達成根絕目標。2003年從1988年36萬病例減少至數百人。
	西元2007年	WHO宣布根除小兒麻痺症，歸功於美國羅斯福總統等創立國家嬰兒麻痺慈善基金會及國際扶輪會與財團私人捐款資助下，全球20億孩童獲得免費疫苗接種，讓本症於全球消聲匿跡。

嚴重急性呼吸道症候群 SEVERE ACUTE RESPIRATORY SYNDROME (SARS) 臨床流行病學		
2002年11月16日亞洲的中國廣東出現全球首位SARS疑似病例，翌年中國回香港之首位女病患於2月3日逝世，周姓超級傳染源於廣州醫院入院治療，之後2003年2月14日WHO流行病學週報證實，中國南部SARS大流行，305病例，5人死亡。同年2月21日廣東SARS病患劉教授，住宿香港京華酒店傳染病毒給回到新加坡、加拿大、越南諸國之房客。 本症早期症狀類似流行性感冒，高燒、咳嗽、冷顫、肌肉痠痛，學者研究發現，在中國被當作食物或藥材之果子狸（Masked Palm Civet）、狸（Racco On Dog）、鼬獾（Ferret Badger）身上之病毒與SARS病毒基因完全一致，在中國南部發生病例個案，高達1/3患者曾接觸上述動物，故推測SARS可能起源於這些動物及蝙蝠與中華菊頭蝠（Chinese Horseshoe Bat）等天然宿主。 預防之道是：①麝貓科動物勿食，②公共場所戴口罩以防飛沫微粒傳染。	西元2003年 西元2003年 西元2003年 西元2003年 西元2003年	法國醫師Carlo Urbani在越南河內針對旅遊上海及香港回越南之陳強尼患者及感染本症之河內醫護人員怪異病情，緊急於2月28日向WHO提出警告。同年3月5日加拿大安大略省曾住宿京華酒店之母子因SARS死亡。3月11日C. Urbani醫師也感染住進泰國醫院。3月12日香港醫療單位才向WHO提報本症症狀。3月29日C. Urbani醫師因SARS病逝。 WHO於3月15日將此病正式命名嚴重急性呼吸道症候群（SARS）。3月17日組織以全球之力進行病因及診斷研發。3月19日歐美病例大流行。 香港大學醫學院學者於4月8日發表SARS病原新發現，證實為新型冠狀病毒感染。6月以後全球SARS論壇在馬來西亞吉隆坡舉行，WHO號召全球44國超過近千位學者參與盛會，疫情由每日超過200病例最高峰開始下降。直至7月2日WHO宣布中國香港、加拿大自疫區除名。 中國北京爆發SARS疫情，患者占全球25%，北京以8天花1.7億美元在北京建千床小湯山專用醫院。 7月5日WHO證實SARS從世界絕跡。

黃熱病	西元1640年代	本症最早於中美洲加勒比海的Barbados島發生，故John Winthrop麻州總領事稱之為巴巴多疫病（Barbados Distemper），故率先制定美洲最早之檢疫規定。法軍殖民中南美洲戰役中萬人死於黃熱病。1878年美國俄亥俄州及密西西必河谷區爆發10數萬人感染，2萬多人死亡。1905年全美再發生最後一次之黃熱病流行病。
YELLOW FEVER		
流行病學		
航海時代病毒與病蚊從非洲傳播至美洲及世界各地，最典型之急性病毒傳染病之一。由雌性埃及斑蚊（Aedes Aegypti）為主之病媒蚊叮咬感染，其病毒與登革熱病毒屬同類，患者出現黃疸並大吐「黑血」，眼、鼻、口等五孔流血及腸內出血。 1881年古巴醫師菲雷（Carlos Finlay）發現蚊子是本症媒介，並為英國R. Ross醫師於6年後再度確認證實。 美國里德（Walper Reed）以實驗證實蚊子為病媒。 目前疫區集中於35個非洲國家及10個南美洲國家，每年超過20萬病例，3萬多人死亡。		
	西元1881年	古巴醫師菲雷（Carlos Finlay）發現蚊子是黃熱病之媒介。
	西元1927年	美國醫師梭伯（Tred Soper）研究證實，森林型黃熱病以猴子為宿主，再透過蚊子傳播。
	西元1935年	美國醫師之細菌學者泰勒（Max Theiler）研發首批黃熱病疫苗，代表洛克菲勒研究所爭得榮譽名聲。5年後讓法屬西非黃熱病絕跡。

登革熱	西元1780年	美國醫師魯斯（Benjamin Rush）證實爲登革熱，並命名斷骨熱（Break-bone Fever）。
DENGUE FEVER		
流行病學		
本症名稱有學者云源於西班牙文Denguero（做作之意），用以形容患者不自然之身體僵直現象。美國醫師魯斯（B. Rush）以斷骨熱（Break-bone Feber）作爲適當的名稱。	西元1906年	澳洲醫師潘克羅夫特（Thomas Bancroft）證明埃及斑蚊爲病媒。1940年美國醫師沙賓（Albert Sabin）以實驗方法培養出登革熱病毒。登革熱也成爲第二次世界大戰日美大戰之一大殺手。
症狀爲發熱、紅疹、嘔吐、前額及眼窩激痛，後背股痠痛、憂鬱。澳洲醫師潘克羅夫特（Thomas Bancroft）證實埃及斑蚊（Aedes Aegypti）爲病媒。亞洲由白線斑蚊（A. Albopictus）（又稱亞洲虐蚊）傳播本症。疫情亦出現「登革出血熱（DHF）」及「登革休克症候群（DSS）」等致死型登革熱。預防對策：①穿長袖衣物，②消除環境周圍水容器以防孳生蚊蟲，③塗抹防蚊液，④定期殺蟲劑除蚊。	西元1953年	菲律賓新型登革熱（DHF・登革出血熱）流行，5年後大流行於曼谷，萬名以上病例，千人死亡。古巴於1981年大流行，35萬人感染，數百人死亡。全球疫區超過百餘國，千萬以上通報案例，重症患者超過10萬人，爲目前最嚴重病毒性蟲媒傳染病。

麻疹 MEASLES 臨床流行病學		
阿拉伯醫學中拉齊醫師以阿拉伯文「Hasbah」稱呼麻疹。 麻疹除了「Measles」之外，正式別名「Rubeola」從拉丁文Rubeus而來。11世紀日本將麻疹稱為紅疹瘡（Red Rash Pox）。 麻疹併發症包括肺炎、腹瀉、神經系統損害、失明、腦炎及Kwashiorkor疾病（蛋白質缺乏性營養不良症）。 美洲、斐濟及世界各地，隨著西方探險家移民之風潮而傳染各地。 美國微生物學家恩得士（J. F. Enders）1954年成功分離麻疹病毒，且於8年後1962年成功研發麻疹疫苗，讓美國疾病管制局（CDC）於1963年全美展開麻疹撲滅計畫。	西元1759年	英國愛丁堡醫師Francis Home首度試行麻疹接種。
	西元1846年	丹麥醫師Peter Panum被奉派赴冰島附近之法羅群島解開麻疹之謎，認為麻疹會產生終身免疫。
	西元1954年	美國學者恩得士（J. F. Enders）及匹伯士（T. C. Peebles）分離出麻疹病毒。
	西元1962年	恩得士（J. F. Enders）成功研發麻疹疫苗，翌年核准大量上市。因此1963年美國疾病管制局（CDC）展開麻疹撲滅計畫。
	西元1974年	WHO宣布「擴大疫苗接種計畫」，包含麻疹、白喉、百日咳、破傷風、小兒麻痺、結核病6種常見之疾病。此外「三合一併合疫苗（MMR）」也包括麻疹、腮腺炎及德國麻疹。雖然全球超過3.7億兒童接受麻疹預防接種，但每年仍有2000萬名以上病例，35萬人死亡。

狂犬病	西元1708年	歐洲南部史上首度詳細記載義大利流行狂犬病。
RABIES	西元1885年	法國微生物學者巴斯德（Louis Pasteur）成功以狂犬病疫苗治癒狂犬病小兒患者。
臨床流行病學		
拉丁文Rabere代表「咆哮」之意，本症病原為狂犬病病毒（Lyssa Virus Virus），源於瘋狗之唾液裡，透過咬傷等而傳染，病毒進入人體，依神經路徑移行至腦部，在通常3～8週潛伏期後，產生幻覺、口渴、膽妄、痙攣、癲癇發作現象。中世紀歐洲也將本症稱為「恐水症（Hydrophobia）」，狂犬病感染者最後會呼吸麻痺昏迷至死。	西元1931年	學者研究發現新型狂犬病與蝙蝠咬傷有關。
	西元1959年	臺灣最後一位狂犬病例。
	西元2007年	定9月8日為「世界狂犬病預防日」。
	西元2013年	臺灣狂犬病例歷經五十三年再度流行。
	西元2013年	臺灣之錢鼠感染狂犬病，為世界文獻之首例（西元2013年7月30日）。
西元1885年法國知名細菌學者巴斯德（Louis Pasteur）成功以狂犬病疫苗治癒狂犬病幼兒。巴斯德數度改良後，將疫苗分為咬傷後專用疫苗及預防疫苗2種。蝙蝠及飛狐為保毒宿主之一。	西元2013年	日本國立東京大學平島吉醫學教授研究團隊，預測臺灣山貓咬食大量繁殖於臺灣山地的錢鼠，而感染狂犬病之世界首例可能性！

愛滋病 ACQUIRED IMMUNE DEFICIENCY SYNDROME（AIDS）		
臨床流行病學	西元1876年	奧地利之皮膚科醫師卡波西（Moritz Kaposi）發現罕見特殊性肉瘤，以其名命名為全身性皮膚癌症卡波西肉瘤（Kaposi's Sarcoma），成為愛滋病的診斷指標。1981年6月5日美國疾病管制局（CDC）「疾病與死亡週報」報告5名罕見之後天免疫缺乏症候群病例。
奧地利醫師Moritz Kaposi發現罕見特殊性肉瘤，並以其名命名之卡波西氏肉瘤（Kaposi's Sarcoma），1982年美國醫學界正式命名「後天免疫缺乏症候群」（AIDS）（愛滋病）。 1984年確立致病原—人類免疫缺乏病毒（Human Immunodeficiency Virus, Hiv）。能透過性交、污染血液制劑、污染針頭、授乳、接吻等傳染。 症狀是淋巴結腫脹、發燒、下痢、卡波西氏肉瘤、卡氏肺囊性肺炎等。 全球在過去25年間高達近7000萬人感染愛滋病，其中4000萬人尚與疾病奮鬥掙扎中，3000多萬人已死亡，目前每年有近300萬人死於此病。全球約七成患者分布非洲於次撒哈拉沙漠地區。	西元1982年	美國醫學界正式命名為Acquired Immune Deficiency Syndrome（AIDS）（愛滋病）。1984年美法兩國研究院實驗室發現愛滋病毒。
	西元1987年	美國FDA核准AZT首種抑制反轉錄病毒之藥物。美國加羅（Robert Gallo）及法國蒙達尼爾（Luc Montagnier）共享發現愛滋病毒殊榮。
	西元1995年	高活性抗反轉錄病毒療法（HAART）在美國核准上市，1997年美國AIDS死亡已減少約一半。
	西元1998年	美國首次愛滋病疫苗大規模試驗。當年並慶祝WHO宣布12月1日為全球愛滋病預防日10週年，成果豐碩。
	西元2002年	全球抗愛滋病、肺結核暨瘧疾基金會成立。

流行性感冒 INFLUENZA 臨床流行病學	西元1890年	歷史上首度被完整記載大流行之流行性感冒，死亡超過百萬人之俄國流行性感冒。流行性感冒其實早在有人類歷史，就已經常發生之古老病毒性傳染病。
本名始於18世紀，1919世界流感大流行（西班牙流感），超過5000萬人死亡，每至冬、春兩季，人類必爲新型病毒株之禽流感（Avian Or Bird Flu）的防治奮鬥。	西元1919年	人類歷史上最嚴重之流行性感冒事件發生於歐洲西班牙，造成5000萬人死亡，而西班牙正是候鳥在歐洲最大的中繼站區域，以越海飛往非洲大地。
流感病毒概分爲A、B、C3型，其下細分數亞型，以血球凝集素（Haemagglutinin）及神經胺酸酶（Neuraminidase）作爲主要分子構造，舉例來說，H3N2指的是血球凝集素第3型，以及神經胺酸酶第2型。	西元1940年	流行性感冒疫苗在美歐諸國量產成功，1948年WHO成立全球監控流感疫情網路，以確立新病毒，作爲製造疫苗重要依據。
	西元1958年	中國起源之亞洲流感迅速流行全球，H2N2型流感讓200多萬人死亡。
	西元1969年	香港起源之H3N2流感又流行全球，超過百萬多人死亡。
	西元1996年	中國起源之鵝禽流感H5N1新型病株大流行，翌年香港起源之人類禽流感疫情爆發，18人罹病造成6人死亡，此乃最早發生之人類禽流感首例。
本症症狀全身痠痛、高熱、咳嗽、喉嚨痛、肺炎，甚至於西班牙流感大量發生肺部極度缺氧之「紫紺（Heliotrope Cyanosis）」嚴重症狀！	西元2003年	香港起源之禽流感又流行。2005年H5N1禽流感在中國青海湖流行，透過萬隻候鳥死亡，疫情蔓延至俄國、哈薩克、羅馬尼亞、烏克蘭、土耳其、克羅埃西亞等北中南歐各國。
	西元2010年代	WHO之全球流感監測網路（WHO Global Influenza Surveillance Network），在全球83國設112所國家流感中心（National Influenza Centres）。WHO與日美歐等醫學先進文明國家，儲備數百萬劑克流感（Tamiflu, Oseltamivir）及雷樂沙（Relenza, Zanamivir）應急中。

第三節　寄生蟲疾病

血吸蟲病 **SCHISTOSOMIASIS** **流行病學**	西元1847年	日本醫師藤井大次郎遊歷素有「片山病」傳說之片山，發現並公布血吸蟲病文獻調查報告。
本症從西元前千年，埃及木乃伊人體腎臟發現血吸蟲卵，得知血吸蟲病在3000年前埃及法老王朝時代就已流行之寄生蟲病例。中國黃河流域出土之古屍也有吸蟲卵遺跡，成爲古文明之埃及、中國等重大寄生蟲傳染疾病。	西元1851年	德國醫師畢兒哈姿（Theodor Bil-harz），於埃及開羅解剖屍體發現血吸蟲，推論其與血尿元兇之關連性。
	西元1881年	英國醫師曼宋（Patrick Manson）推論肺吸蟲之中間宿主可能是蝸牛。並指出本症有兩型態及不同蟲卵外觀，畢兒哈姿發現的是膀胱型（埃及血吸蟲），另一型態是腸道型（其他血吸蟲）於1903年。
國際寄生蟲學界已證實，血吸蟲病有：①埃及血吸蟲病（Schisto-soma Hae-matobium）、②日本血吸蟲症（Schis-tosoma Japonicum）、③曼氏血吸蟲症（Schis-tosoma Mansoni）、④湄公血吸蟲症（S. Me-kongi）、⑤馬來血吸蟲症（S. Malayensis）、⑥間插血吸蟲症（S. In-tercalatum）（中非區）等6種類。	西元1904年	日本醫師桂田富士郎及藤波明，在片山病患者體內找到血吸蟲及卵，命名爲日本血吸蟲。
	西元1908年	德國露絲（Arthur Looss）教授身爲埃及寄生蟲學界泰斗。相信世上只一種血吸蟲。但倫敦熱帶醫學院醫師沈勃（Louis Sambon）卻在1907年爲另一種血吸蟲——腸道型之曼氏血吸蟲正式命名。1913年日本以牛實驗證實，血吸蟲可穿透皮膚造成傳染。後來國際學界證實本症有3種型態。
	西元1910年	英國學者盧佛（Marc Armand Ruffer），在西元前千年前之埃及木乃伊腎臟，發現鈣化之埃及血吸蟲蟲卵。
本症之中間宿主是蝸牛及尾動幼蟲，故殺螺劑（硫酸銅及耐克螺）及治療藥（Praziquantel及吐酒石）均有效。本病及瘧疾爲全球兩大寄生蟲傳染病，改善住宅環境衛生乃最有效措施。	西元1914年	日本學者藤波明等在國際學會發表完整之疾病生活史，說明中間宿主蝸牛及尾動幼蟲感染後，再傳染人體皮膚等部位再感染之。
	西元1915年	英國學者雷波（Robert Leiper）醫療研究團隊遠赴埃及，釐清血吸蟲生活史，再確定中間宿主以蝸牛爲主。
	西元1970年	發現血吸蟲病預防治療特效藥Praziqu-antel。 全球共有2億人感染，八成分布於非洲撒哈拉沙漠周邊等，每年20萬人死亡。

瘧疾	西元前2695年	黃帝‧歧伯之《黃帝內經》記載瘧疾症狀。
MALARIA	西元前420年	醫學始祖Hippocrates藥物療法著作，描述瘧疾發燒情形區分為：①每日熱（每天發作）、②間日熱（隔日發作）、③4日熱（隔3日發作）。
流行病學		
人類最古老寄生蟲疾病‧瘧疾（Malaria），由致病之雌瘧蚊（Anopheles Mosqito）於人群之間叮咬傳染，造成每年6億人感染瘧疾，死亡數每年300萬人，以嬰幼兒居多。地球蚊蟲種類超過70種，有4型瘧疾原蟲會感染，包括：①惡性瘧疾原蟲（Plasmodium Falciparum）、②卵型瘧疾原蟲（P. Ovale）、③間日瘧疾原蟲（P. Vivax）、④三日瘧疾原蟲（P. Malariae）。雌蚊叮咬人皮膚讓瘧原蟲進入血液內，寄生在肝細胞並侵入紅血球，完成最長72小時之複製週期。當紅血球破裂釋出瘧原蟲時即引起發燒反應。Horace Walpole首創源於義大利文「臭氣」（mal'aria）的瘧疾（Malaria）英文字。世界上最危險的是甘比亞瘧蚊，故蚊帳避免蚊蟲叮咬為最健康有效之預防瘧疾對策，尤其在每30秒就有1位死於瘧疾的非洲次撒哈拉沙漠地區。	西元1820年	英國Robert Talbor從金雞納皮提煉奎寧鹼（Chloroquine）。
	西元1877年	蘇格蘭醫師曼宋（Patrick Manson）發現蚊蟲為淋巴絲蟲病之病媒。
	西元1880年	法國醫師Charles Louis Alphonse Laveran發現瘧疾原蟲。
	西元1902年	英國醫師洛斯（Ronald Ross）榮獲1902年第二屆之諾貝爾生理醫學獎，因為1897年發現蚊蟲體內有瘧原蟲，1898年又確立禽鳥瘧疾（Avian Malaria）與色素囊體（Pigmented Cyst）之瘧原蟲的完整生活史。而1898年義大利學者Giovanni Battista Grassi已證實瘧蚊為人類瘧疾的傳染媒介。
	西元1939年	瑞士藥師姆樂（Paul Muller）成功合成DDT，有效撲滅瘧疾黃熱病、體蝨及斑疹傷寒。中國藥草菊科蒿屬學名Art Emisia Annua之青蒿（Sweet Wormwood）及其衍生物，可對發燒及寒顫發生療效，青蒿素也是抗瘧藥劑，青蒿素為基本之綜合療法（ACTs）不但治本症，也可預防傳染。
	西元1997年	WHO成立多邊瘧疾行動（Multilaterl Initiative On Malaria）。
	西元2001年	全球抗愛滋病、肺結核及瘧疾基金會（GFATM）成立，三大傳染病製造每年約近600萬死亡，僅瘧疾就有約300萬之死亡案例。
	西元2003年	惡性瘧原蟲及甘比亞瘧蚊基因序列分析解密工程完成。

鉤蟲病	
HOOKWORM	
臨床流行病學	
西元前2000年埃及醫書開始記載，於木乃伊屍體糞便化石發現蟲卵及幼蟲。希臘醫學始祖Hippocrates在西元前480年著作中也記錄鉤蟲病文獻。	西元1838年　義大利醫師杜必尼（Angelo Dubini）於解剖農民屍體腸道時發現鉤蟲，並命名為十二指腸鉤蟲（Ancylostoma Duodenale）。
鉤蟲具有人體外及人體內兩種特異之生活史，十二指腸鉤蟲（Ancylostoma Duodenale）以銳利牙齒附著腸道上皮。美洲鉤蟲（Necator Americanus）於1902年被Charles Stiles發現，靠板刀形口器附著腸道上皮。雌蟲每天可在腸內產下數千個卵，而隨糞便排出體外。在土壤中成長成絲狀幼蟲，再穿透體外皮膚進入人體內。	西元1880年　義大利波柔樓（Camillo Bozzolo）等3位學者，研究礦工生活史，發現鉤蟲會導致貧血。西元1881年流行以百里酚（Thymol）治鉤蟲病。
	西元1901年　德國學者露絲（Arthur Looss）親身的意外試驗，證實幼蟲會鑽入皮膚感染人體。1902年Charles Stiles發現美洲鉤蟲（Necator Americanus）的第二種鉤蟲。
1838年義大利醫師杜必尼（Angelo Dubini）首先發現並命名為十二指腸鉤蟲。	西元1913年　美國洛克菲勒基金會在紐約成立，並以美國南方及中南美之鉤蟲帶（Hookworm Belt）——南緯30度至北緯36度之流行地區為中心，向世界各地展開洛克菲勒抗鉤蟲病全球計畫。
穿鞋及使用化糞池等現代化設備廁所之衛生教育習慣之普及，為最有效預防對策。	西元2001年　WHO呼籲2010年前達成75～100%高危險兒童除蟲目標。

萊姆病 LYME DISEASE 臨床流行病學	
學者研究發現，三種螺旋體菌：Borrelia Burgdorferi、Borrelia Afzeli、Borrelia Garinii，會引起人類萊姆病。 本症傳染途徑乃由硬扁蝨（Tick）咬傷引起，宿主是老鼠、鹿、扁蝨等。硬扁蝨每次產約2萬個卵，孵化成有6隻腳之幼蟲，停留在野草或灌木，動物經過會附著，再依賴宿主存活。然後成長脫皮變成8隻腳之蛹，蛻皮後變爲成蟲之八腳蝨。1975年美國緬因州萊姆鎮發生大量幼年類風濕關節炎，最後證實爲扁蝨咬傷感染之傳染病，故取名爲萊姆病。 臨床症狀爲紅斑、丘疹、大紅疹、水泡、頭痛、發燒、頸僵硬、關節痛、神經病變。	西元1975年　美國學者Burgdorferi在扁蝨肚內分離出伯格螺旋體菌（Borrelia Burgdorferi）。 歐洲學者Afzeli及Garinii翌年也發現分離出另外2種螺旋體。 西元1995年　美國每年約有超過1萬病例，疫苗接種後病例銳減。 西元1997年　外表蛋白質A（OSPA）疫苗被美國小兒科學會公認療效佳。但發現有肌肉痛及關節炎後遺症後已禁用，目前改OSPB、OSPF、110-KDa之新疫苗研發。

非洲錐蟲病		
AFRICAN TRYPANOSOMIASIS		
流行病學		

法國醫師David Gruby及Griffiths Evans，首先在青蛙與馬等動物血液中發現錐蟲（Trypanosoma），采采蠅（Tsetse Belt）是媒介動物，非洲大陸自古以來流行之非洲錐蟲病（African Trypanosomiasis），亦即睡眠病（Sleeping Sickness）之謎底於1903年被揭開，英國睡眠病調查委員公布，人類患者之腦脊髓液出現錐蟲，也確定采采蠅為病媒。

全球每年60萬新病例，6000萬人罹患本症，每年10萬左右死亡病例。中西非流行之舌蠅（Glossina Palpalis）及東非流行之刺舌蠅（Glossina Morsitans）兩種為主要采采蠅（Glossina Morsitans）類種。

西元1843年	法國醫師哥魯必（Davis Gruby）發現青蛙血液中的錐蟲（Trypanosoma）。
西元1881年	伊萬斯（Griffiths Evans）於南亞印度的動物（馬、駱駝）之血液中發現錐蟲。
西元1899年	英國Hely-Hutchinson總督派英國軍醫布盧斯（David Bruce）到南非，發現采采蠅是重要之媒介，正式命名布氏錐蟲（Trypanosoma Brucei），可分成2種亞型：①布氏甘比亞錐蟲（T. Brucei Gambiense）、②布氏羅得西亞錐蟲（T. Brucei Rhodesiense）。
西元1903年	各國殖民政府使用氨基苯砷酸鈉（Atoxyl）治療非洲錐蟲病所引起之睡眠病狀。但世界細菌學權威的諾貝爾生理醫學獎得主科赫（Robert Koch）遠赴東非研究證實Atoxyl容易導致失明等嚴重副作用。英國特別於倫敦成立睡眠研究院（Sleeping Sickness Bureau）。
西元1912年	尚比亞發現另一種采采蠅是刺舌蠅，也能傳播布氏羅得西亞錐蟲。
西元2005年	非洲錐蟲病引起之睡眠病錐蟲之基因解碼完成，為人類開發新療法帶來新希望。

美洲錐蟲病 AMERICAN TRYPANOSOMIASIS	
流行病學	西元前6000年前 南美祕魯至智利之木乃伊考古文獻存在此症。
巴西學者Carlos Chagas於1909年發現此病，確認病原與錐蝽（Tritomine Bug）之病媒角色，為1843年發現非洲錐蟲病後，再發現美洲新型病例，又稱茶加士病（Chagas' Disease）。法國學者布倫普特（Emile Brumpt）1912年證實傳染模式非叮咬，而是錐蝽之糞便。 WHO統計拉丁美洲在1980年代超過2000萬人罹病，目前感染者只剩700多萬人。	西元1835年 達爾文（Charles Darwin）留存南美洲被錐蝽（Triatomine Bug）叮咬記事。 西元1909年 巴西學者茶加士（Carlos Chagas'）發現此病，確認病原與錐蝽之病媒角色。因其巴西里約熱內盧醫療研究所恩師庫魯茲（Oswaldo Cruz）之教導，茶加士特別將此新型錐蟲命名為庫氏錐蟲（Trypanosoma Cruzi）。 西元1948年 巴西學者Emmanuel Dias及Jose Pellegrino發現Dieldrin及BHC 2種替代型有機氯殺蟲劑具強力效果，可取代效果不佳之DDT。 西元2005年 完成此症錐蟲之基因解密定序，WHO正建立全球網路，以徹底根除此病為目標。

淋巴絲蟲症
LYMPHATIC FILARIASIS
流行病學

與淋巴絲蟲症之關係，象皮病（Elephantiasis）（即淋巴絲蟲症）係透過蚊子叮咬傳染，3種淋巴絲蟲病之病原體，以班氏絲蟲最常見之。病症特徵為四肢等極度水腫的畸形外觀，及腎臟與淋巴組織的破壞。全球1.2億人受到感染，約50萬人嚴重畸形並流行83國。葛蘭素及默克兩大藥廠承諾無償提供所有藥物，給「全球消滅淋巴絲蟲病計畫」（GAELF）。

寄生蟲（Helminths）目前所知有絲蟲、圓蟲、條蟲、鉤蟲、蟯蟲、扁蟲、鞭蟲、線蟲等，大至數公尺，小至肉眼看不見，以人類為宿主之寄生蟲至少超過300種，且普遍存在數千年之久。

西元前2100年	阿拉伯醫學聖典記載阿拉伯象皮症（Elephantiasis Arabum）皮膚症狀。
西元前1998年	埃及雕像顯示法老王曼都荷脱布二世有巨大腫脹四肢的象皮症症狀。埃及祭司那賽虎雅曼解剖發現，當時木乃伊體內有絲蟲（Filariae）文獻遺跡。
西元1863年	法國醫師Jean Nicolas Demarquay發現本絲蟲。澳洲寄生蟲學者Thomas Lane Bancroft等證實，具感染之絲蟲並非經由飲食傳染，而是透過蚊子之叮咬。並將病患膿瘡之絲蟲寄給英國寄生蟲學者柯博德（Thomas Spencer Cobbld），柯博德將之命名為班氏絲蟲（Filaria Bancrofti）。
西元1877年	蘇格蘭醫師滿森（Patrick Manson）在中國廈門服務期間，針對家蚊（Culex）、斑蚊（Aedes）、瘧蚊（Anophles）進行絲蟲人體試驗，成為首位發表完整淋巴絲蟲病生活史的學者。滿森證實象皮病（別名淋巴絲蟲症）係由蚊子吸血後傳播絲蟲所致，被稱為早期熱帶醫學史最重要而偉大的發現，尊稱滿森為「熱帶醫學之父」。
西元1944年	DEC（Diethyl Carbam Azine）——第一個有效治療淋巴絲蟲病的藥物問世，且可與新藥Ivermectin及Albendazole併用更有效。
西元1997年	WHO決議啟動「全球消滅淋巴絲蟲病計畫」（GPELF）。

蟠尾絲蟲病 ONCHOCERCIASIS 流行病學		
英國名門醫學雜誌刺胳針（〈The Lancet〉）公開愛爾蘭軍醫歐尼爾（John O'neill）描述1875年在西非迦納患者體內發現本絲蟲幼體記事。之後德國Friedrich Leuckart也在患者皮膚結節內發現本絲蟲。 被稱爲河川盲（River Blindness）另一種病名的本症，其病是蟠尾絲蟲（Onchocerca Volvulus），乃透過蚋屬（Simulinum）之雌蠅（Black Fly）叮咬，造成人與人之間傳10萬隻以上。 皮膚病灶爲下肢會出現豹皮（Leopard Skin）色素斑紋及無彈性皮膚與鼠蹊腫狀（Hanging Groin）。西非百萬人罹病，近4萬人失明。	西元1917年 西元1932年 西元1988年	瓜地馬拉醫師羅伯雷斯（Rodolfo Robles）首位確認「小黑蠅」爲病媒學者。蘇格蘭Donald Blacklock也證實小黑蠅傳播本症。此小黑蠅又稱咖啡蠅（Coffee Fly）或水牛蠅（Buffalo Gnat）。 剛果醫師希塞德（Jeay Hissette）發現，病原絲蟲體侵入眼睛，是導致河川盲（River Blindness）患者失明之主因。病因是幼蟲所造成之發炎反應。 默克製藥公司承諾無償提供治療藥物Ivermectin，讓本症大量消失。

第四章　醫護照護

第一節　預防照護

　　臺灣政府 2013 年面臨實質負債 22 兆元，過去 4 年多來爆增了 1.3 兆債務，而占中央一成支出之 2056 億元還債金額，GDP 從 4.58% 連降 10 次到破 1% 的險惡財政狀況下，臺灣現有高達 523 萬人借錢渡日中，貧富差距從 1998 年的 32 倍爆增至 2011 年的 93 倍，健保財政也跟著面臨破產危機！

　　健康長壽之首要就是注重積極之預防醫學，可分：①個人預防照護；②社會預防照護。聯合國世界衛生組織（WHO）之健康定義，已如本書前章所敘述，至於積極之預防醫學，就是注重「營養」之飲食養生學。目前這是世界醫療先進國家美、日、歐文明國家，在國民健康長壽目標下所追求的健康管理最高原則。

　　臺灣等兩岸四地，卻仍停留於消極之預防醫學，亦即只專注於早期發現、早期治療，後知後覺式固定之身體健康檢查。臺灣的醫學界不圖謀更創新高科技健檢儀器之開發研究，22 所醫學中心負責人，只會一味地競相採購先進國不斷創新精銳先進的昂貴診斷及手術機器，不斷調派一流專科醫師遠赴日、美諸先進國學習並接受訓練。這就是所謂的臺灣式「醫療代工新模式」！臺大粒子線癌症醫學治療中心就是最具典型之範例，單單粒子線或陽子線治癌等龐大設施儀器，就必須依賴日本，花費臺幣近百億元！但正如世界最先進之日本放射線綜合醫學研究所，每年只能診治限量約千人！

這種只重視消極之預防醫學，以及本末倒置之國家衛生保健政策與施政策略，為國家全民健保基金即將破產之元兇！行政院各部會應認真重新國土規劃，深入研究衛生與環保密切配合之國家保健預防醫學政策。

試問，人口密集之各大都市，空氣及水質與噪音公害污染最嚴重之石油燃料汽機車，合計高達千萬台的人為污染，所造成之全國九成民眾健康危害，衍生的各類疾病及世界名列前茅之交通殘障死亡事故所浪費的醫療經費，永遠不是全力提升追加的健保費率所能夠彌補的健保大黑洞！再加上大多數只重視消極性預防醫學之後知後覺型臺灣迷途醫師，以及庸醫藥物濫用、世界最嚴重之塑化劑等化學毒物污染全台、醫藥分業不徹底等情況下，臺灣的健保焉能不導致破產的命運！

根據內政部統計民國百年國人平均壽命持續增加，國人活得更久並不見得活得更健康，反而百病叢生，老年生活品質越來越差。所以今後政府應該改變消極被動策略，為積極主動強化：

1. 全民營養健康醫學教育普及化：從小學教育開始，家庭教育及社會教育相輔相成。
2. 10 年內全國電動等非公害汽機車普及化：嚴格取締重罰公害污染汽機車橫行。
3. 徹底醫藥分業及藥事照護制度化：藥師每日處方調劑數額限量合理化之立法。
4. 全國醫療專業人員全面加入勞基法管制：防止血汗醫院叢生及醫事人員過勞死，以及防止內、外、小兒、婦產、急診、麻醉六科醫師奇缺現象惡化。
5. 嚴禁抽菸及檳榔與酗酒，並課以重稅。

地球磁場生活空間，影響人類健康之因素很多，依影響的份量輕重依序為：

1. 個人生活習慣型式：①營養種類多寡；②飲食方式；③適度運動；④充分休息；⑤有無嗜菸、酗酒、吃檳榔、吸麻藥惡習。

2. 家庭生活型態：①父母之食、衣、住、行、育、樂、休閒習慣對子女影響重大；②有無家族流行病。

3. 家族基因：家族遺傳疾病（乳癌、大腸癌等）。

4. 生活大環境：①化學因素（污染空氣、環境毒物、污濁水質、中毒土壤）；②物理因素（核能電廠污染、醫療放射線過度暴露、紫外線過度曝曬）；③生物因素（發霉毒物污染、腐敗食物）；④噪音公害因素（超齡汽機車充斥全臺、工廠住宅混雜）。

5. 惡質社會（媒體）文化：①虐待學童文化流行；②病態新聞媒體漫罵文化；③色情文化；④貪腐文化。

6. 生態環境惡化：①國土濫墾盜林，土石流及地震形成；②惡質國土規化；③重工業、污染工業之濫設。

7. 血汗醫院之流行　①無家庭醫師制度等之醫療不分業；②醫藥不徹底分業；③醫療專業者之無勞基法保障制度；④大型醫院老闆暴利獨享之醫療人員壓榨制度；⑤臺灣醫改基金會應主動公布每日藥師調劑過量及護士待遇過低（月薪 3 萬以下）之大型醫院董事長大名。

8. 照護預防復健制度普及化：①健保納入照護費支給制度；②飲食衛生教育應力行普及化。

9. 人口老化及少子化之預防：①鼓勵歐盟式生育優惠制度實施；②強化老人保健醫療預防策略。

10.建立優質綠化全國國土規劃政策：①十大都市周邊限建重工業區；②理想國家生態地理規劃戰略；③十大河川污染防治及綠化戰略；④國家公園地熱取代能源之強化；⑤台中第二首都構想戰

略（總統府、立法院、司法院、考試院、監察院遷入政治中心的台中）；⑥經濟、環保、教育、科技、文化中心的台北首都（行政院設於台北市）。

國際經濟合作發展組織（Organization For Economic Cooperation And Development, OECD），總部於 1961 年成立於法國巴黎，以世界先進之已開發國家 30 餘國爲主體會員國家。

OECD 經常密切配合 WHO，針對全球 200 餘國家從事衛生醫療保健之定期國際報告。透過日本、歐美、澳紐諸世界醫療保健先進國家資源，直接提供開發中國家如中國、臺灣、香港，及未開發國家如蘇丹等國家臨床醫療或預防醫學技術協助與國際合作，以促進全球衛生醫療保健水準之全面提升。

人體因自由基傷害所造成疾病範圍相當廣泛，從腦血管系統之腦中風、腦栓塞，心血管系統之狹心症、心肌阻塞、高血壓，代謝系統之高血脂、高血糖、甲狀腺症，呼吸系統之氣喘、氣管炎，消化系統之腸炎、胃潰瘍，免疫系統之紅斑性狼瘡、關節炎、腎炎，神經系統之癡呆症、重症肌無力症、巴金森氏症，眼科系統之白內障、視網膜病變，皮膚系統之異位性皮膚炎、乾癬，以及十大死因首位之各類癌症等。

因爲自然界中安定之三重態氧（Triplet State Oxygen），會透過許多方式活化成單線態氧（Singlet Oxygen）、過氧化氫（H_2O_2）、羥基自由基（Hydroxyl Radical）、超氧化自由基（Superoxide Anion）與過氧化脂質（Peroxide Lipid）等自由基及活性氧，以上物質稱爲活性氧分子（Reactive Oxygen Species, ROS）。這些活性氧與自由基會因物理因子、生物因子、化學因子等環境異變或惡化而叢生，所以人體對抗自由基之防衛機制，攸關身體是否健康正常。積極式預防醫學之意，就是人類健康之首要要務在於正規營養之攝食。從基本營養飲食獲得之各類蛋白質，可大

量結合銅及鐵離子，以防止經由催化反應於體內大量產生氫氧自由基。從體內及食物所合成之抗氧化酵素，能防止自由基累積形成對組織器官之傷害；從食物中之花青素、葉黃素、茄紅素、黃梔配質、玉米黃質、胡蘿蔔素、檞黃素、薑黃素、檸檬素、木質素、異黃酮、兒茶素、蒜素以及維生素 A、C、E 等抗氧化營養素，來消除自由基之危害，當然人體必須吸收定量硒、鋅等礦物質，才能共同發揮效果。

為何全球自由化下移民浪潮皆朝生活環境品質水準優異國家集中，此乃因衛生及環保與工業污染劣化水準之國度，會破壞人類基因之先天抗氧化能力，塑化劑之世界毒物王國且藥物濫用如臺灣、中國兩岸四地之居民，會因濫服藥物而耗費體內抗氧化營養素及酵素之濃度，進而降低自由基清除效力（Free Radical Scavenging Capacity, FRSC）。同時因容易致病，疾病會使身體承受過多自由基負擔，進而傷害人體細胞組織而百病叢生！

人之肉體必須要攝食營養食物，才能產生足夠之能量，維持身體正常運作，粒線體是人體細胞產生能量之工廠，能量消耗之生化過程中，必須進行氧化還原反應，故體內自然而然會產生自由基。

人類身體於生活環境品質惡劣之空間場所，及惡質飲食內容與惡質生活習慣，或者是緊張壓力大之工作場所，就會在體內大量產生過多的自由基，容易毫無選擇地攻擊人類正常細胞、組織、器官，讓人體發炎及促進老化，引起各類衰敗性疾病，諸如腦中風、腦阻塞、白內障、青光眼、視力劣化、心臟病、消化性疾病、內分泌疾病、骨骼系統疾病、皮膚諸症狀、癌症等。所以正確之營養食品攝取，就能強化身體之抗氧化作用，抗氧化營養物質之功效，為將本身之電子釋放，以中和自由基之活性來預防氧化反應，防止體內細胞受損害。一般常見五種自由基是：①超氧化物自由基、②羥基自由基、③過氧化脂質、④過氧化氫、⑤單線態氧。

營養充足為最重要有效之預防醫學對策，全球有不少後知後覺型醫

師，一直自認為藥物才是醫學治療最有效的工具，其實平常正規均衡之飲食生活習慣，才是健康長壽維持最有效的工具。

也就是說「預防醫學」有「消極」及「積極」兩種。消極乃指定期健檢，以便能早期發現早期治療，但極限也只能達到早期發現及治療，無法做到防禦效益；積極的預防醫學，即是在平常生活飲食中，正確選擇均衡多種類能預防疾病的營養素，少食用不健康有害食物，才是最積極之預防醫學對策。

人類在正常的生理新陳代謝過程中必定會產生自由基，諸如第一項粒腺體之細胞代謝時會生成。尤其在人體內消耗能量較大之器官內粒的腺體功效，會隨著年紀增加而降低，主因在於過多自由基無法有效排除。第二項免疫系統製造過程，肉體遇到病毒、細菌或異物入侵時，防禦系統會命令免疫細胞大量製造自由基，以消除毒物及感染退化的細胞。第三項自由基低濃度時，為了體內神經傳導之需要，需產生自由基以應付所需，所以自由基亦為體內重要之訊號傳遞因子。

所以，自由基會讓細胞膜脂質受氧化而僵硬化及提早老化，破壞蛋白質扮演酵素等之功能角色而引發病變，甚至使 DNA 雙股螺旋斷裂或鹼基重組，形成突變導致各種癌症出現。

在目前全球環保意識思想高漲，國際移民自由化潮流下，人類非常重視評估各國之生活環境品質水準，因為惡劣之生活環境，容易導致各類疾病之發生。臺灣等兩岸四地之開發中國度，以及未開發國家，均有有目共睹之共通衛生、環保、工業等治國重大缺陷：

1. 化學毒物污染嚴重：國土規劃欠佳，濫設工業等區於密集人口住宅區，全台污染工業濫埋廢棄毒物於各廠區或郊區，環保衛生法規執行不嚴。

2. 藥物濫用嚴重：醫藥分業不徹底，醫師用藥浮濫，易受藥商利

誘，患者樂於索藥，濫用亂丟。

3. 環境污染毒物遍布：都市汽機車排毒嚴重、郊區農藥土壤污染嚴重、工業廢水污染河川及飲用水。

4. 電磁波、輻射線污染：台電變電箱遍布全國各都市主要幹道人口密集區，高樓大廈之基地電波台濫設。

5. 醫院電療濫用嚴重：全球醫學中心密度最高達 22 所等醫院，惡性競爭激烈下，電療濫診濫療恐易嚴重化。

6. 菸酒、檳榔濫用及愛好油炸食品之惡質生活習慣：先進國家皆訂嚴法禁食並取締餐飲業，以防危害國民健康。

7. 臺灣飲食文化最不良示範之「夜市文化」，應改變為三餐定量定時，切勿暴飲暴食！

總而言之，在醫療照護下分成個人及社會預防照護 2 項，首先醫事專業人員必須具備下述預防醫學照護知識：

1. 身體激痛部位及其可能發生症狀。

2. 每天健康必要之 25 種類食品。

3. 平島氏預防疾病、預防癌症簡表。

4. 各種癌症之早期發現症狀。

5. 五色蔬果之植物營養分類表。

6. 十大死因首位之癌症之社會預防與個人預防。

表4-1　身體激痛部位及其可能發生的症狀

部　位	可能發生的症狀
1.胸腔下部	胃炎、胃及十二指腸潰瘍、狹心症、心肌梗塞
2.臍部	急性腸炎
3.下腹部中央	骨盆腹膜炎、膀胱炎、膀胱結石、子宮外孕
4.左上腹部	急性胰臟炎
5.側腹部	大腸炎、尿管結石、潰瘍性大腸炎
6.左下腹部	潰瘍性大腸炎、結腸炎、Z狀結腸打轉、穿孔性Z狀結腸症
7.右上腹部	肝膿瘍、膽囊炎、膽結石、肺炎、胸膜炎、橫膈膜膿瘍
8.右下腹部	子宮外孕破裂、急性盲腸炎、迴腸炎、大腸炎等

表4-2　每天健康必要之25種類食品

類別	營養成分	食品	每天攝食種類（項）	原因	備註
1.豆類	蛋白質、纖維、維生素B群、礦物質、低脂肪、染料木因（抗癌）、葉酸	豌豆、小扁豆、蠶豆、黃豆、紅豆、松果仁、胡桃、杏仁、綠豆	3（主食）	不飽和脂肪酸（預防腦血管疾患、心臟病）染料木因（強化人體免疫功能）維生素B群（強化神經系統功能）	
2.魚類	蛋白質、維生素、礦物質（鈣質豐富）、Ω-3脂肪酸、維生素A、維生素D	鯖魚、沙丁魚、鮭魚、鮪魚、烏賊、鱘魚、鱈魚、鯊魚、箭魚、大比目魚	2（主食）	維生素D（促進骨骼成長強壯及鈣磷吸收）Omega-3脂肪酸（預防心臟病）EPA DHA	多吃深海魚，少吃淡水魚，維生素D又稱鈣化醇
3.果類	維生素C很豐富、礦物質、纖維、葉酸、β-胡蘿蔔素（註）、鉀、果糖、鐵	柑橘、奇異果、蘋果、葡萄、荔枝、梅、芒果、香蕉、桃、梨、柿、櫻桃	3（主食）	維生素C及黃酮（防癌及其他慢性病與美容）維生素C（預防感染，增進齒骨發育並修復組織，保持皮膚毛髮健康美麗的功能）	維生素C又稱抗壞血酸

（續）

類別	營養成分	食品	每天攝食種類（項）	原因	備註
4.肉類	飽和脂肪、蛋白質、維生素、鐵質、礦物質、維生素B_{12}（動物內臟）、葉酸、鉀、鋅	雞肉、牛肉、鴨肉	2（主食）	維生素B_{12}（氰鈷銨素）能製造紅血球，促進神經系統及新陳代謝正常 鉀（控制肌肉收縮、維持正常血壓及神經系統）	
5.蔬菜類	維生素、礦物質、纖維、葉酸、鐵、鉀	花菜、菠菜、洋蔥、甘藍菜、韭菜、番茄、高麗菜、大蒜、薑、卷心菜、花椰菜、香菇、胡瓜	5（主食）	大蒜的成分（抗癌） 洋蔥及韭菜（治便祕、抗癌） 薑（助消化、治感冒） 鐵質（製造紅血球） 維生素A（增進骨骼、牙齒黏膜、毛髮及生育功能健康） 葉酸（製造紅血球及遺傳物質）	維生素A（視網醇）預防便祕、癌症、高血壓等慢性病
6.澱粉類	維生素、礦物質、纖維、碳水化合物、維生素E	米、麥、馬鈴薯、燕麥、糙米	3（主食）	燕麥有益消化並降血中膽固醇 維生素E（具抗癌、助孕及生成紅血球功能） 維生素B_1（增進神經系統功能）	維生素E又稱生育酚，維生素B_1稱硫胺
7.乳製品	脂肪、蛋白質、鈣、維生素B群	乳酪、牛乳、優格（活性嗜酸乳桿菌）	1（主食）	鈣質可治骨質疏鬆症及血液凝固及肌肉收縮 維生素B_2（核黃素）增進身體消化吸收 維生素B_3（菸草酸）控制膽固醇及消化正常	濫用抗生素的民眾，每天必須食優格，以補充腸道有益細菌

（續）

類別	營養成分	食品	每天攝食種類（項）	原因	備註
8.蛋類	蛋白質、維生素A、維生素B、礦物質、維生素E	雞蛋	1（主食）	維生素A可增加美容皮膚及視力 脂肪可製造激素並吸收脂溶性維生素A、D、E、K	
9.油類	非飽和脂肪、飽和脂肪（過食易得心臟病、腦中風及乳癌、結腸癌、前列腺癌）	橄欖油、菜子油、葵花子油、花生油、豬油與牛油（易增加膽固醇、血管阻塞等）、魚油	2（主食）		
10.酒類		紅葡萄酒	1（主食）		
11.貝類	蛋白質、低脂肪、銅、鋅、鐵、硒	牡蠣、貽貝、扁貝、鳥哈、蝦蟹殼	1（主食）	鋅（促進性功能、修復組織生長、傷口癒合、使消化系統的新陳代謝正常化）	
12.藻類	纖維、礦物質、蛋白質、膠質	藍藻、海苔、綠藻	1（主食）		
每天攝食營養評分（每天至少攝取25項主食）	每一項主食4分，若只攝取主食15項以下只得60分，若偏食情況嚴重，身體健康必有負面的影響。				

註：抗氧化劑（活性化合物，能防衰老及癌症等慢性病。對人體受環境中輻射線、大氣污染物質、紫外線之影響而產生之自由基團，抗氧化劑可保護人體免遭自由基團破壞，增進健康及延年益壽。如β-胡蘿蔔素、維生素C、維生素E、鐵及銅、鋅、硒、類黃酮、α-硫辛酸等）。

表4-3　平島氏預防疾病、預防癌症簡表（國民營養普及教育用）

1.	避免過度操勞，以維護身體的抵抗力。
2.	避免過度飲食，少攝取脂肪。依國外的醫學實驗，將白老鼠分成盡量讓牠飲食的一群及只讓牠六分飽的一群，長期觀察的結果，限制飲食的一群白老鼠的癌症發生率遠低於另一群，而且壽命也較長，所以人類飲食維持八分飽是有其必要的。
3.	避免偏食，並尋求各種營養成分的平衡攝取。含有天然物的食品中存有很多讓體內細胞突變的變異原性物質（與致癌性關係密切），相反地，有些食物卻具有抑制變異原性之功能，所以不偏食樣樣都吃的話，比較能夠達到其互相抑制的效果。
4.	飲食方面每天應有變化。例如：日本山菜料理中的蕨類含有微量的致癌物質，每天重複食用則危險性增強，所以應避免長期食用同樣食物。
5.	避免喝酒過量。法國的醫學文獻報告曾提及，大量喝酒地區的人民罹患食道癌的病例特別多。西德、瑞士、奧地利等地出產的啤酒，曾檢驗出微量的致癌物質「亞硝基胺（Nitrosoamine）」。
6.	避免吸菸過度。香菸，特別是紙捲香菸與肺癌的深遠關係，中外皆知。
7.	多吃深綠色蔬菜，維生素A、C、E及含纖維質多的食物應經常攝取。氣管、支氣管形成癌症時，正常的「圓柱纖毛上表皮」會變成「扁平上皮」。維生素A能防止其扁平上皮化。維生素C能抑制體內中的亞硝酸鈉（防腐劑）與胺基類反應生成的亞硝基胺之過程。此外，癌症是一種酸化現象，維生素E具有相反的還原作用。大量服用含纖維質之食物，能使糞便在腸內停留的時間變短暫，而減少大腸癌滋生之危險性。
8.	避免多量服用鹹辣等刺激性食物及太熱的食品。日本是世界上胃癌死亡率最高的民族，日本國內攝食食鹽多的地區，胃癌的發生率也高。美國40年前的胃癌發生率也是現在的倍數以上，由於勵行飲食生活的改善，降低食鹽量的攝食奏效，現發生率已大幅降低。此外，從醫學報告中得知，某些地區之食道癌之盛行與常喝過熱的茶之習慣有關。
9.	避免食用過度烤焦之食品。魚及肉類燒烤時所形成之烤焦物質的致癌性，已由動物實驗證實。
10.	避免服用發霉食品。落花生、米、玉米等造成的黃麴毒素，極少量就有致癌性。東方黃種人之所以肝癌眾多，除了B型肝炎濾過性病毒之外，有許多醫學學者懷疑是黃麴毒素惹的禍。
11.	避免陽光過度曝曬。紫外線是我們的生活環境中，最強的變異原性物質之一。長時間曝露下，某些學者發現對細胞的遺傳因子有所傷害，易引起細胞變異。
12.	經常保持身體的清潔。女性癌症死因第五位的子宮頸癌，在世界上浴室等設備少的地區，都有高發生率的特徵。相反地，猶太人卻很少發生。其理由可能是割禮等宗教的戒律，必須嚴守清潔有關。

（續）

13.	避免過度曝露於放射線。日本廣島、長崎的原子試爆及醫院或其他機構長期從事放射線工作者的癌症罹患率較高可為佐證。
14.	避免接觸54種致癌性化學物質。世界衛生組織WHO的報告指出，人類癌症80%是由外部環境生活因素所造成，其中尤以化學物質所占比例最高（80%）。
15.	避免常往易受濾過性病毒等感染的醫院診所出入。
16.	從事適度的運動，避免經常便祕。

表4-4　各種癌症之早期發現症狀

種　類	症　狀
腦腫瘤 （腦癌）	昏眩、嘔吐、頭痛、手足麻痺、觸覺遲鈍感、語言障礙、健忘、耳鳴、耳聾、運動麻痺、性格變化、痙攣、視線雙重化、經常計算錯誤、理解力降低、男性突然有奶水
眼癌	兒童比例較高、貓眼類亮度、斜視、充血、眼痛
舌癌	舌頭白斑化、口臭、出血、對冷熱食物敏感（異物感）、紅色糜爛潰瘍
上顎癌	雙頰腫脹、鼻腫脹、鼻塞、鼻部血水、牙齦腫脹、牙齒痛、上顎痛、張口困難、咀嚼困難、眼球左右不對稱
喉癌	呼吸不順、鼻塞（非感冒）、吞嚥困難、頸部腫脹、淡褐血塊血絲痰
咽頭癌	頸腫脹但不痛、吞嚥疼痛、喉部異物感、鼻血、耳內疼痛、嚴重鼻塞
甲狀腺癌	上顎腫但按壓卻不痛、聲音變調、吞嚥困難
食道癌	呼液含血、吞嚥阻礙感、飲水有刺痛感、聲音變調（非感冒）、臉色難看、頭部腫脹感、喜好刺激食物（菸、酒、辣椒）、飲水有逆流感
乳癌	腋下硬塊按壓下痛、乳頭奇癢、乳頭輕扭就有分泌物、乳頭垂下、左右乳頭方向不對稱、乳房凹陷或凸出變形、乳房皮膚變色
肺癌	咳嗽持續2週、吐血痰、胸痛、肩腕痛、聲音變調、呼吸不順、容易疲勞
肝癌	眼白有黃斑、倦怠、手心黃赤色、黑褐尿、肚臍中心靜脈放射狀浮現、男性乳房脹大、搔癢症、腹脹無食慾、體重減少、發燒、黃疸、腹水
胃癌	食慾不振、空腹易胃痛、吐血、黑便、上腹部脹、體重急減、胸悶、吞嚥困難

（續）

種　類	症　狀
膽癌	白色大便、黑褐尿、體重急減、食慾不振、右上腹部激痛、黃疸
胰臟癌	皮膚粗黃色、眼白有黃斑、體重急減、下痢、後腰部激痛、活動有遲鈍感
腎臟癌	連續發燒1週、血尿、體重急減、倦怠感、下腹痛、臉色黑黃色
大腸癌	便祕及下痢重複、臉色蒼白、黑細粒大便、下腹腫脹、血便
子宮癌	性交後出血、陰道經常出血、陰道排泄的增加
卵巢癌	小便次數增加、腰背激痛、體重減少、腹脹痛、臉色蒼白
膀胱癌	殘尿感、血尿、下腹痛、排尿無力、頻尿
攝護腺癌	排尿無力、頻尿、殘尿、血尿
睪丸癌	陰囊積水、左右睪丸大小不對稱、睪丸接觸後表面凹凸不均勻、腫脹塊狀
陰莖癌	龜頭濕疹潰瘍、陰莖皮膚腫脹結塊、接觸疼痛（性交時）
骨癌	骨折、貧血、發燒、運動的骨骼疼痛、臉色蒼白、骨腫脹、關節不易彎曲
皮膚癌	腳底有痣、長期日曬、皮膚硬塊、傷口難癒、痣顏色變褐色且變大、出血
血癌	腹脹、高熱、心悸、牙齦大量出血、貧血、鼻出血、性器出血、皮下出血
惡性淋巴腫	喉嚨呼吸不順、吞嚥不易、盜汗、疲倦、體重減少、長期發燒（1個月以上）、腋下大腿內側有腫塊、臉色蒼黃、頸部腫脹、食慾不振、發疹
十二指腸癌	由原因不明的高熱開始、惡化時黃疸症出現、背部激痛、想嘔吐感、食慾不振

（日本國立東京大學醫學部客座教授平島吉醫學博士）（21世紀）

表4-5　PHYTO CHEMICALS（植物營養素）分類表

	FLAVONOIDS 類黃酮素	PHENOLIC ACID 酚酸類	CAROTENOID 類胡蘿蔔素	有機硫化物	OTHER 其他
黃色蔬果	Hesperetin檸檬黃素 Naringenin柚素 Isoflavone異黃酮素 Quercetin檞皮素 Kaempferol山奈酚 Rutin芸香苷 Myricetin楊梅素	Chlorogenic-acid綠原酸 Ferulic-acid阿魏酸 Gallic-acid沒食子酸 D-coumaric-acid對香豆酸	β-carotene胡蘿蔔素 β-cryptoxanthin隱黃素 Zeaxanthin玉米黃素	Glutathione麩胱甘肽	B-sitosterol多胚固醇 Saponin皂素 D-glucarate葡萄糖二酸 Limonin檸檬苦素 D-limonene檸檬酸烯 Nomilin諾米林
藍紫色蔬果	Proanthocyanidin前花青素 Anthocyanin花青素（葡萄、藍莓、黑醋栗） Myricetin楊梅素 Kaempferol山奈酚 Quercetin檞皮素 Resveratrol白藜蘆醇	Chlorogenic-acid綠原酸 Ferulic-acid阿魏酸 Gallic-acid沒食子酸		Glutathione麩胱甘肽	
白色蔬菜	Kaempferol山奈酚 Myricetin楊梅素 Quercetin檞皮素	Ferulic-acid阿魏酸 D-coumaric-acid對香豆酸		Ajoene甲久思 Allicin蒜素 APDS呷補得賣 Glutathione麩胱甘肽 Indoles印度列土（體內解成i3c, Indole-3-carbinol）	Charantin苦瓜甘 Diosgenin薯芋皂 GPCS苦波賣 V-insulin V-胰島素

（續）

	FLAVONOIDS 類黃酮素	PHENOLIC ACID 酚酸類	CAROTENOID 類胡蘿蔔素	有機硫化物	OTHER 其他
綠色蔬果	Apigenin 芹菜素 Luteolin 木犀草素 Kaempferol 山奈酚 Quercetin 槲皮素 Myricetin 楊梅素 Rutin 芸香素	Chlorogenic-acid 綠原酸 Ferulic-acid 阿魏酸 Gallic-acid 沒食子酸 D-coumaric-acid 對香豆酸	β-carotene 胡蘿蔔素 Lutin 葉黃素 Zeaxanthin 玉米黃素	Allcin 蒜素 Glutathione 榖胱甘肽 Isothiocyanate 異硫氫酸鹽 Sulforaphate 蘿蔔硫素	B-sitosterol 麥胚固醇 Saponin 皂素 D-glucarate 葡糖二酸 Limonin 檸檬苦素 D-limonene 檸檬酸烯 Pthalide 諾米林
紅色蔬果	Anthocyanin 花青素 Myricetin 楊梅素 Apigenin 芹菜素 Naringenin 柚素 Catechin 兒茶素 Proanthocyanidin 前花青素 Hesperetin 檸檬黃素 Quercetin 槲皮素 Resveratrol 白藜蘆醇（葡萄） Luteolin 木犀草素 Kaempferol 山奈酚 Rutin 芸香素	Chlorogenic-acid 綠原酸 Ferulic-acid 阿魏酸 Ellagic-acid 鞣花酸（莓·覆盆子） Gallic-acid 沒食子酸 D-coumaric-acid 對香豆酸	β-carotene 胡蘿蔔素 Lycopene 茄紅素	Glutathione 榖胱甘肽	D-glucaric Acid 葡糖二酸

一、癌症的社會預防與個人預防

癌症是我國十大死因的首位疾病，癌症死因中又以肺癌、肝臟癌、子宮癌、胃癌、食道癌、鼻咽喉癌、白血病、乳癌、腎臟癌爲九大癌症死因。由於癌症的克服，靠個人的努力是無法達成的，所以癌症的社會預防化是有必要。

㈠強化癌症的醫療網

以癌症診斷、治療爲主的癌症中心之分區設置是有必要的，這才是癌症撲滅計畫的開端。其目標當然以降低癌症罹患率及提高癌症治癒率爲最大目標，所以成立國立癌症中心和定期公開癌症醫師之 5 年存活治癒率是必要的。

㈡癌症患者的義務登錄制度

我們不能只以死亡登記來作爲我國的衛生統計資料，全國的所有公立醫院及私立醫院必須作 1 年定期的「醫院內癌症登記報告」，各縣、市衛生局必須作 1 年定期的「地域內癌症統計報告」。建立全國地域性義務登錄制度後，才可以進一步作癌症的罹患率、盛行率的精確測定，如此始能把握癌症發和及變遷的實態。我國雖然在 1979 年開始作概略性的臺灣省癌症罹患登記，但定期出版的時效性必須確實維持，同時完整性及準確性也有待加強充實。

㈢消除生活環境中的致癌性物質及設監視機構

嚴格實施環境致癌物質的監視，並予以妥善地清除乃是治本之策。國際癌症研究機關（IARC）以對人類有可能致癌的原生物質分類如下：

第一群：有充分證據顯示其致癌因果關係的化學物質 18 種：

1. 4-Aminobiphenyl。

2. Arsenic and certain arsenic compounds。

3. Asbestos。

4. Manufacture of auramine。

5. Benzene。

6. Benzidine。

7. N, N-bis (2-chloroethyl)-2-naphthylamine (chloruaphazine)。

8. Bis (chloromethyl) ether and technical grade chloromethyl methyl ether。

9. Chromium and certain chromium compounds。

10. Diethylstilboestrol。

11. Underground haematite mining。

12. Manufacture of isopropyl alcohol by the strong acid process。

13. Melphalan。

14. Mustard gas。

15. 2-Naphthylamine。

16. Nickel refining。

17. Soots, tars and mineral oils。

18. Vinyl chloride。

第二群：經動物實驗證實有可能致癌之化學物質：

A 群（致癌可能性很高的化學物質 6 種）：

1. Aflatoxins。

2. Cadmium and certain cadmium compounds。

3. Chlorambucil。

4. Cyclophosphamide。

5. Nickel and certain nickel compounds。

6. Tris (1-aziridinyl) phosphine sulphide (thiotepa)。

B 群（被認為有可能致癌性的化學物質 12 種）：

1. Acrylonitrile。

2. Amitrole (aminotriazole)。

3. Auramine。

4. Beryllium and certain beryllium compounds。

5. Carbon tetrachloride。

6. Dimethylcarbamoyl chloride。

7. Dimethylsulphate。

8. Ethylene oxide。

9. Iron dextran。

10. Oxymetholone。

11. Phenacetin。

12. Polychlorinated biphenyls。

第三群：懷疑有致癌性而不能分類的化學物質 18 種：

1. Chloramphenicol。

2. Chlordane/heptachlor。

3. Chloroprene。

4. Dichlorodiphenyltrichloroethane (DDT)。

5. Dieldrin。

6. Epichlorohydrin。

7. Haematite。

8. Hexachlorocyclohexane (technical grade HCH/lindance)。

9. Isoniazid。

10. Isopropyl oils。

11. Lead and certain lead compounds。

12. Phenobarbitone。

13. N-Phenyl-2-naphthylamine。

14. Phenytoin。

15. Reserpine。

16. Styrene。

17. Trichloroethylene。

18. Tris (aziridinyl)-para-benzoquinone (triaziquone)。

以上各種致癌性的物質中，充斥環繞在我們臺灣的生活空間環境中最多的物質，當首推黃麴毒素（Aflatoxin）及醫藥化學物質。

四 早期診斷及早期治療的展開

癌症撲滅構想中，早期診斷及治療的重要性，已是世界性的國際癌症學會所深切體會的，因其對於癌症預後的影響太多了。加強開發各部位之早期發現的技術與方法，並以主動而非被動的方式，以醫院主動檢診與癌症檢查巡迴車之團體檢診方式，從鄉村山地到都市平原，從沒有自覺症狀的患者中，發現早期性癌症，對徹底撲滅癌症是相當有效的方法。甚至於我國女性在 1999 年的癌症死因中占第四位的乳癌，自己檢診方式的效果也深受好評。

五 癌症流行病學研究

癌症的流行病學研究為癌症預防的基本有效之策。何種條件及特性的團體或個人較容易罹患癌症或較不易罹患癌症等，相關研究（Correlation Study）、患者對照比較研究（Case Control Study）、大規模團體的追蹤研究（Cohort Study），以上 3 種研究方法可以明顯地求證出來，其目的主要在於追求探討低危險因素的生活樣式。吸菸的增加及飲食營養生活的歐美化是癌症增加的主因之一。WHO 所提倡的吸菸之抑壓，是以個人的努力及

社會的配合二方面為主。

(六)癌症的高危險群之認識及對應

癌症特別容易罹患的條件，除了生活方式及環境之外，民族因素、遺傳性、病毒等宿主的要因也有關聯，我國的大眾衛生教育應加強宣導，尤其是小學、國中到高中、大專院校的學校公共衛生教育必須加強。

(七)技術的革新

癌症撲滅計畫只靠醫事人員是絕對不能完成目標的。必須有農學、工學、化學、物理學等廣泛分野的科學技術與方法之活用，才能奏效。例如：為保持落花生送到市場時沒有發霉之貯藏加工技術的研究；造酒如何在不添加防凍劑保持酒之新鮮度等研究。防癌的積極對策中，除了醫學之外，必須有廣泛的科學之共同積極參與，才能奏效。

(八)法律的訂立

癌症撲滅計畫之實施，有必要在食品添加物、食用色素、公共場所禁菸、食品有效期限……等作必要的立法規制。尤其在職業醫學領域中的勞動環境裡，致癌物質的曝露往往是職業性癌的主因，所以法律的規制是有必要的。

全國性的防癌計畫，不但要求治標，而且更進一步地要有治本的徹底性，此須全國上下通力合作配合才能奏效。而絕不是只靠一所國家醫院或機關的力量所能奏效的。以上 8 種原則方法的密切配合，將成為最有效率的癌症撲滅系統。

「預防癌症學的對象，不是癌症患者，而是成為癌症患者前的每個人類。」今後預防癌症學的研究，當以流行病學為基礎，依賴更多專家學者的共鳴與協力，作更深更廣泛的研究是絕對有必要的。

癌症的個人預防，只有一種捷徑，那就是「早期發現，早期治療」，

也就是應具有「預防重於治療」的新醫學觀念。因為等到癌症病發，甚至於進入末期，則治療機會已少之又少。所以三十五歲以前應每年至少檢診1次，三十五歲以後應1年檢診2次。對女性而言，肝癌、胃癌等自覺症狀往往不易察出；但對於乳癌及子宮癌，出血或硬塊等等症狀卻較容易察出，故現在就癌症的個人預防上，請諸位牢記「預防癌症12點」，並以自己為中心，將這預防癌症的知識，再教育傳授給其他人，以便將癌症預防的健康衛生教育知識普及全國每一個角落。

預防癌症12點：

1. 避免過度操勞，以維護身體的抵抗力，以及每天適當運動。

2. 避免過度飲食，少攝取脂肪。

3. 避免偏食，並尋求各種營養成分的平衡攝取。

4. 飲食方面每天應有變化。

5. 避免喝酒過量。

6. 避免吸菸過度。

7. 多吃深綠色蔬菜，適當的維生素A、C、E及含纖維質多的食物應經常攝取。

8. 避免多量服用鹹辣等刺激性食物及太熱的食品。

9. 避免食用過度烤焦之食品。魚及肉類燒烤時所形成之烤焦物質（丙烯醯胺）的致癌性，已由動物實驗證實。

10.避免服用發霉食品。落花生、米、玉米等造成的黃麴毒素，極少量就有致癌性。

11.避免陽光過度曝曬。紫外線是我們的生活環境中，最強的變異原性物質之一。長時間曝露下，某些學者發現對細胞的遺傳因子有所傷害，易引起細胞變異。

12.經常保持身體的清潔。

癌症腫瘤每 0.1 公分大小就有約 100 萬（10^6）個癌細胞，故每 1.0 公分大小就有 10 億（10^9）個癌細胞。人類體內約 60 兆個正常細胞，一旦有正常細胞變成癌症細胞時，此種癌細胞會在適當成熟階段，增殖變成塊狀結構，透過血行移轉及淋巴移轉，散布到全身，所以早期發現及早期治療之臨床技術開發最為重要。

第二節　醫病關係與患者安全

社會學大師 Talcott Parsons（帕深思）曾在最富盛名之《生病角色》（Sick Role）巨著，論述最具影響力之理論。他認為社會醫療之醫病關係，醫師等專業與患者均有某些權利與義務的互惠關係。他指出：每個社會都有生病角色，它是社會對病人行為模式之規範與期待。並強調此種角色之存在與決定誰可合法或正當扮演該角色，是維持社會正常運作的關鍵。依據 1989 年歐美學者羅伯特遜（Robertson）整理帕深思生病角色概念之重點：

1. 患者應可尋求合理的專業協助。

   生病角色在合作之患者要求合法之醫療專業從事者，給予妥當技術診療協助才是合法的。

2. 生病為一種偏差形式。

   人生之生老病死過程中，患者之生活習慣行為，違反健康之規範而導致偏差結果，是人類社會的不愉快方式之一。

3. 患者宜想盡方法康復。

   全力配合健康行為之規範及醫囑是患者應盡義務，而不能故意任性地再酗酒、抽菸、吃檳榔、暴飲暴食，逃避社會責任或故意裝病及致病惡化。

4. 患者可要求免除社會責任。

致病期間患者應可不需承擔其社會應負義務角色，允許他們放棄某些責任。

佛雷得遜（Freidson）1975年表示，醫病關係所以產生衝突之要因，是醫療致病模型與人類患病解釋之間存有一道鴻溝，醫師使用專業語言太過艱深，患者總是無法理解，形成所謂之「職能鴻溝」（Competence Gap）。

世上許多理性求知慾強之患者，往往想深入暸解關心醫師及藥師等專業者，對自己病情之診斷，但臺灣、中國等開發中國家地域的醫師，卻無心或無法心甘情願提供太詳細的醫療資訊，並認為患者根本不能暸解相關醫療問題之細節，無法學習先進文明國家醫師對患者奉獻、服務、尊重之熱誠工作職業精神與態度。職能鴻溝大多數因醫師對醫療專業技術抱著一種傲慢的社會壟斷心態，刻意表現支配者之權威，誇示醫病關係不平等之特性。醫病關係發生糾紛衝突，最多的原因在於，患者認為並未獲得與其時間和金錢花費相對稱之醫療照顧服務。

醫師、藥師等之有利地位取決於醫病關係中彼此交織之3個支撐點，第一是醫師、藥師等之專業威信，第二是醫療崇高職業的權威，第三是患者在醫療環境過程中之依賴性。

醫病關係理想模式，由歐美學者史沙自（Szasz）及荷蘭德（Hollende）提出新醫病關係模式，企圖補充帕深思（Parsons）模式之缺點。根據病狀是否嚴重提出3種醫病關係模式：

1. 醫師主動而患者被動模式（Activity-Passivity Model）：重症如昏迷、中風。

2. 醫師主導而患者配合模式（Guidance-Cooperation Model）：如傳染病之類。

3. 共同參與模式（Mutual Participation Model）：如慢性病、糖尿病。

進一步之理想醫病角色扮演模式，則由歐美學者施瓦茲（Schwartz）及卡爾得（Kart）補充整理：

模式	醫師角色	患者角色
主動↔被動	直接對患者主導之	患者無法回應及無反應力
指導↔合作	告知患者應如何處置	遵從合作者
共同參與	協助患者讓其自助	合作參加

西尼歐（Senior）及維唯沙（Viveash）於 1998 年提出患病社會過程模式：

1. 致病之社會過程

　①生活習慣不當

　②飲食習慣不當

　③環境污染

　④居住不佳

　⑤經濟貧困

　⑥職業病

　⑦壓力大等精神不安環境的病態社會

2. 症狀顯現

　①生理症狀

　②心理症狀

　③社會不安症狀

3. 症狀被詮釋為某種疾病

4. 患病行為導致看醫師

5. 醫病互動的標籤

6. 罹病率等生物統計塑造患病知識

流行病學統計只是廣泛之「臨床冰山一角」（Clinical Iceberg）。上述醫病關係之成立，必須在文明社會的國度，依照各國醫療衛生保健相關法規執行，醫病關係就會有正式法律生效的官方等正式醫療紀錄。

1982 年凱麗（Kelly）及梅義（May）針對護病關係之社會特徵，確認許多正面或負面評估患者相關之主題，病患順從醫護人員施展其臨床或護理技能的機會的有無，被評估是否為好壞患者的依據之一。證據顯示，護理人員對待患者的印象與態度，可能受身分社會階級與年齡、性別、族群等非臨床因素之影響。1980 年亞密德茲（Armitage）等研究認為，理想患者（Ideal Patient）為在醫療過程欣然配合，且願遵照醫院規定，與醫療人員可以良好溝通的被照顧患者。英國之研究指出，醫療專業者把病患分成良好病患（Good Patients）及垃圾病患（Rubbish Patients）或有趣病患（Interesting Patients）。

當然，醫療騷擾（Doctor Harassment）及醫療過失（Medical Error）也是醫療糾紛的主題。因為醫療環境內各醫療專門行業中，護理人員是比例占最多的，而護理人員又以女性占大多數，所以容易來自求診患者，住院病患、家屬，或醫院內部各類醫療人員與行政人員之性騷擾（Sexual Harassment）。此不僅侵害女性人格及就業尊嚴，也對其工作權益形成重大威脅與心身受創，間接影響護理服務品質水準，甚至於其生活素質水準。

2002 年日本土屋繁裕醫師在 Doctor Harassment 著書指摘，醫師等醫療人員之語言、心態、行為，會在患者心中留下心理創傷，會形成醫療騷擾。醫師等容易因長期職業過勞而精神麻痺化，造成將病患物質化及輕視化與傷害化。醫師容易自我陶醉傲慢驕縱化，造成醫療騷擾的最大原因，也是普世最多之醫療糾紛的最大關鍵。

　　美國爲最先進醫療大國，每年約數十萬因醫療過失致死案件，造成身心障礙及受傷害者至少百萬人以上，目前也引起病患權益促進人權的覺醒及注意，這也是醫療倫理學越來越受重視之原因。1974 年先進國家瑞典創設「國家病患保險系統」，爲從消費者觀點出發，透過公共稅收而發展之無過失保險賠償制度，爲當今爲促進病患權益而有突破性貢獻的一流文明國家。值得兩岸習於醫醫相護及官官相護的不文明思維學習反省，醫療專業的傲慢與霸道不減，人文博愛醫學倫理不興，臺灣及中國兩岸的醫療糾紛件數，將在民意知識進步及醫學倫理道德需求高漲的時代潮流下有增無減！

　　論及患者安全（Patient Safety），2002 年美國之國家病患安全基金會（National Patient Safety Foundation, NPSF）定義爲：「避免、預防及減少在健康照護過程中所產生之不利結果或傷害。」美國醫學研究所對於患者安全之定義爲：「爲免除意外（Accident）傷害，藉由操作系統之建立以降低錯誤（Error）的發生，並提高攔截錯誤發生可能性，以確保病患安全。」

　　美國醫學研究所提供「To Err Is Human: Building A Safer Health System」報告書，指謫每年約 4.4 萬～ 9.8 萬之美國人死於醫療疏忽，死亡比例占美國國民主要死因之第八位，從此引起全球醫療人員對患者安全之重視。美國醫療機構評鑑聯合會（Joint Commission On Accreditation of Healthcare Onganization, JCAHO）從 1995 年起，成立醫院警訊事件通報系統，英國也響應於 2001 年成立國家病患安全機構（National Palient Salety Agency, NPSA）及全國性匿名醫療不良事件通報系統，臺灣病患安全通報系統也於 2006 年開始營運，目的是配合全球國際安全醫療時代潮流，營造病患安全文化水準提升之醫療。

　　沒料到，自誇自讚爲臺灣醫療龍頭成習之臺大醫院，竟然去年（2012

年）發生不可原諒之轟動全球醫界的「臺大愛滋病例誤判內臟活體移植事件」！所以由此保守推算，連培育諾貝爾生理醫學獎得主首位的大國美國，都會每年約達 10 萬人死於醫療疏失，何況是開發中國度之臺灣或中國，故最保守的估計，臺灣每年至少有 9000 人次死於醫療疏失，中國則每年至少有 49 萬人死於醫療疏失！

臺灣醫策會公布年度病人安全 8 大目標：

1. 提升用藥安全，因「醫藥真正分業」制度不徹底，故醫師處方用藥失當殺人案件頻傳。

2. 落實醫療機構感染控制。（和平醫院及諸醫學中心 SARS 感染事件之死亡案例）

3. 提升手術安全。

4. 預防病人跌倒及降低傷害程度。

5. 鼓勵異常事件通報及資料正確性。

6. 提升醫療照護人員間溝通之有效性。

7. 鼓勵病人及其家屬參與病人安全工作。

8. 提升管路安全。

上述目標乃因新北市北城醫院護理師誤將肌肉鬆弛劑（Atracurium）當成 B 肝疫苗施打，造成新生兒一死六病危慘劇；屏東崇愛診所錯將降血糖藥劑當成抗組織胺藥，造成一死百餘人受害悲劇，臺大醫院醫學中心之受滋病患誤判活體內臟移植慘劇正在法院訴訟中；亞東醫院醫學中心急診室核磁共振診療室火災逃難案件等。臺灣醫療院所過剩造成惡性競爭，所衍生之危及患者安全事件不斷地重演！

臺灣經常發生醫療失誤（Medical Error），問題在於即使有法律規範，但醫事人員之敬業精神問題重重，也許是民族性使然，今後宜強化免除意外傷害發生，降低錯誤風險，與建立攔截錯誤機制。先進國家為維護

患者安全（Patient Safety），可以經常發現許多專業相關名詞術語，諸如醫療過失（Malpractice）、不良案件（Adverse Event）、醫療失誤（Medical Error）、警訊事件（Sentinel Event）、近於失誤（Near Miss）等，可見文明先進國家對於患者安全及人權之維護，是多麼地重視！

臺灣之醫療失誤最大宗案件，集中於用藥安全難於維護。主因除了醫藥分業不刻意認真修法執行之外，護理師給藥前未能確實執行「三讀五對」之動作，以及先進國流行之藥師「藥事照護」制度仍未全國普及化，均為值得衛生福利部劍及履及及時反省改正之處。

試問，血汗醫院型的某些唯利是圖醫學中心或區域地區大型醫院，每天過度要求藥師調劑處方箋，超過先進國 30 張之數倍至十數倍的處方箋，薪資又刻意壓至最低時，藥師的士氣及過重負荷疲勞衍生之醫療失誤，應修法以刑事重罰醫院董事長等最高層始作俑者，才能真正有效遏止用藥安全的崩盤！

非文明醫療國度的臺灣，會發生醫學中心或大型區域醫院的藥師，每日處方箋調劑量高達百張至數百張，最大的元兇就是中央衛生主管機關，刻意縱容醫學中心等大型醫院只為營利爭搶感冒等小病輕症患者，而不爭氣鑽營難治疾病重症病患之接收，及臨床治療創新研究之本來使命與任務！衛生福利部成立前，行政院應配合立法院國會，「全國家庭醫師制度醫療法令」之立法勢在必行，以真正貫徹「預防重於治療」之現代醫學與醫療最高原則！當然國家健保局也應反省合理訂定公正之診療報酬支付制度，讓優質醫學中心能夠生存發展

臺灣也學習美國醫療機構評鑑聯合會（Joint Commission On Accreditation Of Healthcare Organization, JCAHO），於 2008 ～ 2009 年訂立醫院推動醫療品質及病人安全工作目標及策略（表 4-6），作為強化醫院推行患者安全措施的依據。

表4-6 2008～2009年度醫院推動醫療品質及病人安全工作年度目標及策略

病人安全目標	執行策略
1.提升用藥安全	・落實正確給藥程序、查核及說明。 ・加強病人用藥過敏及不良反應史。 ・加強慢性病人用藥安全。 ・加強教育病人瞭解所用藥物。
2.落實醫療機構感染控制	・落實醫療照護相關工作人員正確洗手。 ・重大或異常院內感染事件視爲警訊事件處理。
3.提升手術安全	・落實手術部位標記。 ・安全的麻碎。 ・落實執行手術室安全作業規範。 ・落實Tissue Committee之運作，檢討不必要之手術。
4.預防病人跌倒及降低傷害程度	・落實執行有效的跌倒防範措施。 ・加強監測與通報病人跌倒與其傷害程度。
5.鼓勵異常事件通報及資料正確性	・營造異常事件通報文化。 ・落實院內病人安全通報標準作業程序，並對重大異常事件進行根本原因分析。 ・鼓勵參與全國性病人安全通報系統，加強改善經驗分享以及資訊交流之平臺。
6.提升醫療照護人員間溝通的有效性	・落實交接班及轉運病人之標準作業程序。 ・落實醫療照護人員間醫囑或訊息傳遞的正確性。
7.鼓勵病人及其家屬參與病人安全工作	・鼓勵醫療人員主動與病人及家屬建立合作夥伴關係。 ・擴大病人安全委員會參與層面。 ・落實民眾申訴管道。 ・鼓勵病患及其家屬與照護人員溝通他們所關心的安全問題。
8.提升管路安全	・確保管路放置的正確性。 ・減少管路滑脫。 ・減少管路造成的感染。 ・防止錯接。

資料來源：資策會病人安全資訊網：97-98年度醫院推動醫療品質及病人安全工作年度目標及策略。http://www.patientsafety.tw/big5/Content.asp?cid=l18

　　目前臺灣普遍使用之品質管控工具，爲臺灣醫療品質指標系列（Taiwan Healthcare Indicator Series, THIS）與臺灣醫療品質指標計畫

（Taiwan Quality Indicator Project, TQIP），均包含與患者安全相關的指標可供參考。

除了美國 JCAHO 每年定期於網站公布醫院患者投訴用藥錯誤、手術錯誤或失誤併發症、藥物不良之交互作用等之外，英國衛生部於 2001 年也成立國家病患安全機構（National Patient Safety Agency, NPSA）及全國性匿名醫療不良事件通報系統，英國成立 NPSA 之目的，爲協助政府及醫療機構由錯誤的事件中反省學習，以改善第一線醫療服務專業人員之病患安全服務水準。2006 年臺灣建立之患者安全通報系統（Taiwan Patient Safety Reporting System, TPR），爲全國性之患者安全通報系統，網址是 http://www.tpr.org.tw/index 01.php。TRP 在臨床上代表體溫、脈博及呼吸，乃爲人類最重要之生命徵象。

美國醫療研究所（IOM）所出版《跨越醫療品質鴻溝：21 世紀之新醫療體系》著作，表明醫療體系之創新與改善醫療品質之重點目標之一，是「營造患者安全文化」之醫療，開啓國際醫界執行醫療品質改善之另一扇窗。美國醫療品質協會將 3 月 9 日至 3 月 14 日定爲患者安全週（Patient Safety Awareness）。

美國 Lexington 榮民醫學中心，因爲率先大力執行全院「主動揭露」（Dis Closure）政策與相關配套措施流程，榮獲美國國家品質論壇及 JCAHO 合頒首屆 Eisenberg 患者安全大獎。國人之民族性，可能難於以公平正義心態，迅速誠實正視受害患者權益而公布，但值得努力才能追求醫病雙贏！

最深入提出醫療品質研究理論架構者，首推 1960 年代美國學者多納貝帝安（Donabedian），其探究醫療品質之全容如圖 4-1。

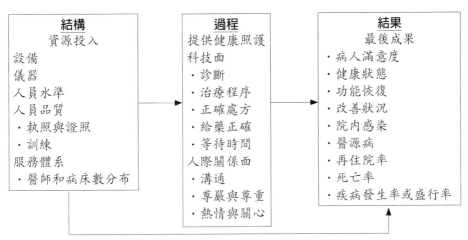

圖4-1 Donabedian醫療品質理論架構

臺灣發展 60 年來之醫療品質密切相關的醫療問題點急待克服如下：

1. 病人更集中大醫院看病。

2. 大型醫院急診室暴滿之異象。

3. 重症病人賴在 ICU 不願意出院。

4. 大型醫院醫師降低底薪，完全以量計酬的商業化醫療。

5. 中小型醫療院所萎縮。

6. 大型醫院擴建老人安養中心、洗腎中心、兒童醫療中心。

7. 外科系醫師嚴重流失最引人注目，其次為婦、內、小兒、急診、麻醉五大科。

8. 不必要且浪費的大包藥與過量檢查。

9. 醫師過度畸型服務，缺乏醫學研究與教學熱誠，醫學中心功利主義商業化嚴重。

10.不轉診與家庭醫師制幻滅。

11.醫療網瓦解，重北輕南醫學中心畸形分布化。

12.基層醫師作業手續繁雜，業務負擔過重與應得薪資不成比例性過

勞死增加。

13.基層門診數量受限，造成臺灣小型診所萎縮，家庭醫師制度崩盤危機。

14.衛生福利部應監督主動公布大型醫院過低待遇，對私立法人大型醫院暴利第一，卻剝削護士至 3 萬待遇以下之血汗醫院，公布董事長及院長大名。

第三節　醫療專業

21 世紀的現代化醫院已成為醫學技術中心，從 11 世紀之宗教活動中心、貧民院、臨終者之家，蛻變成醫療尖端技術密集的保健中心。它必須力行科層制（Bureaucracy）及科學管理（Scientific Management）與專業組織（Professional Organization）之現代化醫院的典型專業組織，才可以維持正常營運及發揚光大。

臺灣之醫院體系，60 年來的蛻變與發展，值此 21 世紀初葉，已面臨發展之困境：

一、醫療資源分配

臺灣是開發中國家間少數醫療資源分配不均的國度，12 所醫學系及附設醫院，首都圈的台北市、新北市、桃園縣就有 7 所之多，醫學中心也是重北輕南嚴重失衡。以每萬人病床數來比較，縣市間高低狀況也相差到約 10 倍，此與國家健康政策規劃及重大醫療網設計之失當有關。西元 1984 年 3 月 11 日曾在中央日報社論撰文建議政府，速於國立成功大學創設醫學院，很欣慰蔣經國總統迅速回應，才有今日成大醫學院的輝煌。

平心而論，要解決醫療資源南北失衡之嚴重問題，一定要核准國立中山大學儘速創設醫學系及學士後醫學系，並將高雄市、屏東縣及台東縣，

所有地利優越之市立及署立醫院，整合成爲國立中山大學附設醫學中心的三大基地，必能改善重北輕南之嚴重醫療資源失衡的懸案！

應該積極運作立法院「環保與衛生委員會」全體立法委員，立法提案創設「美、日醫學最先進國家醫科大學臨床教授國內執業特別法」，讓六十歲後退休尚老當益壯之世界及國際名醫，蒞臨寶島尤其在南部奉獻服務。此不但可迅速點線面提升與美日並駕齊驅之世界最先進臨床醫療水準，而且立刻解決臺灣（外、內、婦、小兒、急診、麻醉）六大科醫師荒之嚴重醫療崩盤危機！同時實現「中山大學醫學中心」成爲臺灣唯一聞名世界的醫學中心，以紀念國父孫中山醫學博士醫師之大公無私奉獻精神。

二、醫病關係惡化

1. DRG 醫療制度之實施，容易造成病人看越多虧損越大的醫院經營困難問題。血汗醫院流行時，醫師等專業醫事人員之待遇福利容易被削減，工作時間會惡性延長，醫療品質必定惡化，最後形成醫病關係惡化衝突之惡性循環。

2. 功利主義橫行之世風下，以賺錢爲最高原則之外行企業經營者，投資醫療專業者越來越多，故醫德淪喪導致亂診亂療，必然導致醫療糾紛越多，醫病關係越緊張，臺灣醫界最大之隱憂，就是外行的政商們正爭先恐後，以暴利爲目的大興土木，利用國有土地低利租金特權，經營一本萬利的血汗醫院。

三、醫療品質

西元 2004 年臺灣健保局實施總額管理與卓越醫療計畫，逼迫醫療業績超出限額之醫院必須自行吸收成本，造成患者看得越多時，醫院反而可能賠得更多。醫院在苦撐至經營困難時，必定削減醫師、藥師等醫事專業

者薪資，造成患者醫療品質惡化也是在所難免之事。藥物濫用及輕易注射，亦造成尿毒症洗腎及青蛙腿之流行。臺灣衛生治國最大的問題，就是醫藥界締造了世界第一的尿毒症、植物人、葉克膜病患，流行於地球儀上看不見的公害毒物王國臺灣小島。

四、醫療人力過勞化

美國外科醫師醫學會於 2012 年秋季，開始嚴格限制住院醫師每週工時不得超過 70 小時，其目的在於預防血汗醫院老闆壓榨酷用醫師過度而影響醫療品質，防止過勞死醫師或醫事人員護士之流行。臺灣的護理師待遇太差，竟然有南部區域醫院門診護士只有 2.5 萬元以下，不到日本、香港的 1/4。

問題在於臺灣醫師待遇偏低情況下，護士與醫師間待遇差距太大，此乃臺灣不敢公開醫院詳細收支帳目之暴利的血汗醫院老闆，刻意壓低護理師待遇變成暴發戶之結果，難怪該院護理師、藥師、醫師之流動率全臺第一！

醫療專業（Medical Profession）為生物醫療取向（Biomedical Approach）的專業職業群體，1963 年歐洲學者 Barber 首先對專業提出「4個基本屬性」（Four Essential Attributes）：

1. 有取得系統性知識之機會。
2. 透過倫理守則的行為控制。
3. 關懷社區利益而非私人利益。
4. 因為專門服務而獲得高水準報酬。

世界上最早的醫學院及附屬醫院，始源於埃及王朝時代之亞歷山大城，這所瀕臨地中海的亞歷山大醫院，初創時期就具備醫療分工及醫藥分業的常識，門診及住院各臨床專科及一般科之外，包括藥草調劑科，護理

科等。

　　17 世紀醫療的世界發祥地歐洲，始終對醫師職業抱著懷疑的態度，當時流行之短期補習研習班，只要受訓，任何人皆可輕易獲得相關文憑證件行醫，任何理髮師就可輕易獲得外科醫師職業動刀行醫，導致良莠不齊之庸醫及江湖郎中到處充斥，引起眾多社會糾紛之醫療問題，故西元前 1700 年巴比倫皇帝漢摩拉比訂立最嚴苛之處罰醫師的漢摩拉比法典，並規定治療有效時才准予收費及不准誤診之嚴格賠償原則等。

　　第一次世界大戰前，中世醫學期法國出現近代外科學之父 Ambroise Pare，內科學大師（巴黎大學醫學院院長）、grumran 之內科書巨著 vesalius 當代解剖大師的《論人體結構》。讓法國成為世界醫學最頂尖大國；然後德國後來居上，疫苗醫療的發明及最新領域各科臨床的創新開發，讓德國被公認為第二次世界大戰前，世界上醫學及醫療最進步的先進國，連美國人及日本人最優秀的醫師、學者，都必須遠赴歐洲的德國朝聖學醫。1895 年日本第一的國立東京帝國大學首席醫科畢業生北里柴三郎、緒方正規兩位，就榮獲明治天皇政權的公費獎學金西渡德國留學，不到 6 年光陰，第五屆諾貝爾生理醫學獎得主、肺結核治療的世界權威 Koch（科赫）的兩位最得意弟子貝林（Behrring）及北里柴三郎，因為白喉抗毒血清疫苗療法及破傷風疫苗療法之發明的優異研究業績，擊敗全球數十位各先進國家的世界醫學權威，形成最後兩位對決的趣事，依現在瑞典諾貝爾獎評選委員會的傳統慣例，理應共同研究白喉的兩位學者同時獲獎，但因為當時瀰漫流行白種人仍輕視黃種人之陋習，故最後決定由貝林博士一人獨獲 1901 年世界首屆諾貝爾生理醫學獎得主榮銜。當時兩位的研究指導教授 Koch（科赫）博士，即世界傳染病醫學權威，為轟動全歐最嚴重抗議諾貝爾獎基金會的偉大無私醫學大師！

　　雖然日本無緣獲得首屆諾貝爾生理醫學獎，但是至少向全世界證明，

黃種膚色的東方國家日本，已具有與世界醫學先進國分庭抗禮的實力！北里柴三郎博士凱旋歸國，並爲日本建立世界一流之北里傳染病研究所、國立公眾衛生研究院、北里大學，甚至於其弟子成功爲臺灣建立熱帶醫學研究機構、台北帝大醫學院，讓臺灣成爲熱帶醫學研究重鎭，免於疾病等諸傳染病之肆瘧，堪稱當時大中國地區公共衛生最現代化的地區。

全球的醫療與醫學水準的提升與醫療專業廣受世人所尊崇，乃經過無數偉大醫學先知先賢的努力與開拓，始有今日醫療專業爲世上最崇高職業的成果！

當然，美國醫療協會（The American Medical Association, AMA）等各國相關組織成立後，全球共同發起強而有力的社會宣傳活動，讓這個職業被肯定與認可成爲特殊的專業（Specialist），也讓歐美、日本等世界諸國的醫師享有最高的職業收入之一。

論及醫學專業訓練之世界潮流，全球醫學臨床八大強國，美國、日本、德國、英國、法國、加拿大、澳洲、義大利，大學醫學系醫學教育皆爲 6 年制，爲何從未培育出諾貝爾生理醫學獎得主之醫學及臨床研究後進國臺灣，處於最佳大學也只能夠在世界排名 154 位之非優質學術環境下，硬要保守封建式地標新立異，維持思想落後之 7 年制醫學教育呢？這是針對臺灣醫學教育有志改革之士共通之疑念！

所幸從西元 2013 學年起，臺灣終於反省全面改採「六加二」新醫學教育學制課程，所有大學醫學系 2013 年 8 月入學新生，修業年限將從 7 年改正爲 6 年，畢業後需先報考醫師國家考試，取得醫師執照後才可以擔任實習醫師，進行 2 年 PGY（畢業後一般醫學訓練）臨床訓練且合格，才可以成爲住院醫師。醫學院藥學系也順應美、日、韓諸國世界新趨勢潮流，台北醫學大學首創 6 年制之臨床藥學系，臺灣大學藥學系也從 2014 年全面改爲 6 年制藥學系學業課程。

　　臨床藥學系包括可專修「次專科」，例如婦產科、小兒科等專門藥物知識。臨床藥學系 6 年制課程除保留核心課程，也加重進階藥物治療學、臨床藥學實習等，讓未來臺灣藥師將更能學習先進國藥師，服務於醫院病房並深入藥事照護社區服務。藥學系之實習要求也從 4 個月延長至 1 年，著重個人專業化之病患諮詢、醫師問診諮詢、病室臨床諮詢等藥學臨床專業。

　　問題在於惡質之衛生福利部「醫醫相包疵」政策，文明國家美國藥師每日處方調劑量是 30 張，臺灣卻是 2.7 倍的 80 張，血汗醫院的醫學中心等更高達 400 張的非文明國家！藥師待遇之提升更必須同步進行才是。

醫學系新舊制比較

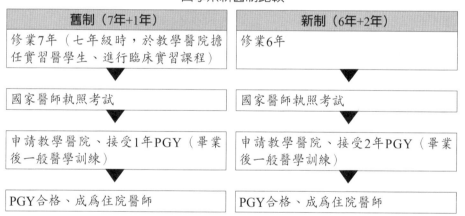

舊制（7年+1年）	新制（6年+2年）
修業7年（七年級時，於教學醫院擔任實習醫學生、進行臨床實習課程）	修業6年
國家醫師執照考試	國家醫師執照考試
申請教學醫院、接受1年PGY（畢業後一般醫學訓練）	申請教學醫院、接受2年PGY（畢業後一般醫學訓練）
PGY合格、成為住院醫師	PGY合格、成為住院醫師

　　官商勾結且不太注重及尊重專業學術文化的臺灣非文明企業界思潮流行，學術界尤其是政界必須從健保制度法令改正，增列「臨床藥學諮詢服務費」之健保點數給付制度，才能在維護病患用藥安全的最高原則下，遏止臺灣繼續藥物濫用之惡習。同時可以讓醫院負責人心甘情願為臨床藥師加 1 倍薪資，才會有誘因鼓勵 6 年制臨床藥學系能存活保持下去。

　　真正催化全體臨床醫師注重「用藥安全」，讓全體國民真正受惠而達

成全民長壽健康幸福國度，此乃全世界醫療衛生及養生保健之最大目的，也是醫學之最高指導原則「預防重於治療」的眞諦所在。行政院最高首長應認識到，想要徹底節省國家健保經費，應從先進國家得到寶貴經驗，充分利用教考用合一智慧哲學，力行醫藥安全營養普及國民教育，宣導全國各大中小學校園「一校一藥師」的觀念，讓全民正確用藥教育普及正常化，貫徹「教、考、用」合一之理想教育銓敘治國方針。

臺灣未來醫療崩盤的焦點，在於六大科之外、內、小兒、婦產、麻醉、急診的醫師人力極度缺乏；藥師不缺乏但大型血汗醫院每日處方箋調劑張數過多；護理師過低的待遇及沉重又工時太長的護理臨床業務等。

醫療專業人力過勞，嚴重侵蝕臺灣的「醫療品質」，這也是理應堅持公平正義的行政院衛生福利部包庇血汗醫院老闆的惡果，官商勾結刻意不讓大型醫院收支帳目公諸於世，縱容暴利血汗醫院繼續壓榨歛財，此實違反醫療保健應爲作功德及必要秉持良心的慈善事業！

臺灣血汗醫院的 8 大「濫招」：

1. 剝奪勞動權利——不將醫師、藥師、護理師等納入「勞基法」保障，淪爲勞動人權孤兒。

2. 跨行代打——醫院強迫從事違法業務，出事醫事人員等自己扛責任，只有離職被淘汰之路。

3. 惡意投機取巧，將醫院人力以少報多偷斤減兩——不願全面納入醫療評鑑規定之必要人力。

4. 賤買累積休假，再拗 Free On Call。

5. 對勞委會、勞工局之勞動檢查造假及醫院評鑑陽奉陰違，只爲賺錢不擇手段，欺騙行政衛生當局。

6. 千方百計嚴防醫院員工組織工會與董事會抗衡，違反理應鼓勵協助之良心。

7. 隨時可以任意改變對血汗醫院有利規則，以從中剝削員工獎金或
   福利獲得暴利。

8. 隨時隨地故意製造理由，來辭聘血汗醫院內部醫師等無助醫院收
   入員工。

　　當然，國內醫界也出現類似高雄醫學大學及相關附屬醫學中心，在具
有良心愛心之一流董事會董事長大力協助下，模仿文明先進國家准予設立
教職員工公會，除了保障工作就業權益之外，也訂定醫院盈餘獲利醫療專
業員工分紅辦法，激勵全體董事會及教職員工同心協力精誠團結，成為臺
灣南部私立醫學中心之楷模，與高雄長庚醫學中心及高雄榮總、成大醫學
中心等 4 所醫學中心，成為臺灣南部唯一四強的醫學醫療重鎮，也形成臺
灣各地區域醫院及地區醫院，暗中挖角爭搶主治醫師並圖謀病患資源的對
象。

　　西元 1993 年美國學者 Davis 之醫學教育社會學研究，發現醫學訓練
之考試方式太偏好僵硬背誦之傾向，這種偏差教育訓練，易造成醫學生理
想主義喪失及投機主義的增長，形成將來對醫療保健改革保守態度之發
展。

　　日本學者 Yoshi Hirashima 在 2009 年之研究發現，醫學系新生初期過
半之受訪者高度掛心患者照護問題，但在醫院待得越久則越低比率之受
訪者具有關心病患照護問題，只對收入待遇有注意力與興趣的醫師與日俱
增，尤其是中國、東南亞等開發中國家的醫師。這個現象從 1970 年代，
美國醫學院學生族群比例之 20 年間的變化，即可發現相同之傾向，目前
醫學生在美國，少數民族之學生比例明顯增加可見一斑。

　　日本之相關研究，發現 21 世紀以來，日本醫學系學生大多來自中上
流家庭，長輩親友父母等家族是醫學院出身的家庭影響是非常關鍵之因
素。亞太排名第一的日本國立東京大學，這種情況特別顯著，醫學系入學

的新生，大都是大學聯考考過 3 次以上的重考生，甚至於有考上名門私大慶應大學醫學系或東京周邊的國立大學醫學系，還千辛萬苦至補習班惡補，再重考考上國立東京大學醫學系的例子也不少，所以日本第一的東大醫學生的新生，大都是二十一歲以上的新生！但幸運的是，東大或京大等諾貝爾獎名校的醫科畢業生，比較淡泊名利，大都以志在當醫學研究學者占大多數，開業營利的醫師鳳毛麟角。日本全國各地開業的醫師，大多數是私立醫科大的畢業醫師，或者是臺灣、東南亞、韓國前來的醫師較多。

臺灣的所有醫學院醫科學生之調查也發現，三成醫科志願學生是遵照父母之指示，六成是自己決定。

美國的研究發現與日本相似，醫科學生大多來自上流的家庭子女，隨著美國種族比率的劇變，2013 年之 3.2 億人口中，白人：黑人：中南美洲人：亞洲人之比例為 72：13：10：5，白人已從 2000 年的 81%，變成在預測之 2050 的 4.4 億美國人口中，只占不到一半的 46% 有色人種大國了！尤其是中南美裔紅色人種，50 年後將成為美國大多數之種族人口。亞洲裔美國人為美國醫學系學生人口中，成長最快、最驚人的族群！

第四節　醫療資源

全球目前有 200 餘國，根據聯合國世界衛生組織（WHO）之衛生統計年報，全世界五大洲之歐洲、美洲、大洋洲、亞洲、非洲的醫療資源分布極不均勻。醫療資源包括：①醫療設施（Health Facility）；②醫療人力（Health Manpower）；③醫療用品（Health Commodity）；④醫療知識（Health Knowledge）；⑤醫療法律（Health Laws）五大項。

醫療設施、醫療人力、醫療用品、醫療知識、醫療法律五大資源之充實與健全，攸關一國醫療保健制度是否能夠完善地運作。醫療人力之支援

必須具備正規醫學院之教育機構長期的培育，而且應依人口密度及地理位置均衡設置，才不易造成醫師分布不均之怪現象。臺灣就是 12 所醫學院設置與分布不均，形成東部地區及澎湖、金門等離島無醫村過多惡現象，台北首都圈卻核准過半設置，形成醫師過度集中大都市，已達過剩危機！

　　醫療設施也是如此，22 所醫學中心密集於臺灣 3 萬 5 千平方公里的狹長小島上，目前為世界上醫學中心密度最高國度，但卻無一所醫學中心能培育出諾貝爾生理醫學獎得主，或者美國拉斯卡最高醫學獎得主，甚至於最起碼之德國科赫醫學獎得主！世界級的創新醫學研究寥寥無幾，連被國際公認之世界級臨床名教授級「世界級賢醫」也只有 4 位：

1. 陳肇隆‧高醫醫學系‧高雄長庚醫院院長
   肝臟活體移植成功率高而世界聞名
2. 魏福全‧高醫醫學系‧林口長庚醫院前院長
   重建顯微美容外科世界權威
3. 魏　崢‧國防醫學系‧振興醫院心臟醫學中心主任
   世界首例心臟相關手術成功
4. 曾啓瑞‧台北醫學系‧台北醫學大學附屬醫院前院長
   世界最初粒腺體相關手術成功權威

比起美國、日本三位數之世界級臨床名教授醫師，臨床醫療與醫學研究水準差距懸殊！2012 年最新諾貝爾生理醫學獎得主、京都大學山中伸彌教授醫師所發明創新的 iPS Cell（誘導式多功能幹細胞）日本醫學技術，首次領導全球醫學界，開始邁向人類醫學革命之再生臨床醫療與難治疾病醫療革命突破中！

　　兩岸四地華人醫學界，必須把握良機順應世界臨床醫學新潮流，加速派最優秀醫師教授或生物科技學者教授到日本取經，共同為今後關鍵 10 年之世界臨床醫學創新突破而努力！今年全球角逐諾貝爾生理醫學獎之

300 多位世界權威醫學者中，日本一國就占了 1/7，歐美預測從今年起爲日本代表東方黃種人，獲得諾貝爾生理醫學獎得主量產元年矣！

全球五大洲之醫療設施及醫療人力分布極不均衡，世界一流的醫學中心，皆集中於北半球之美加及日本與歐洲諸先進國家，或是大洋洲之澳洲等。尤其是義大利、墨西哥等醫師過剩至改行當計程司機或失業之同時，日本卻成爲先進國唯一極缺乏醫師人力之國家；窮鄉僻壤不說，縱使是在世界最繁榮的超級大都會，東京周邊區域，產婦想要接生都找不到產科醫師，何況荒涼且醫療設備惡劣之非洲諸國及中南美洲與東南亞、西南亞諸開發中國家！

醫療人力主要包括：①Physicians（醫師包含牙醫師及中醫師）；②Pharmacist（藥師）；③Laboratory Technician（檢驗技師）；④Radiographic Technician（放射技師）；⑤Dietician（營養師）；⑥Physical Therapist（物理治療師）；⑦Occupational Therapist（職能治療師）；⑧Speech Therapist（語言治療師）；⑨Rehabilitational Therapist（復健師）；⑩Nurse（護理師）；⑪Optometrist（驗光師）；⑫Nurse-Anesthetist（麻醉護士）；⑬Denturist（鑲牙生）；⑭Dental Technician（齒模技師）；⑮Health Care Administrator（醫管士）。

臺灣西醫師總數爲 43,815 人，每年新增 1300 人。WHO 在 1972 年對「醫師」下了一個定義：

"A physician is a person who, having been regularly admitted to a medical school, duly recognized in the country in which it is located, has successfully completed the prescribed course of studies in medicine and has acquired the requisite qualifications to be legally licensed to practice medicine (comprising prevention, diagnosis, treatment, and rehabilitation), using independent judgement, to promote community and individual health."

　　英文涵意表示「醫師」爲有能力獨立判斷，促進個人及社區健康之專業者，其必自醫學大學畢業，且同時完成規定必修醫學課程，該學府爲所在國家認可的。另一方面，要求醫師必須通過醫師資格考試，始可授予合法醫師執照執行醫療業務，這些醫療業務包括預防、診斷、治療及復健等醫療業務。

　　臺灣牙醫師共 1.3 萬人，1/5 的 2800 人集中於台北市，全臺 368 鄉鎮中，43 個鄉無牙醫師，雖每年增加 350 牙醫，但分配不均嚴重。

　　醫師（Physician）依據其畢生的臨床業績，先進國家醫界網路完全公開評估個人醫師每年定期臨床實績，保守的臺灣醫界連臺大醫院都尚未公開主治醫師至院長臨床及手術業績。比方說，日本代表之世界級賢醫權威大師等：

1. 幕內雅敏‧國立東京大學外科名譽教授‧肝癌最新療法之 5 年存活率世界第一權威大師。

2. 加藤治文‧私立東京醫科大學外科名譽教授‧世界肺癌學會會長‧雷射光動力學療法（PDT）發明大師。

3. 天笠光雄‧國立東京醫科齒科大學名譽教授‧國際口腔外科學會長‧顎癌 5 年存活率世界第一大師。

4. 光藤和明‧國立京都大學客座教授‧倉敷市立中央病院院長‧心導管術世界權威（李總統救命恩人）。

　　均會誠實公開不可造假的臨床實績，以提供來自全球病患的評估及慎重選擇參考。國際間流行將優質一流臨床醫師分成三等級：①世界級賢醫（世界首創療法或首例成功手術＆ 5 年存活率世界第一）；②國際級良醫

（世界性國際臨床醫學會理事長資格權威醫師）；③國家級名醫（國內級名門醫學中心正副院長及公認名醫與亞洲或臺灣臨床醫學會會長以上醫師）。

臺灣在第二次世界大戰後，透過聯合國世界衛生組織（WHO）及美國之全力衛生技術指導與支援，在日據時代已建立衛生基礎之條件下，60年來衛生保健水準迅速回復至臨近先進國家水準。

目前臺灣之全臺醫療網分成 17 個醫療區及 63 個次醫療區，每 10 萬人口之醫師數已從第一期目標（1990 年）的 100 人，達到第三期目標（2000）的 133 人，2012 年已高達 170 人以上。每 10 萬人口急性病床數及精神病床數，也從第一期目標的 316 床及 75 床，達到第三期目標的 400 床及 100 床。

「緊急醫療救護法」於 1995 年 8 月 9 日公布，法中明確規定衛生單位、消防單位在緊急醫療救護工作之權責，也參考先進國建立專責空中緊急救護系統，及強化災害救助之政策。山地離島醫療照護政策方面，也鼓勵公費醫師到山地離島區域服務，同時協調公立醫院支援並強化通訊醫療業務。

臺灣醫療保健政策最大的問題點，在於 60 年來並沒有從先進國家學到徹底真正醫療分業及醫藥分業的優良制度，導致 21 世紀的現在醫學中心浮濫爆增至 22 所，其實聯合國醫療權威 Mark 教授指出，臺灣小島不應超過 12 所。家庭醫師制度出發的轉診醫療無法建立，醫療健保費年年爆增，醫學中心大醫院專看小病，無法從事難治疾病臨床醫療研究，小型醫院診所則無患者可看診，紛紛關門倒閉，中型地區及區域醫院則奄奄一息，專門從事洗腎及植物人與葉克膜病患療養之邊緣型末端臨床醫療，形成醫學中心或準醫學中心之基層醫師過勞性臨床負荷，藥師每日調劑量超過先進國 8 倍以上調劑沉重負擔，護理師過勞死頻發之血汗畸形醫學中心醫院大流行的國際奇聞！外科、內科、婦科、兒科、急診科、麻醉科六大

科醫師奇缺，護理師大都不堪負荷改行或出國逃難之臺灣醫療即將崩盤社會異象！醫學中心或大醫院大都由非醫事專業之財團老闆操控謀取暴利現象，在臺灣大爲流行，甚至於官商勾結可以不公開財務營利內容，這也是健保局即將破產的重要原因之一！因爲醫學中心只會不斷競相爭購國外最新研發上億元醫療先進儀器，永遠從事「代工型臨床醫療」，濫診濫療要求患者自費負擔等所造成之醫療糾紛也越來越多而嚴重化！

全球最多之尿毒症、植物人與葉克膜病患、肝病、近視、齲齒、意外車禍事故；次多之癌症、心臟病、腦血管、糖尿病、骨質疏鬆症、神經難治疾病等，世界密度最高的 22 所醫學中心（Medical Center），醫學研究臨床或基礎水準並無帶來引人注目的國際水準突破，遑論夢想之諾貝爾生理醫學獎，連美國最高之拉斯卡醫學研究獎（Lasker Award），60 年來也無人獲得！與 1901 年以來自然科學諾貝爾獎，得獎最多之美、英、德、法、日五大科技先進國家不能相提並論，甚至於澳、加、義、北歐諸國都不能比，因爲兩岸四地從未自身培育出至少 1 位華人的諾貝爾自然科學獎得主，大都由美歐日培育而成的。

去年 2012 年 10 月 9 日黃種人的日本醫學學者，京都大學山中伸彌教授，發明世界首創之 iPS Cell（誘導式多功能幹細胞）創新技術，榮獲諾貝爾生理醫學獎，應該給兩岸四地醫學及生物科技學術界，帶來重大之啓示與反省。切勿一味地只追求無止境之研究資源與經費補助，需知醫學創新研究，重點在於研究內容內涵，經費並非唯一條件。

其次是兩岸四地應從 2013 年起急起直追，快速投入 iPS 細胞之臨床再生醫療及難治疾病治療臨床之研究，因爲世界臨床醫學與醫療進步至今21 世紀，已陷入研究難有重大醫學突破之瓶頸狀態，幸虧幹細胞醫學研究之創舉，才給世界醫學界一線曙光，但胚胎幹細胞（ES Cell）涉及生命倫理的醫德問題難於克服，故 2012 年最新諾貝爾生理醫學獎得主山中伸

彌醫學博士之 iPS 細胞創新技術的發明，帶來全世界再生醫療及難治疾病醫療克服之醫學革命的曙光！

其他柏金森症、神經萎縮症、癡呆症、脊髓萎縮症等至少千種以上臨床難治疾病，皆可經由 iPS 細胞創新技術予以克服，包括再生醫療之解決等，每一項難治疾病及再生醫療之克服，都將是今後 10 年內世界臨床醫學最轟動的話題！所以兩岸四地的華人醫學界，一定要盡快參與加入這股世界與醫療革命的大潮流，今後這些有關 iPS 細胞技術之臨床革命，也將改寫全球的臨床教科書！新醫療技術革命對難治疾病流行之抑制確有必要。

臺灣十大都市之汽機車排放劇毒空氣，全國濫設重工業污染公害製造業，遍佈各地排放毒氣及毒液。最嚴重的是臺灣 50 年來，從北到南上萬家污染企業工廠老闆，將工業劇毒廢棄物私自偷偷濫埋於基隆至屏東各地廠區內，在寸金寸土又毫無國土嚴格規劃管制下，隨著炒地皮地目變更商業浮濫開發流行，臺灣隨時會引爆比塑化劑污染更嚴重的污染！且去年《Nature》期刊已公布全球最危險的三大核能電廠，包括核二、核一廠。

醫療資源包括醫療設備（Health Facility）、醫療人力（Health Manpower）、醫療用品（Health Commodity）及醫療知識（Health Knowledge）。一國的衛生保健行政要上軌道，就必須具備完整之醫療保健制度的正常運作，是以醫療資源為最基本的構成要素。因為醫療保健事業為最繁雜、最專業及最人力密集的行業，故醫療人力之特定專業訓練，是全球大學教育體系時間最長的學系，目前先進國家皆嚴定醫學系、藥學系、齒學系必須在醫學大學修業長達 6 年以上，才能完美培養出最佳之醫學、藥學、齒學之專門職業人才。

一、醫療人力（Health Manpower）

　　主要包括我國「專科醫師分科及甄審辦法」之 18 專科以上，依國內綜合調查共 65 科。

　　1. 醫師（Physicians）

　　　①器官系統主軸專科醫師（13 種）

　　　　心臟科　　神經科　　眼　科

　　　　眼　科　　骨　科　　泌尿科

　　　　耳鼻喉科　精神科　　呼吸道科

　　　　腎臟科　　皮膚科　　腦血管科　　肌肉神經疾病科

　　　②次專科系統主軸專科醫師（29 種）

　　　　新陳代謝科　　胸腔內科　　　　神經內科

　　　　心臟內科　　　腎臟內科　　　　一般內科

　　　　內分泌科　　　血液腫瘤科　　　兒童內科

　　　　胃腸內科　　　過敏免疫風濕科　消化內科

　　　　肝膽內科　　　感染內科

　　　　腦神經外科　　　大腸直腸外科　　整形外科　　動靜脈血管外科

　　　　心臟血管外科　　胸腔外科　　　　美容外科

　　　　胃食道外科　　　一般外科　　　　成型外科

　　　　小兒外科　　　　乳房外科　　　　消化外科

　　　　神經外科　　　　泌尿外科　　　　外傷骨科

　　　③醫療科技主軸專科醫師（14 種）

　　　　放射腫瘤科　　復健科　　　　毒物科　　　失智症科

　　　　病理專科　　　安寧緩和科　　職業病科　　身心醫學科

　　　　麻醉專科　　　疼痛專科　　　癲癇科　　　失眠科

　　　　急診專科　　　運動障礙科

④人口學系統主軸專科醫師（8 種）

老人科　家庭醫學科

小兒科　婦女泌尿科

婦　科　更年期科

產　科　婦癌科

2. 牙醫師（Dentist）

口腔外科　一般牙科　顎關節咬合科　牙髓病科　兒童齒科

保存齒科　家庭牙科　人工植牙科　牙體復形科　身心障礙牙科

牙周病科　齒顎矯正科　全口重建科　補綴齒科

美容齒科　義齒膺復科　根管治療科　老人牙科

3. 藥師（Pharmacist）

臨床藥師

調劑藥師

製藥藥師

藥管藥師

4. 中醫師（Chinese Physicians）

中醫內科　　五官皮膚科

中醫兒科　　中醫疼痛科

中醫婦科　　中醫腫瘤科

中醫針灸科　過敏氣喘科

中醫骨傷科

5. 護理師（Nurse）

6. 其他

- 驗光技師　　放射技師　　齒模技師
- 檢驗技師　　物理治療師　醫務管理士
- 營養師　　　心理治療師　鑲牙生
- 語言治療師　職能治療師　復健師

臺灣等兩岸四地必須醫療制度改革之處，首先一定要建立全國家庭醫師、藥師照護制度，因為家庭醫師、藥師為健康醫療之根本，也是屬於基本照護（Primary Care）最基礎重要的環節。

從 1989 年 Schneeweiss 等學者之研究證實，在有效醫療費用控管方面，於校正疾病嚴重度、地域、人口等變項之後，基層之家庭醫師的醫療費用增加率，比其他專科醫師的醫療費用增加率為低。問題在於臺灣等兩岸四地必須確實建立較美國、英國及歐盟諸國，更為完善嚴謹的家庭醫師制度與法規，以確保家庭醫師比專科醫師更能提供完整理想而持續性的臨床醫療照護，再配合建立臺灣智慧模式之家庭藥師藥事照護制度，充分運用國內過剩而優質藥師人力，以減少臺灣世界最嚴重之藥害（藥物副作用）所帶來的沉重醫療健保經費負擔，臺灣有世界首位之尿毒症的洗腎人口，就是醫療資源嚴重浪費濫用的世界範例！有人說衛生福利部也是刻意讓轉診制度及基層醫療萎縮與血汗醫院形成之幫凶。

臺灣等兩岸四地之家庭醫師，提供之醫療照護服務，必須包含內容項目業務，應每日嚴限不得超過每位醫師診療 50 位患者之上限；每位患者至少 10 分鐘之療程，以加強病人之健康醫學衛生教育，歐美約有一成患者都必須透過家庭醫師，轉介至其他更進一步之專科臨床醫療。同時家庭醫師必須充分熟悉患者整個家庭成員之健康及疾病，包括家族遺傳病例細節，並與病人發展親密、熟識其健康行為嗜好的特殊關係，此與病患疾病預防及健康教育，攸關全國健保經費的節制效益，具有重大的關連。原則

上，家庭醫師最好以鄰近人口千人爲上限劃分單位，就近分配規劃；必要時可配合家庭醫師巡迴醫療制度。論及「藥事服務費」，臺灣低於歐美國家數十倍，日本將近臺灣的 10 倍，所以臺灣被認定爲醫藥落後國度。

優質的家庭醫師及藥師照護，至少應具有：①可近性、②協調性、③完整性、④持續性、⑤永久性、⑥家庭性、⑦理想性等特性（IOM, 1978），以上特性可當作評估家庭醫師提供醫療完善服務的指標。

可近性指病患可以在半天內找到診療家庭醫師或藥師，或可迅速電話諮詢醫師、藥師的意見。

臺灣醫療制度應改善有名無實的民族習性，就政策制度上，醫學界雖建立家庭專科醫師之訓練及證書的核發，但在實質應用面，並無確定建立實際服務之標準診療模式，臺灣等之醫療體系之配置效率亟待提升與改善，千萬不能誤以爲臺灣民眾對診所服務品質失去信心。比方說，曾任高雄長庚醫學中心院長之臺灣消化器系治療權威范宏二醫師，也在退休後在高雄市內以診所方式自行開業，照樣門庭若市。曾任台北醫學院院長、臺灣婦產科權威的徐千田醫學教授，其在台北市中山北路診所也是聞名全國。正如臺灣外科醫學臨床史上博得「外科第一刀」美譽之客家模範醫師教授徐傍興醫學博士大師，爲日據時代臺大第一外科教授，蔣總統曾邀請擔任臺大醫院院長，然而徐教授卻在台北及高雄兩地自行開業，當時全臺病患第一優先想掛號外科入院的就是「徐外科醫院」，而非國立臺大醫院，也是臺灣臨床醫學史上打破傳統慣例的新紀錄。教育家的徐傍興權威外科教授，也是開創臺灣首位全島連鎖醫院模式之偉大慈善家醫師。

關鍵的是，更必須建立各地家庭醫師與地區醫院及區域醫院密切合作之模式，立法規範轉診醫療照護法令制度，擴大 2008 年已建立之 288 個家庭醫師整合照護制度至爲重要！

自然科學乃經由無數之世界科學偉人，如牛頓、伽俐略、愛因斯坦、

克卜勒、貝林、佛萊明、北里柴三郎、利根川進、花房秀三郎、岸本忠三、瓦德森、柯立克、布蘭柏格、柯馬克、穆雷、穆拉德、羅柏特、布萊克本、奧夫曼、約翰、格登以及山中伸彌等眾多科學巨人們所開創建立的。自古以來，地球上真正具獨創性、革命性之研究，都是來自於白人的歐美各國，黃種人或黑人的國家很難出現這類成果。

但是 21 世紀的西元 2006 年開始，自然科學特別在生物科技醫療方面世界學術獨創研究版圖，已逐漸有重大的變革，那就是東方唯一先進國家——日本，在世界獨領風騷之獨創革命性研究，也如雨後春筍般大量出籠了，2012 年諾貝爾獎首先公開得主，生理醫學獎就由日本的黃種人山中伸彌醫學博士獲得了。

德國是獲得首屆 1901 年諾貝爾生理醫學獎，也是當時世界醫學最強盛國家，貝林格獲獎之後的 10 屆中，大多由德國人囊括諾貝爾生理醫學獎。其他如德國柏林大學教授柏義士‧雷蒙德發現生體內神經變化之活動電位而名聞世界。Gottfried Wilhelm Leibniz 與牛頓共同創立微積分學等，均是主宰並影響世界的科學巨大貢獻。

歐美日本等先進文明國家，從事基層社區家庭醫師（Primary Health Care System）之第一線基層醫師，與接受轉診會診之第二線專科醫師，在醫師人數之比率上約各占一半。先進文明國家的中央行政衛生部會堅持明確定位的醫療政策，落後非文明的臺灣則大多由受過次專業訓練的專科醫師介入第一線的初診臨床治療，畸形臨床醫療現象的臺灣，幾乎使多數的醫科畢業生一窩風盲目選擇專科醫師。再加上扭曲之健保給付論量計酬新制度使醫療資源不當分配下，外、內、婦、兒、急診、麻醉六大科卻大鬧醫師荒，而皮膚科、耳鼻喉科竟然擠破頭，且二成比率醫師改行走美容臨床醫療的工作。這也是繼成為塑化劑污染世界第一大國之後，又創造的一項全球醫界奇聞！

畸形醫療的臺灣，2/3 的醫師在區域級以上大型醫院就業，1/3 的醫師在基層的診所服務，但全民健保每年支給的分配額，基層卻拿不到 1/4，明顯地證明臺灣醫療資源分配不公現象！世界密度最高的 23 所醫學中心（Medical Center），不思專門從事難治疾病等尖端臨床研究創新醫學本業，在歷屆大都來自醫學中心背景醫師輪流擔任署長之下，刻意立法助長區域醫院及醫學中心畸形發展，大醫院只看小病例之不務正業，只想兼營醫院超市圖謀暴利，又可不必公布醫院實際收支帳目，造成「血汗醫院」型式，醫師、藥師、護士過勞死頻發的國際醫療奇聞！也難怪臺灣 60 年來無法起碼學習中國，在臺灣開創本土 SCI 承認 IF 2.0 以上醫學期刊！連美國拉斯卡醫學獎、德國科赫醫學獎都無人獲得，還敢奢談諾貝爾生理醫學獎，這些學者應思考為何把臺大搞到是世界排名的 154 名！

比較同為亞洲四小龍的國立新加坡大學、香港大學以及韓國的國立首爾大學，甚至於成立才 20 年之私立項浦科技大學，為何在世界大學排名都遠比臺大優越，且大都曾獲得世界 50 大排名？主要原因是，臺灣的國公私立大學被政治介入太深，所有大學功利主義流行又不尊師重道（教授待遇非文明化），且少有從事下述世界創新之研究。此外學術界①近親繁殖、②壟斷、③獨占、④排外也是原因之一。

人類是具有「晝夜節律」（Circadian Rhytam）之生理時鐘動物，目前先進國正流行採取分子遺傳學（Molecular Genetics）方法，以分子層級（Molecular Level）持續對生理時鐘之作用機制找出答案。

20 世紀初期 1906 年，日本的名古屋大學石森國臣博士及法國巴黎大學 Rene Legendre 及 Henri Pieron，試圖從狗腦部取出睡眠物質。1914 年第一次世界大戰後流行昏眠性腦炎（Encephalitis Lethargica），病人死後解剖，發現腦內腦幹與視丘間特定區域出現病變。後來確認「視叉」附近的確有生理時鐘現象。

　　內分泌學由 1900 的日本高峰讓吉教授於腎上腺，發現了進行手術時用為止血之腎上腺素（adrenaline）化學物質，而開啓這門學問之窗，帶來名利雙收成果。

　　1929 年德國耶納（Jena）大學漢士・伯格（Hans Berger）博士醫師，在人們頭部裝上電極，成功記錄腦部內神經細胞之電氣活動，也就是「腦波」之大發現！當時從日本前往英國劍橋大學生理研究室留學的山極一三（國立東京醫科齒科大學教授），曾被生理實驗室主任 Edgar Adrian（研究感覺神經脈衝榮獲諾貝爾醫學獎）命令擔任受測之實驗對象，記錄腦波之內容而出名。研究終於證實腦幹網狀結構至少已被承認是掌握人類之心與身體連結的關鍵之鑰。

　　日本偉大神經生理學者田崎一二，解開有髓神經（Medullated Nerve）電脈衝跳躍傳導機制眞相。腦脊髓液與血液間之物質移動是極爲有限的，因該區域有著被稱爲「血液腦障壁（Blood-brain Barrier）」3B，使進入血液的異物不能到達腦部深層，而保護腦部功能正常運作。

　　日本井上晶次郎教授，從斷眠老鼠腦部抽出液體，此對老鼠造成影響之尿苷（uridine），爲睡眠促進物質。瑞士 Marcel Monnier 博士等，從睡眠兔子腦部血液抽出具有 9 個氨基酸形成之肽（peptide）的 δ 睡眠誘發因子物質，於注入腦部後，會使深度睡眠特別持有 δ 腦波頻繁顯示現象。美國 John Richard Pappenheimer 博士，從斷眠山羊腦脊髓液置入老鼠腦內後，老鼠整天運動量迅速減少，發現該腦脊髓液含有之睡眠促進因子物質是 MDP（Muramyl Dipeptide）胞壁醯雙肽。日本柳澤勇博士等，發現人類腦脊髓液存有 r-Br 有機溴化合物質，可讓貓進入快速動眼期睡眠效果。日本杉晴夫教授之人體機能生理學摘錄之腦波圖如下：

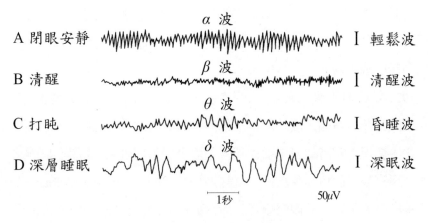

圖4-2　健康正常人的腦波

　　針灸（Acupuncture），意指尖銳的（Acute）、刺入（Punctu Re）的細針，「灸」之英文則是 Moxibustion，針灸之技法主要乃經由日本而傳播至歐美諸先進國家。

　　以針灸治病是 2000 多年前由中國傳遍世界各國，乃透過人體穴道、經絡行之，目前日本及歐美先進國，藉由現代醫學知識，來闡明針灸效用的各類研究已流行於全球醫學界，中國是以「陰陽五行學說」之理論構築而成。

　　針灸種類包括鐵、金、銅、銀等或合金所製造而成，日本以鋼鐵製針灸針爲主，且大部分以短針爲主，中國則以長針爲主流。所謂灸，是將乾燥後的艾草葉揉成圓錐狀放在人體皮膚上，用線香點火使之燃燒，讓皮膚受到局部之溫暖加熱，其中爲了隔熱防止燙傷，會將艾草葉塞入圓筒狀容器。此種溫熱刺激會沿著連結穴道之經絡傳入體內，對各類疾病產生治療效果。

　　陰陽五行學說記載於世界最古老中醫典籍《易經》中，利用病人脈博（手腕之尺、關、寸）三部位，以熟練技巧才能進行診斷，同時利用背部

穴道圖版刺入穴道等。

　　日本江戶時代針灸已廣泛應用於漢方醫學之各疾病治療的民俗療法，西元 1972 年中國在尼克森總統訪中時，公開展示以針灸麻醉所進行之無痛分娩，同年 WHO 正式將針灸認可為醫學治療範圍內，讓針灸研究在全球興盛，現在 WHO 也公布針灸治療對數十種疾病的確有效。

　　目前針灸研究最盛行之國家，以德國、美國、英國、加拿大、法國、西班牙、日本為主，主要是它們都擁有大專院校針灸學系。退化性膝關節炎之針灸治療，因為效果顯著，故德國衛生部准予適用於健康保險。

　　由於地球本身之磁鐵特性，一切地球生物均受地球之磁場（TerrestriAl Magnetism）影響，地球上某些細菌、大林姬鼠、蜜蜂、候鳥、信鴿、鮭魚、海豚、鯊魚等魚類體內均有磁晶（Magnetite）鐵化合物質之微小構造物。目前世界生物科技學術界的自然科學研究，已面臨轉換期關鍵時刻！

　　總而言之，論及醫療人力（Health Manpower），臺灣其實在西部人口密集都會區，從醫師至所有各專業醫事人員已呈現過剩現象，只有在西部窮鄉僻壤郊區鄉鎮與東部非都會鄉鎮，才呈現醫師荒等醫療人力缺乏問題。是故，今後報告醫學系第一志願（表 4-7）的學子及其父母，應留意勿盲從現實，因醫師失業時代已將來臨了！

　　美國醫學研究所大膽公開提供「To Err Is Human: Building A Safer Health System」報告書，指出每年約 4.4 萬～ 9.8 萬之美國人死於醫療疏忽，死亡比例占全美主要死因之第八位，從此引起全球醫療專業人員對患者安全（Patient Safety）之重視！

　　任何現代化醫療，均有可能造成患者健康之嚴重傷害。醫源病（Iatrogenesis）概念首先在 1976 年由易利奇（Illich）教授提出，醫源病依照醫療傷害層次可分成 3 類：

表4-7 2012年臺灣之大學最高分科系

第三類組明星校系錄取分數		
	100年最低錄取分數	101年最低錄取分數
臺大醫學系	536.40	541.70
陽明醫學系	530.90	534.20
臺大牙醫系	523.90	531.20
成大醫學系	526.50	531.10
長庚醫學系	581.58	590.95
北醫醫學系	516.10	525.80
陽明牙醫系	556.93	567.58
馬偕醫學系	511.20	521.40
高醫醫學系	504.90	520.50
北醫牙醫系	507.40	518.70

1. 臨床醫源病（Clinical Iatrogenesis）

①醫師等在臨床治療過程，因外科手術失誤或用藥處方不當，所引起之副作用、誤診及院內感染與器官組織傷害等。

②比起文明的西方社會，東方社會民族經常刻意忽視臨床醫源病，當醫師權威越高時，傷害也越嚴重！全球之醫學中心（Medical Center）唯一發生「愛滋病例誤診活體內臟移植慘劇」的臺大醫院即為範例！

2. 文化醫源病（Cultural Iatrogenesis）

指臨床醫療「違反健康」（Anti-health）之更高層次重大危害結果。當民族文化價值與信仰被誤導於商業化醫療行為時，即易造成文化醫源病。

3. 社會醫源病（Social Iatrogenesis）

指健康政策被誤導於功利主義之商業醫療化，利用政客政治運作而轉變成不良醫療社會制度。

　　歐美文明先進國家實施有年之優良 Primary Health Care System（初級健康診療制度），也就是所謂之家庭醫師初診制度，與轉診中、大型醫療機構之「科層醫療分業」制度，以及醫師與藥師之「醫藥分業」制度等。偏偏在號稱民主現代國度的臺灣，就無法正常運作順利實施。這就是無能之中央衛生行政及國會所導致之臺灣特有的社會醫源病文化！造成全球前所未有之「醫學中心」世界密度分布第一之南北失衡及頭重腳輕的畸型醫療國家。

　　唯有喚起公平正義之國民意識，老百姓奪回「健康權利」，才能打破政客及學閥與財閥勾結的醫療壟斷惡勢力。唯有致力於健康保障及健康促進政策等臺灣醫療文化現代化的研究，才能有效改善並制衡這 3 種醫源病，否則醫師、藥師等專業者最終將成為被剝削利用的最大受害者。

二、醫療設備（Health Facility）

　　歐美西方國家歷經數百年之醫學與醫療研究與創新，將醫療設備發展成 7 大類：

1. 醫院（Hospitals）
2. 藥局（Pharmacy）
3. 門診照顧（General Ambulatory Care）
4. 特別門診（Special Categorical Clinics）
5. 住院照顧（Care Of Hospitalization）
6. 長期照顧機關（Long-term Care Facilities）
7. 環境保健機關（Environmental Health Facilities）

　　依照各國國情背景及服務對象，醫院之種類性質包羅萬象，但基本上大部分國家皆依照美國醫療機構評鑑聯合委員會（Joint Commission Of Accreditation Of Health Care Organization; JCAHO）之評鑑方式，將醫院等

級分成：①醫學中心、②區域醫院、③地區醫院、④專科醫院、⑤診所。

臺灣目前有全球最密集最多的醫學中心 22 所，綜合醫院 168 所，一般醫院 291 所，專科醫院 6 所，精神科醫院 35 所，慢性病醫院 7 所。臺灣在衛生保健治國方面，除了物美價廉之臨床醫療之外，被公認爲最失敗的中央衛生行政，就是爲何過度重北輕南，讓南北及東西部醫療及醫學教育設施嚴重失衡，單單首都圈的醫學院就占全國約六成；醫學中心也高達五成（圖 4-3）！這也是全世界唯一醫療及醫學教育設置最失敗的案例！

所以，鄭重建議國立中山大學增設醫學院及醫學中心，強化高雄市立聯合醫院醫療水準國際化，並加強屏東、台東署立醫院之臨床水準醫學中心化！

此外，浮濫看病陋習爲歐美 3 倍以上（圖 4-4, 4-5）每年看診次數超過 12 次以上患者，宜加倍收掛號費及診療費，8 次以下患者應獎勵免掛號費。

目前臺灣面臨最大的問題，就是雖然臺灣之電子代工產業冠於全球，但生物科技方面之電子醫療尖端技術機器的研發，仍未開發創造可輸出先進國家的高附加價值醫療儀器專利產品之實力。相反地，60 年來醫學中心等大型醫院，競相採購依賴日本、歐美上億之正子電腦斷層儀器（PET）等，尤其在依賴日本之抗癌利器的重粒子線（陽子線）治癌儀器，國內臺大安裝設備經額，更高達近百億臺幣。也就是說，臺灣始終無法擺脫「代工型醫療技術模仿型式」的國內尖端臨床被殖民操控階段，這也是臺灣國家健保醫療費直線上升的主因之一！

★前有編號者為醫學中心(教學)排名
　依照世界級醫醫、國際級良醫、臺灣級名醫三等級
　及美國JCAHO與美國醫師公會醫院十項評鑑

① 長庚醫院/台北市
③ 臺大醫院/台北市
② 台北榮民總醫院/台北市
　三軍總醫院(國防醫學中心)/台北市
　馬偕醫院/台北市
　新光醫院/台北市
　國泰綜合醫院/台北市
　萬芳醫院/台北市

　馬偕淡水分院/新北市
　亞東醫院/新北市

① 長庚林口分院/桃園縣

② 台中榮民總醫院/台中市
⑤ 中國醫藥大學附設醫院/台中市
　中山醫學大學附設醫院/台中市

　彰化基督教醫院/彰化市
　彰化基督教中華分院/彰化市

④ 國立成大醫學院附設醫院/
　台南市奇美醫院/台南縣

② 高雄榮民總醫院/高雄市
⑤ 高醫附設醫院/高雄市
① 長庚高雄分院/高雄市

　慈濟醫院/花蓮市

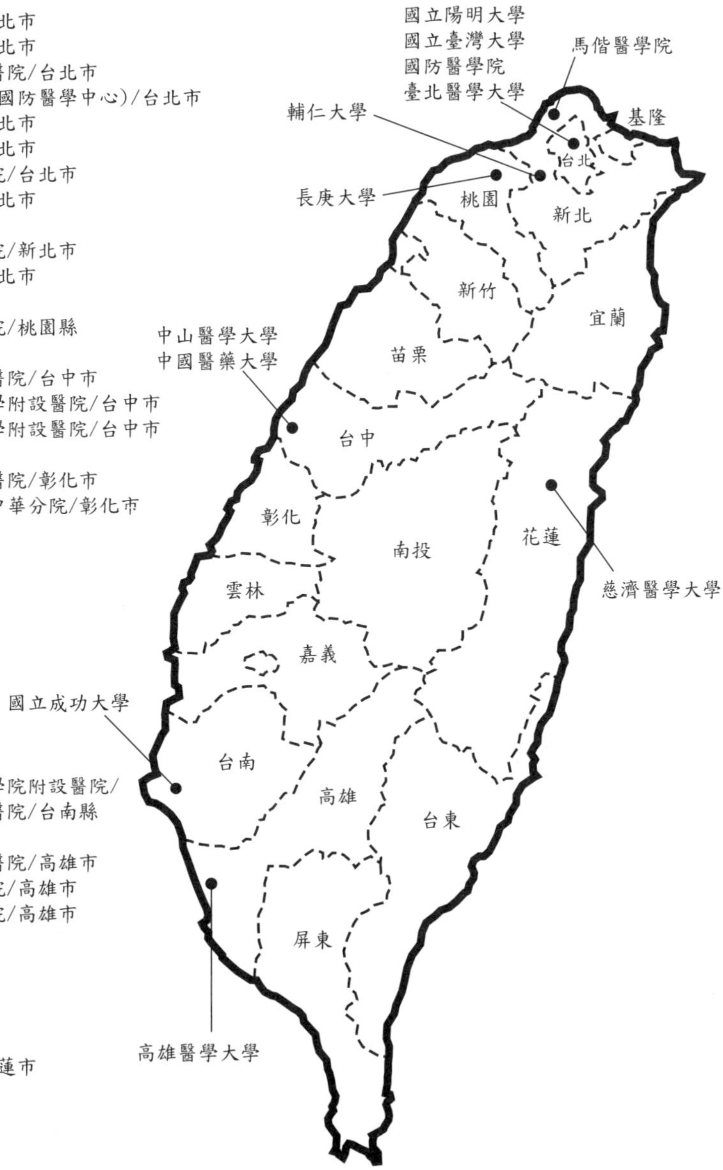

國立陽明大學
國立臺灣大學
國防醫學院
臺北醫學大學
馬偕醫學院
輔仁大學
長庚大學
基隆
台北
桃園
新北
新竹
宜蘭
苗栗
中山醫學大學
中國醫藥大學
台中
彰化
南投
花蓮
慈濟醫學大學
雲林
嘉義
國立成功大學
台南
高雄
台東
屏東
高雄醫學大學

圖4-3　臺灣之醫學（院）大學及醫學中心之地域分布特色（重北輕南）

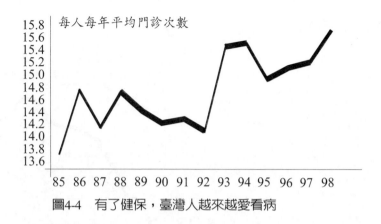

圖4-4　有了健保，臺灣人越來越愛看病

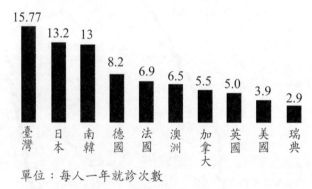

單位：每人一年就診次數

圖4-5　臺灣人每年看診次數為歐美國家的3倍以上（2009年）

資料來源，OECD Health（遠見雜誌）

　　全球先進國家皆全力執行之有效的初級健康照護制度（Primary Health Care System），只要引進非文明思維的臺灣醫療、保健、衛生行政業界，就會遭遇到利益集團強力的阻撓而變質；同樣地，可以有效預防國家藥物濫用之「醫藥真正分業」制度，一引進臺灣歷經 20 年以上，也變質走樣了！禍首當然是國會的不肖立委變成「利委」，寧受醫療利益集團之利用，而暗中獲得暴利的惡質利益交換歪風流行。

　　難怪對全民真正有利之「家庭醫師」，所謂第一線之落實轉診制度，

始終難於如願以償付諸實施於寶島臺灣。

三、醫療用品（Health Commodity）

㈠醫藥及生物製劑

目前醫藥可分成：①難治疾患用藥、②新藥、③傳統藥品。難治疾患用藥，例如癌症標靶藥物、肝炎用藥，一般先進國家由於研發特殊新藥，長達約 10 年左右時間，花費相當龐大，故各國均有申請專利保護法，以維護該藥之產業在銷售時之權益，一般專利保護期限約 20 年，知名製藥廠都會為新藥使用容易記憶商品名。在超過專利保護期限後，任何藥廠可依學名藥來製造該藥，故在競爭販售之下，價格會比較便宜。

㈡醫療耗材用品

從最常用之光碟等醫療資訊相關耗材、病歷表格、實驗室試劑、放射室 X 光片、外傷紗布、繃帶、縫合線、骨科固定板、化學用品等種類繁多，高達數百種。

㈢尖端昂貴醫療機器及診斷治療儀器

1. 正子電腦斷層掃瞄機器（PET）（億元）。
2. 粒子線治癌系列機器（百億元）。
3. 一般電腦斷層掃瞄（CT）（數千萬元）。
4. 核磁共振儀（MRI）（數百萬元）。
5. 雷射手術刀、血液透析器、顯微手術儀器。
6. X 光機器、腦波儀、內視鏡、超音波機器、聽診器。
7. 注射器、體溫計、血壓計、耳鏡、檢眼儀、顯微鏡、離心器、培養器、血液自動分析儀、分光儀。

四、醫療知識（Health Knowledge）與醫療法律（Heal Th Laws）

人類醫療研發的進步，必須仰賴代代相承的醫學知識，這種貴重的醫學知識，主要來自前人辛苦智慧結晶的書籍與專業期刊，或者是醫學學會之演講內容。先進文明國家會創造世界權威性醫學、衛生、保健期刊，並藉著定期發行快速傳播最新的醫學新知，來引導世界各地醫學專業人員學習的機會與生涯繼續教育。

真正一流上軌道的文明國家醫學界、藥學界、保健衛生學界、護理學界等領袖，必須具有先知先覺之眼光，精誠團結，不但應具有投稿世界頂尖期刊《*Nature*》、《*Lancet*》、《新英格蘭醫學雜誌》之能力與實力，同時最重要的是，能為國家社會學術界開創本土化自立的世界一流權威期刊，這才是國家科技學術與教育的最高目標！

最重要的是，曾為亞洲四小龍龍頭的臺灣，一定要舉國學術界、科技界、教育界與政府大團結，在有遠見魄力的國家領袖領導下，3 年內迅速合併國公立大學整編成最多 5 所國際一流大學，至少都擠上世界百大，而有 1 所成為世界 50 大以內的世界公認頂尖大學，以超越新加坡大學、香港大學、首爾大學，或者成立只有 20 年卻已擠上世界第 90 名新紀錄的韓國項浦科技大學（以粒子線物理化學研究聞名國際）！

醫療法律的健全完整化，攸關一國醫療生物科技的正常性發展，排除危害公平正義之醫療壟斷獨占文化相當重要。比方說，臺灣的醫療訴訟聞名世界，每年至少發生 1 萬 8 千件醫療糾紛，故醫病關係也越來越緊張而嚴重化，《醫療糾紛處理及醫療事故補償法》盡速公平完善之立法，刻不容緩！

臺灣不幸已成為醫學中心世界最密集濫設之地，目前已高達 22 所，而且南北醫療資源分布嚴重失衡，造成重北輕南的畸形病態現象。最令人

詬病的是，血汗醫院開始流行，外、內、兒、婦、急診及麻醉六大科嚴重醫師荒的畸形現象叢生，嚴重威脅國內醫療品質水準，及全國病患之安全目標與指標！

2012 年初臺大醫院發生轟動國際之愛滋病患者誤判的內臟移植 5 活體公共安全事件，以及 11 月中旬亞東醫學中心之核磁放射治療室火災慘案，一連串國內醫學中心接連發生涉及國內病患安全通報警訊，暗示臺灣醫療崩盤危機已展現出來了。是故，政府宜迅速通盤檢討衛生福利部組織架構（圖 4-6），以因應未來衛生福利部之完善規劃。

關於醫療知識及醫療法律，本書提供兩岸四地中的臺灣地區五大主要醫療專業公會（表 4-8），作為諮詢服務的平台。

表4-8　臺灣五大醫療專門職業公會全國聯合總會

職業別	理事長	地　址	電　話
醫師公會全聯會	蘇清泉	台北市安和路一段29號9樓	(02)2752-7286
藥師公會全聯會	李蜀平	台北市中山區民權東路一段67號5樓	(02)2595-3856
牙醫公會全聯會	黃建文	台北市復興北路420號10樓	(02)2500-0133
中醫師公會全聯會	孫茂峰	新北市板橋區民生路一段33號11樓之2	(02)2959-2499
護理師公會全聯會	盧美秀	台北市承德路一段70之1號14樓	(02)2550-2283

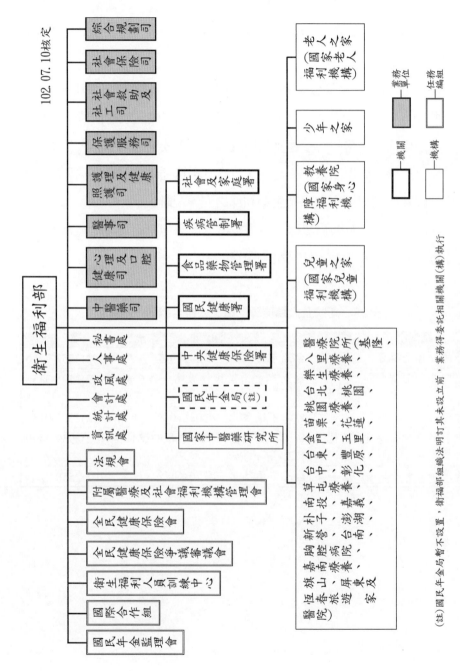

圖4-6 衛生福利部組織架構圖

(註) 國民年金局暫不設置，衛福部組織法明訂其未設立前，業務得委託相關機關(構)執行

第五章　國際醫療社會保障與醫療品質

第一節　醫療社會保障論

　　人生生老病死必經之旅程中，醫療社會保障及保健制度實爲近代人類生活福利不可或缺的重要施政議題。地球社會自從歐洲文藝復興運動之後，實證醫學與現代醫療開始蓬勃發展，顯微鏡的發明，開啓細菌生物科學的革命性領域，也開拓抗生素及免疫病理新知識的發明，加上英國產業革命帶來改變人類生活方式及經濟飛躍式的進展，催促了各國政府普遍重視健康及防疫公共衛生的重要性。

　　19 世紀中葉，德國首先開啓重視國家社會保險制度的先河，俾斯麥鐵血宰相先見之明的施政，重視「預防重於治療」之社會預防醫學施政概念，爲德國帶來世界最頂尖醫學先進國家之美譽，諾貝爾生理醫學獎從 1901 年首屆至 1910 年爲止，德國醫學學者 Behrring（白喉抗毒血清療法）、Koch（肺結核疫苗療法）、Ehrlich（免疫化學療法）、Kossel（細胞化學），高達 4 位榮獲該獎殊榮，即可知德國人對尖端醫學創新研究的功力，及對世界醫學之貢獻。

　　德國人創新醫療保健保障的新思維，點燃並引發全球各文明國家陸續建立國家醫療保健制度。工業化國家中，以全民健康保險（National Health Insurance）成爲最普及化的醫療保健體系。醫療保健對象與醫療照護成本，成爲全民健康保險體系兩項最重要的議題與焦點。澳洲與加拿大之全民健康保險特色，對照英國與紐西蘭之全民健康服務（National

Health Service），形成有趣的對比，及探討研究的新焦點議題。

英國之全民保健服務體系下，醫師成爲勤務醫的公醫制度，其獲取之薪資或按人數計費的支付，而非按服務收費方式。它的優點是，費用明顯較不昂貴，此外公平診治每位患者，使其享受相同之健康服務項目。負面缺點是，患者有時只能被安排任意的醫師診治，而不允許患者有自主選擇醫師之權利。所以，英國之心臟冠狀動脈繞道手術只有昂貴醫療惡評之美國的 1/6，而且類似臺灣、中國等濫用電腦斷層掃描，高價高收費儀器之情況，也幾乎很少出現。

從英國、紐西蘭等國，遠比美國有較佳之長壽健康紀錄，可以得到重要的啓示，那就是過度依賴高價診療儀器，甚至濫用，倒不如強化醫師個人診斷技術的功力還比較重要，至少這是有效抑制醫療費用暴漲的關鍵核心問題。

日本之分散化國家醫療政策計畫爲其特色之一，日本全國醫療支出占其 GNP 之 7%，相當於美國醫療支出之五成。但日本是全球平均餘命最高最長壽的健康大國，嬰兒死亡率也是全球五大最低國家之一。

日本之國立大學附屬醫院、醫學中心等級醫療機關與國立病院，主要從事尖端及難治疾病醫療臨床研究爲主，絕對不像臺灣反其道而行，不論大小疾病患者一律來者不拒，教授級醫師每天忙於浮濫超收門診病患看病，而不將心力全神專心於創新醫療研發，功利主義商業醫療氣氛濃厚，每年只會花費國家稅金從事醫療硬體建設，醫院盈餘收支帳目絕不公開是否回饋國家社會，這也是世界最多人口之華人，從未獲得日本「國際生物」學獎、德國「科赫」醫學獎、美國「拉斯卡」最高醫學獎，甚至於世界最高榮譽之「諾貝爾」生理醫學獎的最大原因！但臺灣醫界仍習慣於自誇自讚，自詡擁有全球最佳、最廉價之醫療保健服務。

瑞典擁有理想之全民健康保險與全民健康服務的混合型式，是眞正社

會化的醫療保健體系。瑞典醫療體系類似英國式之全民健康服務系列的公醫制度，除了特定之私人醫師按政府規定之服務收費外，大部分皆由市議會經營的醫療機構所聘雇之醫師負責國民醫療。在瑞典所需要的醫療，一般可以免費取得健康服務，這是瑞典所以有高昂繳稅方式，以支持醫療保健體系的原因之一。瑞典國民壽命也較美國長壽，嬰兒死亡率只有美國之一半，而且毫無美國式或臺灣式、中國式貧富懸殊之重大社會問題！

南非為非洲最現代化之代表性國家之一，1994 年終止白人統治至今，南非之醫療制度仍未統一而分成：①白人為白人服務，黑人為黑人服務，其他族群服務其他族群之方式；②白人之服務收費方式及黑人等弱勢族群之公共救助方式；③西方醫療之都會區方式及黑人對象偏重民俗療法之郊區方式。此種國民平均壽命不長，為肥胖、性病、慢性病特多的民族，醫療保健體系急待整合改善之。

肯亞於 1950 年代英國殖民時期，所建立之以都市醫療機構為主的國家醫療體系，地域醫療偏差水準相差嚴重。雖然公共醫療免費提供，但也有特殊情況會收診察費及藥劑費。愛滋病等性病、瘧疾等傳染病與慢性病等，是造成肯亞國民平均壽命不長的重要原因之一，男性為四十六歲，女性為四十七歲。

沙烏地阿拉伯擁有公共醫療保健及私人付費醫療服務制度。豐富之石油收入，足以引進八成之外國醫師、藥師、護士，政府以公立醫院免費看病制度，引進現代化的高品質醫療設備服務，而且普及於都市區及廣大之沙漠郊區。若特殊治療需要到國外就診時，政府將支付病患及至少一名家屬之全部費用。為了滿足伊斯蘭國教特質之女性醫療服務需求，目前正積極於 5 所醫學院及護理學院，高度優先培育近五成之女醫，目前國民平均壽命，男性、女性均已接近七十歲大關，但嬰兒死亡率依然偏高。

俄羅斯以施行全民免費之醫療服務體系為主，但仍存在送紅包以獲得

更好醫療照顧之蘇聯商業醫療化現象。從初級醫療診所至高層級轉診及住院之「科層制醫療服務系統」，主要依賴全國高達 3/4 女性醫師支撐，男性醫師大都從事學術醫學研究。酗酒形成心臟病流行，影響國民平均壽命降低，男性六十二歲，女性七十二歲左右。

波蘭 1998 年建立全民健保制度，允許醫師私人開業之私營、國營、宗教性等多元化醫療體系，但經濟問題及肺結核、肝病、心臟病、癌症死亡率高，嚴重影響不到七十歲之國民平均壽命。

第二節　醫療社會保障國際比較

人口	面積	高齡比率	醫療保險制度	年金保險制度	護理福祉制度	兒童福祉制度	公共衛生政策
美國 2.9764億人	962.9萬平方公里	15%	先進國中唯一無全國性公共醫療保障制度的國家，但自歐巴馬總統上任之後，保健法正式實行。管理醫療型保險（HMO & RPO）及解決近二成普及5000萬人口之醫療保險不適用的健康問題，1997年州主導之兒童保險計畫（CHIP）創設。	從僱主、自營業者、被用者徵收之社會保障稅（稅率12.4%）作財源，從2003年至2027年支援六十七歲以上之老齡年金的支給。支援本制度之法律要法退職者被所得保障法（ERISA）及國內歲入法（IRC）。	長期照護理經費比例，可列入醫療費，報稅控除對象，於1996年8月立法改正。	保育定額補助金（CCDGB）統合4種類保育照護、補助金擴大立法改善。依國內歲入法，勞動者保育必要經費，最高30%可以報稅控除。	美國社會保障制度透過1997年總統社會保障諮詢委員會「開始調整相關政策。包括Medicare（包含OASDI）及Medicado（低所得者補助醫療）與SSI（補足之所得保障）TANF（貧困家庭一時扶助）4大類為主。2000年完成「Healthy People 2000」之保健成政目標後，目前全民保障之健保法之合法性釋憲紛爭目前正進行中。

（續）

人口	面積	高齡比率	醫療保險制度	年金保險制度	護理福祉制度	兒童福祉制度	公共衛生政策
澳洲 2,200萬人	769.2萬平方公里	14%	1984年2月實行全民醫療保障制度。門診之醫療費個人負擔85%政府負擔，每次門診上限50.1元，公立醫院指定醫師診療，住院費醫療由國家負擔。有自己指定之醫療費25%由自己負責，國家支付75%。	2014年為止女性六十一歲與男性六十五歲，由年齡變成之所得相同，但依個人所得及資產規定。有減額老人以男性平均薪資25%（年老9千元）；老年平均40%（年間1.5萬元）付。	分成大設施照護及地域在宅照護二種。政府補助金之支援：①護理體制提供照護（24小時護理護）；②提供打掃洗衣給食等家事服務於自家宅。	1972年成立兒童福祉法，1988年依邦州政府兒童福祉政策略，擴大補助經費支援之。	美國保健醫療費支出占GDP比例，個人支出最高，是全球相關之最高，美國醫療費用之嚴重，顯示支出醫療費之嚴重印度過重問題。 社會保障制度包括：①所得保障（年金、生活津貼）；②醫療照護（醫療保障制度）；③社會福祉（高齡者福祉制度（障害者福祉、兒童福祉）護、兒童福祉）三大類。新生活津貼（二十一歲以上六十五歲以下失業者，單身無小孩者每二週323.4元）

（續）

人口	面積	高齡比率	醫療保險制度	年金保險制度	護理福祉制度	兒童福祉制度	公共衛生政策
法國 5,993萬人	55.2萬平方公里	22%	1999年3月法國留外居久人及未久居之疾病之保險法國人民皆保險「住民」立法。1984年導入總額預算制,調降醫療費之增加。保險給付還償基本支付制度,入院等情況;直接向醫療機關償還費,償還率70%(醫藥品65%)。	2008年25年滿領改正立法年金法。	1997年1月高齡者護理法立法。縣級政府可支付低收入者給護理服務機關經費。	家族、生產保險(CNAF管轄)及未加入該保險之貧困者皆可適用之社會救助制度。家族津貼給付予所有扶養2人以上小孩之家庭(每月給付小孩2人以上家庭687法郎)。依勞動法,第一胎及第二個小孩,生產日前6週及生產後10週,共16週生產休假。	青年者津貼(十六歲至二十四歲之全時工學生,或部分打工學生滿二十一歲未滿,對象為單身者為獨居,每二週265.5元)中央保健部指導管理:①保健;②醫院;③醫藥三部門。地方保健局及縣級管理衛生、預防、產婦、幼兒等範圍。各地方自治體普設公立醫療科科與保健中心及老人長期護理&非住宿護理設施。社會保險費以營保險制度為基本。(續)

法國社會保險費率

	使用者	被用者	計
疾病保險	12.8%	0.75%	13.55%
高齡保險	8.2%	6.55%	14.75%
家族津貼	5.4%		5.4%
合計	26.4%	7.3%	33.7%

人口	面積	高齡比率	醫療保險制度	年金保險制度	護理福祉制度	兒童福祉制度	公共衛生政策
8,306萬人	35.7萬平方公里	17%	德國分成農業者疾病保險及其他一般保險制度。但公共醫療保險只占全國民約九成。醫療給付、預防給付、醫學復健給付、在宅復健及護理給付，以現物給付為原則。醫院及藥劑給付率十成，入院付給原則。醫療給付率約七成，一部分自己負擔。	勞工保險及職員保險強制加入保險費19.5%（1999年），自營業者自由加入。原則以六十五歲以上為高齡年金，年領範圍。對所得可領年金之比率約70%。	1994年創設，在宅服務1995年4月開始，保險費率1.7%。公共醫療保險加入者。	兒童津貼凡十八歲以下兒童皆支付之，女性凡1週未滿19小時就業者，至二歲止可領育兒津貼。	運基礎，但亦宁大面臨改革階段。 最低生活費扶助（RMI）（單身2502元，夫妻3753元）／國家負擔家族津貼公庫二十五歲～六十五歲為對象 速帶高齡年金（MV）／單身年收限度4.3萬元以內，可領4.2萬元 速帶失業津貼（ASS）／月額最高2473法郎 1883年世界開名俾斯麥疾病保險法被實行。現在有勞動災害保險、失業年金及醫療、年金、護理5種保險。醫院分公立醫院、法人醫院、私立醫院3種類；開業醫、一般分專科醫。德國為醫齒醫醫分業制度世界之典範國

設立保育服務（未滿3歲小孩托兒所，5歲以下保育所）。

（續）

人口	面積	高齡比率	醫療保險制度	年金保險制度	護理福祉制度	兒童福祉制度	公共衛生政策
			保險率，1998年以後全國疾病金庫13.61%。				家之一，藥師、社會地位崇高，與病醫師、律師三足鼎立。
英國	24.4萬平方公里	18%	免費醫療服務（NHS）制度，必須接受登記有案之一般家庭醫療（GP）診療，必要時再由介紹專科醫師受診。1991年政府之NHS效率化政策，確立GP至少照顧全國半數以上人口之醫療問題，以及創設兒童市場制度。NHS改革內有內部市場制度。之後不斷改革1999年加強Primary care group制度之移行。NHS國民保健服務之改革由1979年柴契爾首相開始。	除無所得及一定額所得以下除外，所有義務教育終了年齡以上就業者，皆有加入國家退職基礎年金。六十五歲起給付，一般為64.7英鎊（每週），扶養之妻38.7英鎊（每週）、八十歲以上及扶養兒童者增額給付。1998年為提高低所得給付之國家第二年金創設。	NHS提供之醫療服務及地方公共社會福祉團體之社服務兩大類。NHS之在宅服務以訪問照護、地訪健指導為主、公共團體服務及給付護理服務及給食服務為主。被政府提供費用住院、但入住療養資產調查。居家服務亦免費。	兒童津貼針對一第一個小孩為每週13.95英鎊，第二個小孩9.30英鎊，全力支援200萬單親家庭。	1948年先進國率先創設之NHS（國民保健服務，所有疾病包含疾病預防及復健之綜合性醫療服務提供，原則是主要就業者負擔之國民保險的保險費，部分也支援NHS。國庫原則負擔國民保險所需經費民保險制度費不足部分。英國引進外國醫師於2005年高達執業醫師總數之32.1%的47,725人。

（續）

人口	面積	高齡比率	醫療保險制度	年金保險制度	護理福祉制度	兒童福祉制度	公共衛生政策
瑞典 985萬人	45.0萬平方公里	19%	醫療保險在疾病及受傷時，依社會保障所得支付所得的人成給付。門診診療自己負擔經費，初診起12個月內900瑞典幣，藥劑費自己負擔領1300瑞典幣。	年金有公共年金、協約年金及個人年金3種。2001年起新年金制度，支給年齡六十五歲開始。	1994年實施特定機能障害者支援服務及相關法律。1998年國會通過國民高齡者照護計畫行動計畫。	育兒休假之保障，可從國家領取社會保險法最長450天之雙親津貼。為經濟援助有小孩之家庭（十六歲未滿的兒童津貼），1998年增多子增額給付之。	1992年設立之國立公共衛生學校，配合大學事及保健中心從事國民公共衛生之及健康水準增進之研究調查，預防醫學健康教育。聯合國1990年起依人均壽命率準、教育水準、成人識字率及GDP等指標發布「人類發展指數」（Human Development Indices; HDI）依此資訊公開全球最適合人類居住之國家（人間天堂）： 1.日本　6.荷蘭 2.澳洲　7.愛爾蘭 3.加拿大 8.盧森堡 4.瑞典　9.挪威 5.瑞士　10.冰島

（續）

人口	面積	高齡比率	醫療保險制度	年金保險制度	護理福利制度	兒童福利制度	公共衛生政策
中國 12.9810億人	957.13萬平方公里	13.7%	都市勞動者基本醫療保險制度（事業主負擔賃金總額6%，勞動者支付賃金2%）及醫療給付由基金支付平均賃金10%至4倍的經領。中央十二五改善對策執行中，應可改善占七成人口之農村醫療水準及設備。	企業勞動者基本養老保險制度及公務員養老保險，併用補充養老保險。個人型老年保險，企業主支付賃金給付及醫療給付平均為賃金10%至4倍。由基金支付15年以上，男性六十歲、女性五十五歲以上，從基礎年金支付20%。公務員養老保險制度之給付標準收入之60%～90%。	六十五歲以上人口1.7億人（人口比12%），2040年將高達4億人。1996年老年人權法成立，明定家庭扶養之義務。1990年制定老者保障法，定老者保障基礎，全國老者人口高達7000萬，為焦點。國營衛生社會救濟等關鎮鄉村執行之保障制度（食、住、醫療、衣、葬5種保障），每人平均年領856.9元人民幣。	約以每年增加1300萬人口，目前世界70億人口中，中國人口達13億8千萬人。積1996年老年人權法成立，高達13.36億（1997年），「一子生育政策」。人口自然增加率由1970年25.83‰降至1997年10.06‰。但高齡化危機，一子人口政策和對生育政策之緩和，地區已有緩和對策，第二子生育政策，可被承認。	國務院衛生部及23省、5自治區、4直轄市之省市縣衛生局，配合市直轄省立醫院、部直轄大學附屬醫院、科與地區醫院、鄉鎮衛生院及村衛生室等層級達六成。公立醫療高達六成（病床七成），非正規鄉村醫師近百萬人。全國醫師已近220萬人（每10萬人口170人），1998年成立醫師法，非正規鄉村醫師近百萬人。農村醫療健保水準設備之補強。每人平均住院日數約14日，農村地區每一人口千人病床數不到3床，平均住院日問題最嚴重。

（續）

	人口	面積	高齡比率	醫療保險制度	年金保險制度	護理福祉制度	兒童福祉制度	公共衛生政策
韓國	4,860萬人	9.9萬平方公里	9%	1977年創設醫療保險制度，1999年以上一年居住一年及其成年子女，與全國民保險之對象。1999年未成年國民皆納入適用保險之對象。診療費之一部分（入院時20%，門診依醫院等級30%～55%）由患者本人負擔。相對於診價報酬價值體系（點數化）之實施，改善對策。	1995年包含農漁民年金、公務員、軍人、私立學校教職員、公司員工、臨時就業者、自營業者，皆納入國民年金制度內。	2022年14%超過之高齡人口社會，低所得之預測下，正擴大至一般高齡人口，來老人10年補助計畫已進行中。	2020年兒童人口減至21%之預測中，家庭保護兒童及意外發生等對童福祉政策要執行中。	中央衛生福利部力行Primary Healthcare Post（PHP）設施，執行全國性預防醫學服務及簡易治療行為業務。保健醫療服務部門人成是私人間設施，為避免患者小病有至大醫院掛名號，嚴限患者先至地區醫師受診，必要時才介紹至專門醫院之「患者介紹制度」於1989年實施。
印尼	2.348億人	190.5萬平方公里	6%	1992年健康維護保障法（JPKM）下，1997年16個團體與各事業得證照，與少數加入	1992年勞動者社會保障法制度下，僱主在支付新台幣元公司，有加入	公立高齡者設施45所，提供收容服務及給付護理經費。	公立設施33所、民間730所執行復健及技術訓練，但無兒童津貼給付制度。	保健部下設27州、各州、各縣、市設立衛生事務所，縣、市設立保健局，郡單位給設健所，及支所。

（續）

（續）

	人口	面積	高齡比率	醫療保險制度	年金保險制度	護理福祉制度	兒童福祉制度	公共衛生政策
				…業公司機關依所定額度合約，支付保健醫療費。	五十五歲以上定年者可享有給付權利。公務員（含軍人）及退休者有「公務員健康保險制度」，由國營印尼健保公司執行。			印尼之私立醫療設施幾乎集中於大都市，服務當地富裕層國民，大都過度依賴公立醫療機關。
泰國	6,979萬人	51.3萬平方公里	7%	1990年社會保障法成立，1998年底事業10人以上加入制度主任意加入下，557萬人加入，可接受醫療機關如大學醫院、專科醫院等900設施之診療，配合設施所擔私人醫療初期當性臨床醫療。	1998年社會保障法執行後，15年繳納保險費者，在五十五歲可給付之。	1997年老人之家社會16所提供服務，利用者達47萬人。	1997年兒童福利者約萬人（障害人、利用老人福利者等）。兒童福祉設施，幼兒院等）。	保健部及縣、郡保健所與農村保健志工（VHV），執行母子保健、家庭計畫、感染症對策、健康教育等初期醫療業務。

人口	面積	高齡比率	醫療保險制度	年金保險制度	護理福祉制度	兒童福祉制度	公共衛生政策
日本 1.2780億人	37.78萬平方公里	23.3%	1961年代確立國民皆保險制度。國民醫療保險、健康保險診療費，自己負擔保險30%之健康保險制度費施。健康保險費標準為月額之8.5%，特別獎金險費為年終獎金1%。	1959年成立國民年金法，建立國民皆年金體制（厚生年金、共濟年金、國民年金）。厚生年金之老齡年金支付年齡六十五歲起，領15.9萬圓支給國民年金13,300圓月領，厚生年金標準之保險費標準月額為17.35%。	1997年12月護理保險法成立2000年4月護理保險制度實施。共同照護理費740圓老人保健設施護理費6萬圓（每月）。世界老化最快速國家，目前超過六十五歲老人，已達3千萬人，超過臺灣總人口約1.25倍，近百歲人口高達萬名。	1947年兒童福祉法成立，兒童扶養津貼法（1961年）規定一人津貼額42,130圓。1999年設立緊急保育對策。	1938年紐西蘭於全球率先實行社會保障法，日本也於1960年在亞洲第一個成立國民皆保險法律，成為世界最長壽及醫療最先進國家之典範。

日本人口推移

日本人口增減數

（續）

人口	面積	高齡比率	醫療保險制度	年金保險制度	護理福利制度	兒童福利制度	公共衛生政策
日本 1.2780億人	37.78萬平方公里	23.3%	1927年日本成立醫療保險制度，1961年開始全民健保制度，2007年99%國民擁有健康保險。財源自政府預算（32%），雇主及個人支付保險金（53%），及病患自己負擔（15%）。全民健保3種：①國家主保險；②老人保險；③七十五歲以上基本醫療（Primary Care）之給付較多醫療（Specialty Care）之給付高，故多數人	日本有數百家保險管理機構（Sickness Fund）管理。2007年健保制度，國家保險（EHI）、國家保險（NHI）、老人保險（HSE）3種保險。受保者之保險金取決於個人收入之多寡而定。承保之保險同一保險機構皆同之管理機構相同，故老人保險管理受保人無影響。日本住院資源及給也受影響而減少，2000年前每萬人147床已在6年內降至140床。	2000年日本提供長期照護保險（LCI）。其目的為減輕一般家庭照護老人之負擔，整合社會健康福利，並讓社會福利財務政策公平公開透明化。最大標的解決長期住院長期醫療過多花費用之防止。及日本在先進國家醫師唯一之問題解決。規定四十歲以上國民必須支付保險金，六十五歲以上受保人自己要負擔領10%，本長期照護保險費用2050年將達用	日本人成為醫院為立二成則是大型公立醫院；也提供門診及長期照護服務，此與歐美之大型醫院只提供醫療，並社會福利、急診與手術服務大不相同。兒童保健福利財務政策公平公開透明。最大標的解決童保科在私立醫院診所相當普及化。5年前日本平均有216位醫師、76位牙醫、186位護士、936位護士。國日本擁有全球最高之門診使用率（Physician Visits）及最低之嬰兒住院死亡率也是先進國家OECD中最低	日本以德國模式，為亞洲最早實施國，為世界市場第二大醫療費占總GNP之8%，其為美國16%的一半。日本為全球擁有最多台核磁共振攝影機（MRI）及電腦斷層掃描儀（CT Scanner）之國。為全球最多全球平均壽命國家八十七歲，男性八十歲，也是全球老化速度先進日本醫療費用（NME）約占GDP 8%，人口

（續）

人口	面積	高齡比率	醫療保險制度	年金保險制度	護理福祉制度	兒童福祉制度	公共衛生政策
			均注重專家醫科以增加收入。		GDP之4%左右。	的使用及促進學名藥分業之使用及必行。	嚴重高齡老化、科技診斷之進步、慢性病流行與治療等造成醫療與醫療資源派的有效控制，實行家庭醫師轉診制度（Gate Keeper）普及化，整合醫療資源效率化、依賴實證醫學研究選擇最經濟之醫療服務。
臺灣（ROC）2,388萬人	3.57萬平方公里	12%	2013實施6類6級二代健保費率為4.91%，並於2013年起針對78%民眾取消。補充保額差率補貼。補充保費，如股利、租金收入及利息所得之費率2%，政府負擔由33.6%提高至36%。英國式Primary Health Care制度之	2013年臺灣年金制度改革年啟動。國民月薪4萬100元以下收入的民眾，繳交之一般健保費將提高每人每月保費21～44元。全國受僱就業者846萬人，月薪高達84.6萬人以下者高：3萬以下者	政府仍無老化之有效對策。理福祉由私人民間機構參差不齊設施，維護老年人口的管理。日本方式之護理福祉政策值得學習。21世紀中葉是老人醫療臨床的流行時代，	首從一高風民族性，繼流行23所醫學中心，卻難於吸引世界各國民族的就診，目前未被公認為無一所國際級名醫往診世界要名流。荷蘭福祉制度荷蘭式家庭分級初級家庭醫療制度。轉診分級醫療制度水準Medical Center。花費錢之國立大納稅之國立醫學及公醫學及公學及	全球藥品冠於世界。健保刻政包賣夫財團，不嚴實賣賣行式GPS之健保制度，即將破產崩盤！為臺灣醫療之醫療改革，去醫院丟掉徹底改革，健保局始終無力

（續）

人口	面積	高齡比率	醫療保險制度	年金保險制度	護理福祉制度	兒童福祉制度	公共衛生政策
			家庭醫師及轉診制末能施行，同問題多。2013年臺灣密度最高23所世界之醫學中心，且重北輕南呈現醫療重胸形輕轉診國家醫療體制度。應學習新加坡大學附設醫院（NUH）及陳篤生醫學中心（TTSH），共同設立「國際病人聯絡中心」（IPLC），致力於有水準之國際醫療。	更高達352.8萬人，近42%上班族月薪不到3萬，且越窮越忙問題現呈越來越嚴重歷童，碩士高、博士居高不下、大專畢業者7.7萬人，全國共達46.6萬失業人口！	臺灣應注重醫生員額諾貝爾獎得主山中伸彌醫學博士之iPS細胞臨床、研發在艱難嚴重醫學生醫療的老人病創新，降低護理醫療經費。	心，應率先作示範，不收一般門診患者，而專心急診住院及治療臨床、全力創新臨床研發世界性創新醫療及再勿再設全台兒童醫院。	住在西亞之最學中心，馬來西亞王子醫學中心（PCMC）引進維也納大學團隊、超越臺灣研究速度，提升醫學研究及臨床國際化水準。 臺灣應加坡，引進文明先進國家之教育醫學研究技術，及世界一流臨床教授軟體人材、改善解決外、內、婦、急診兒、麻醉六大科嚴重醫師崩盤的嚴重問題。1998年高等教育優於臺灣的新加坡，創設 Singapore John Hopkins Mdeical

（續）

人口	面積	高齡比率	醫療保險制度	年金保險制度	護理福祉制度	兒童福祉制度	公共衛生政策
加拿大 3,347萬人	990萬平方公里	14%	加拿大政府與醫療協會協商議價，以全民健保給付醫師費用。以公共財支付私人健康照護輸送系統。州政府健保給付24%，其中私人負擔30%。1984年通過Canada Health ACT，限制醫師不得反超收醫療費用上限經額，但加拿大的缺點是候診，	政府之健康照護經費地方為44%，私人地為1%。工人年金及健保送人年及私人健康照護系統。通常雇主支付，並由私人救濟金補助半金各項救濟、齒科等其他服務。方藥、齒科等其他服務。	加拿大健康照護系統，結合「一般性」大眾人口的成本控制。一般性（Universal Coverage）是政府在雙邊協商中，運用影響力以控制醫療護理費用上漲很重要處費用之內力。但加拿大國民付出比美國人高出15～20%的稅，特別當富裕者必交所得近一半之稅給國家。優點不	加拿大嬰兒死亡率及平均壽命皆優於美國。兒童健康福利皆由政府免費提供，世界級臨床小兒醫學中心譽全球。	Center，吸引全球人包括中東病人前來從事難治癌症治療，全力提升新加坡國立大學JCI評鑑合格水準。全球最長壽第一名至日本，分別是日本、瑞典、以色列、加拿大。瑞士。加拿大東部拿大東部容易得癌症，政府認為主因是抽菸比率大高煮因，Quebec十五歲以上抽菸人口為38%。21世紀加拿大人口嚴重老化及稅收不足，健保照護經費負擔越來

（續）

人口	面積	高齡比率	醫療保險制度	年金保險制度	護理福祉制度	兒童福祉制度	公共衛生政策
			時間冗長，容易延誤病情。醫療費支出近10%之GDP，出列名世界第二，導致政府預算及限制健保經費算及醫院、醫師倒閉或合併。		是必直接付錢給醫師等。		越嚴重下，加拿大將面臨如何繼續維持健康照護品質。
荷蘭 1,750萬人	3.7萬平方公里	15%	德國模式健康照護系統，六成人口之公共健康保險系統，強制低收入戶之個人或家庭加入，財源由政府補助與勞方之2.85%與資方之4.95%，約占薪資之8%。	疾病救濟金約8週內支給，之後1年可有七成薪資之救濟補助，35%之健康保險。救濟補助及低收入人口有自費健康保險。童稅及提供社會福利，財富適當分配，明顯降低貧富不均現象。最低收入課稅38.4%，最高者60%。	荷蘭提供牙醫、眼科眼鏡、藥物理、及住院照顧。夫薪資者可領取半年，而後75%薪資最多2年，及領外休假補助金。	嬰兒死亡率為全球最低十大，平均壽命十大優國，列全球十大優國家。兒童福利社津貼給全國額優惠支民眾。	荷蘭之醫師大別為專科醫師及一般科（GPS），GPS扮演健康醫學門員之預防診角色，轉診、專病患業、醫療、專業度得分工制度密切制度值得明發制中末文國度，如臺灣、中國、東南亞及南美、中南落後國家亞洲各落後國家學習。

（續）

人口	面積	高齡比率	醫療保險制度	年金保險制度	護理福祉制度	兒童福祉制度	公共衛生政策
							病患只能選擇一位GPS，故GPS通常平均照顧2,350病患，以次計費病人公立專科醫師為病人。專科醫費包括自費及公費保險病患，前者以次計費，後者採人頭計費制，醫院為非營利目的，每年預算模全基會財務資源。

第三節　臺灣醫療品質強化問題

　　臺灣之中國傳統醫療體系，於 1865 年（清同治 4 年）蘇格蘭傳教士馬雅各醫師（Dr. James L. Maxell）一行人在台南府城看西街開始傳教兼行醫，開啓臺灣西洋醫學之黎明期以後，中醫壟斷全臺醫療市場之局面開始改觀。

　　1895 年清廷於中日甲午戰爭戰敗，雙方簽署「馬關條約」，割讓臺澎給日本之後，6 月 17 日臺灣總督府宣布始政，6 月 20 日「大日本臺灣病院」創設於台北大稻埕千秋街，濱野　昇出任院長，設有醫師 10 人、藥師 9 人、護士 20 人，此即今日「國立臺灣大學醫學院附設醫院」之前身，也是日本號稱 9 所帝國大學之一的台北帝國大學。1896 年 5 月 28 日制定「臺灣醫學規則」，6 月 10 日公布「藥劑師、藥局、製藥者取締規則」，並宣告「公醫規則」，由日本本土高薪聘請醫師 93 人配置全台廣設醫院，爲臺灣實施公醫制度之濫觴。

　　1902 年 8 月 2 日「臺灣醫學會」正式成立，高木友枝擔任會長並創刊《臺灣醫學會雜誌》，目前也是臺灣唯一 SCI 承認的國際公認醫學期刊，臺灣光復至今國人仍無力自創 SCI 承認之醫學專門期刊，值得努力與反省。以上臺灣之現代化醫學教育及現代化醫院與最起碼應具備水準之醫學期刊於焉誕生。

　　當然，與健康息息相關之居住環境品質，與上下水道艱巨大眾衛生工程，也分別由 1898 年兒玉源太郎總督時代民政局長後藤新平醫師，開始臺灣「騎樓」建築文化於臺灣各地建築法令內，對臺灣騎樓建築之觀光、防曬及避雨功能貢獻良多。1896 年後藤新平日本內務省衛生局長，特別邀請英國自來水設計專家威廉·巴爾頓（W.K. Burton），爲臺灣首創淡水及大台北地區自來水建設工程，對臺灣衛生保健貢獻巨大。

　　臺灣光復後百廢待興，由於當時政府著重於反攻大陸之國策下，一切以軍事優先，在「軍公教」之優先順序下，將校級與情報員特務之待遇福利，遠比海外歸國教授學人優遇，即使到現在也是如此，私立大學應用科技教授仍無享受月退俸之應有福利待遇。連公立小學、中學、高中之教職員或公立大學職員的待遇福利都不如！這也是民進黨執政 8 年及國民黨長期執政無法改革的最大敗筆之處。

　　包括榮總及臺大公家醫院之改革，乃從長庚醫院開啓臺灣醫療硬體建築革命之後，榮總及臺大才被迫從事如今之宏偉醫院硬體改建至今。1995年全民健康保險實施，至今納保人口高達 99% 以上，1995 ～ 2005 年間，住院人日數的年增率為 13.3%，急診人次更增加 45.9%，洗腎人次也增加110%。健保局對臺灣醫療體系越來越高的醫療成本，採取許多費用控制手段。最早期是將「論次計酬」逐步改為「論病計酬」，而後採取「總額健保」制。

　　臺灣的男性與女性平均餘命，仍低於 OECD 先進國家之平均值，與先進國較差的美國類似。4.6 的嬰兒死亡率則與先進國類似，但比起世界上嬰兒死亡率最低的日本（每千活產數 2.6），以及與世界最長平均餘命的日本差距高達五歲，表示臺灣的公衛保健仍有待加強改善。

　　臺灣之醫師人力並不缺乏，但平均每個病患之看診時間由 30 秒至 15分鐘不等，醫療品質之粗糙可想而知，衛生福利部並沒有做好把關的監督義務，宜速嚴格限制大型醫院醫師每天不得超過百位的門診數量！

　　根據 WHO & OECD 的統計資料，目前因醫師過剩而呈現嚴重性醫師失業之先進國，包括荷蘭、瑞典、義大利、德國等國，醫師人數每 10 萬人口超過 350 人以上。臺灣醫師不多，但臺灣每年每人平均門診人次高達近 15 次，為澳洲、加拿大、德國、荷蘭、英國之 2 倍，美國的 3 倍，甚至於瑞典的 5 倍以上！

　　歐美各國紛紛減少急性病床供給量，臺灣卻違反國際潮流趨勢，急性病床數逐年上升。諷刺的是，急診科、麻醉科、外、內、兒、婦六大科醫師荒卻越來越嚴重，醫療人力質與量之提升，以及健保局行政功能不彰，實乃急待解決之問題，也是保障臺灣醫療服務品質的重要關鍵。

　　為了功利主義優先，臺灣可以違反世界潮流，民眾可以不需透過基層或家庭醫師介紹轉診，直接就可到醫院找專科醫師就診，毫無所謂之 Primary Care System 的守門人制度（Gate Keeper System），美其名民眾享有自由選擇醫院及醫師之就醫權利。也因為這種畸形醫療觀念，導致 10 年內爆增全球地理密度最多之醫學中心 22 所誕生；模仿先進國家之 Medical Center（醫學中心）創設，卻不思優先專門從事難治疾病治療之臨床研究與創新，教授醫師也被迫每天超額門診看病，搞到過勞死或積勞成疾之案例到處可聞。因為暴利又可以不公開財務上網，眾多擅長超貸財閥政商皆爭先恐後，利用國有地大搞外行的醫療事業等，這也是全球中臺灣獨有的官商勾結特異病態社會現象！

　　美國醫療研究所出版《*To Error Is Human*》（犯錯是人性），書中公開每年美國醫療疏失間接或直接造成死亡人數約高達 9 萬 8 千人，其中有一半以上的醫療疏失是可以預防的，因醫療疏失所支出經費高達近 300 億美元。當然，目前已引起全球對醫療品質及患者安全之成效評估及重視。美國政府醫療照護研究機關（Agency For Health Care Research And Quality）推動醫療品質指標（QI），包含四類指標：①住院病患醫療指標（IQI）；②病患安全指標（PSI）；③預防性品質指標（PQI）；④小兒科品質指標（PDI）。

　　以上指標除以年齡、性別及 All Patient Refined Diagnosis Related Groups 作風險校正外，並經美國國家品質論壇（National Quality Forum; NQF）認可，目前廣為全球醫界普遍認可。

OECD 近年亦開始進行醫療照護品質指標專案（Health Care Quality Indicators Project, HCQI），以進一步建立具有比較基礎之國際醫療品質資料庫，達成各國提升醫療品質並節省醫療支出之目標。OECD 23 國於 6 年前從事相關之國際比較值得參考（表 5-1）。

表5-1　醫療品質指標之國際比較

國家	臺灣	澳洲	加拿大	德國	日本	荷蘭	瑞典	英國	美國	平均值
結腸直腸癌5年存活率（%）	47.8(M)▲ 48.8(F)▲		60.0–	55(M) 56.0(F)	69.5(M) 64.6(F)	56.7▲	58.4▲	57.0▲	64.4▲	58.9▲
追蹤期間	1999～2004		1998～2003	1993～1997	1993～1996	1996～2000	1999～2004	1998～2001	1998～2002	
乳癌5年存活率（F）	75.8▲	86.6▲	86.0–	78.0	83.1	83.3▲	87.0▲	80.0▼	88.9▲	83.6▲
追蹤期間	1999～2004	1998～2002	1998～2003	1993～1997	1993～1996	1996～2000	1999～2004	1998～2001	1998～2002	
子宮頸癌5年存活率（F）	NA	74.6	73.0▲	66.0	70.5	70.4▲	70.7▲	72.0▲	72.0▼	71.6▲
追蹤期間	NA	1992～1997	1998～2003	1993～1997	1993～1996	1996～2000	1999～2004	1998～2001	1998～2002	

註：M：男性；F：女性；▲表示比前期上升，▼表示比前期下降，—表示持平
資料來源：1. 中央健康保險局（2006，1月26日），臺灣結腸癌、肺癌、乳癌5年存活率趨勢。2009年1月12日取自http://www.nhi.gov.tw/webdata/AttachFiles/Attach_13819_1_癌症存活率950112.xls
2. OECD (2007). *Health at a Glance 2007*. Retrieved Jan 12, 2009, from http://masetto.sourceoecd.org/vl=3709374/cl=21/nw=1/rpsv/health2007/1-1.htm

表中我們可以發現兩種癌症存活率，比起美國、日本之結腸直腸癌與乳癌 5 年存活率，臺灣之臨床成績顯然落後很多，從此類之國際比較資訊，可以讓國人可以從客觀公正數字，一針見血深知各國臨床醫療之實力。2013 年 OECD 公布全球國民美好幸福生活指數，東西方國家第一的分別是日本與澳洲。

雖然臺灣有醫療費用支出占 GDP 低比率，及低比率之醫療保險行政管理費用、高度之民意滿意度與低廉醫療健保費用。但是，那是龐大的護

士、藥師及醫師等醫療專業者，在某些血汗醫院犧牲支領低到不能度日之低賤月薪代價所換得之成果，連亞洲四小龍之星、韓、港的薪資待遇 1/2 都不如！這是不幸淪為臺灣醫事專業人員的悲哀，大家都成為血汗醫院暴利老闆踐踏剝削之犧牲品，將考試院國家考試合格證書視如無物地踐踏！

全球推崇行之有年文明的固定專業基層家庭醫師、醫療照護團隊看護全家人健康制度，一定在要衛生福利部成立後付諸實行，才有升格之重大意義！這是提升臺灣醫療服務品質唯一有效的捷徑。

2013 年衛生福利部成立後，首要任務是從 22 所醫學中心，從先進國敦聘 2000 ～ 2012 諾貝爾生理醫學獎具醫師身分得主，及歐、美、日世界級最具代表性醫學中心院長共 10 位，依下述 10 項評選出 12 家「國際級」醫學中心：

1. 尊重充分對患者說明並徵得患者同意之最高原則，以此為主的醫師及醫院。
2. 主治醫師以外之專科醫師見解，理所當然尊重的醫師、醫院。
3. 誠心解救患者病情，且必須顧慮患者住院生活品質之醫師、醫院。
4. 勵行團隊醫療互助，各醫師公正、公開、公平合作無間、密切連繫之醫師、醫院。
5. 患者之病情能以全身各部位綜合考量診斷能力之醫師、醫院。
6. 擁有精確診斷水準及臨床治癒能力之優質人性化環境，有公認受信賴尊敬的良醫陣容。
7. 整體醫療系統（TDIS）完備而氣氛優雅安靜高尚之醫院。
8. 門診治療不會大量投藥及重複給藥，且候診時間短及不胡亂收費之醫院。
9. 具掌握症狀發生病因之判斷能力，團隊專家能集中全力診治高難

度專科醫師群。

10.高度治癒率且有能力提出根治對策，勇於挑戰公開臨床治癒業績於世界之眞正國際級或世界級一流醫療機關。

　　爲了眞正提升臺灣醫療品質，必須從浮濫太多的現有 22 所「臺灣級」醫學中心，破除重北輕南之行政偏見，公平客觀聘請世界醫學權威大師與世界臨床醫療權威大師，蒞臨臺灣公開公正評選 12 家「國際級」醫學中心，敦請總統頒發認證證書。並以專門從事「重症、難病醫療臨床住院研究」爲主，重症轉診爲副（7 比 3）。健保給付特別優惠國際級醫學中心，從臺灣的醫學中心開始改革臺灣的血汗醫院文化。

　　衛生福利部部長另一個重大的使命，就是勿目光如豆，只獎勵先進國兼具外國籍的臺灣海外專科醫師回國執業。而應從更宏觀的國際視野，主動由衛生福利部首任部長，擬定「美、日先進國醫學院臨床教授醫師國內執業特別條例」（詳閱本書第一章第四節），除了強化臺灣生物科技領域之臨床醫學及臨床醫療，迅速具備先進國家實力水準，以早日爭取諾貝爾醫學獎之外，同時解決臺灣外科、內科、婦科、兒科、急診科、麻醉科六大科即將醫療崩壞之醫師荒困境！

第四節　兩岸毒物污染必能改善之衛生健康大國之路

　　我們研究「世界醫療社會特色」團隊，爲了全力協助兩岸能在發展繁榮國家經濟之際，也能同時類似日本、德國兩個世界模範環保大國，同時全力治國建設成爲衛生健康大國之路爲目標非常重要！

　　因爲國家生態環境一旦完全被破壞，很難再恢復原來自然優美乾淨的大地，甚至再花費超越 GDP 數倍之金錢，也難收事半功倍效果。而善良老百姓之世世代代的健康幸福，必帶來毀滅性的衝擊，甚至於國民醫療健

保經費必導致幾何級數之爆增而承受不了，最後反而弄巧反拙，造成國家經濟重創的嚴重危機！

為了未雨綢繆解除兩岸老百姓的生命健康威脅，故我們研究團隊不惜花費重金作慈善功德，發揮學者的專業團結力量，遠赴兩岸大江南北，千辛萬苦為兩岸執政當局，勾勒整理出臺灣及大陸之毒物污染地圖（圖 5-1 及 5-2a、5-2b），目的只有一個，那就是全力協助發揮所學之專業，貢獻作為兩岸政府衛生環保中央機關，施政改善之指針與注意的目標。

因為我們深信，在習主席及馬主席之卓越先知先覺的領導下，不久的將來，上述之環保難題，必能迅速改善而邁向衛生健康大國！

美國今年(2012)華爾街日報曾報導全球有14座危險核能電廠，臺灣4座核能電廠全都上榜。《NATURE》自然權威期刊特別報導全球最危險的三大核能電廠，第一危險是巴基斯坦，第二危險的是臺灣核二廠，第三危險的是臺灣核一廠。

新北市石門區的核一廠及萬里區的核二廠與貢寮區的核四廠，皆位於首都台北市30公里危險距離以內，若萬一臺灣發生核災，600萬人要撤至何處？「環境文教基金會」之監督核廠聯盟的愛國行動，值得連署響應，此為臺灣毒物污染最大隱憂！

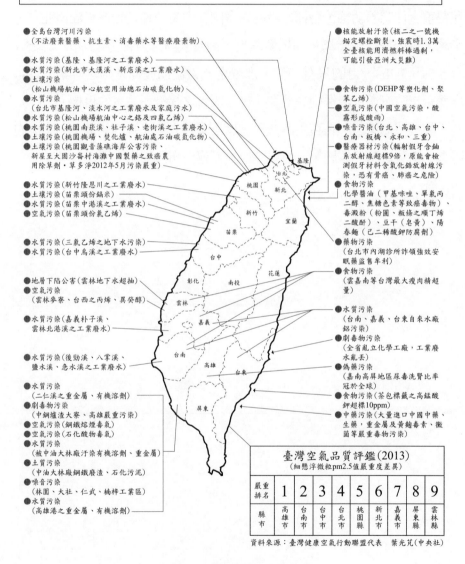

●全島台灣河川污染
（不法廢棄醫藥、抗生素、消毒藥水等醫療廢棄物）

●水質污染(基隆、基隆河之工業廢水)
●水質污染(新北市大漢溪、新店溪之工業廢水)
●土壤污染
（松山機場航油中心航空用油總石油碳氫化物）
●水質污染
（台北市基隆河、淡水河之工業廢水及家庭污水）
●水質污染(松山機場航油中心之鉻及四氯乙烯)
●水質污染(桃園南崁溪、社子溪、老街溪之工業廢水)
●土壤污染(桃園機場、焚化爐、航油處石油碳氫化物)
●土壤污染(桃園觀音藻礁海岸公害污染、
新屋至大園沙崙村海灘中國製藥之致癌農
用除草劑‧草多淨2012年5月污染嚴重)

●水質污染(新竹隆恩川之工業廢水)
●土壤污染(苗栗頭份鎘米)
●水質污染(苗栗中港溪之工業廢水)
●空氣污染(苗栗頭份氯乙烯)

●水質污染(三氯乙烯之地下水污染)
●水質污染(台中烏溪之工業廢水)

●地層下陷公害(雲林地下水超抽)
●空氣污染
（雲林麥寮、台西之丙烯、異癸醇）

●水質污染(嘉義朴子溪、
雲林北港溪之工業廢水)

●水質污染(後勁溪、八掌溪、
鹽水溪、急水溪之工業廢水)

●水質污染
（二仁溪之重金屬、有機溶劑）
●劇毒物污染
（中鋼爐渣大寮、高雄最重污染）
●空氣污染(鋼鐵熔煙毒氣)
●空氣污染(石化酸物毒氣)
●水質污染
（被中油大林廠汙染有機溶劑、重金屬）
●土壤污染
（中油大林廠鋼鐵磨渣、石化污泥）
●噪音污染
（林園、大社、仁武、楠梓工業區）
●水質污染
（高雄港之重金屬、有機溶劑）

●核能放射汙染(核二之一號機
錨定螺栓斷裂，強震時1.3萬
全臺核能用濟燃料棒過剩，
可能引發亞洲大災難)

●食物污染(DEHP等塑化劑、聚
苯乙烯)
●空氣污染(中國空氣污染，酸
霧形成酸雨)
●噪音污染(台北、高雄、台中、
台南、板橋、永和、三重)
●醫療器材污染(輻射假牙含鈾
系放射線超標9倍，原能會檢
測假牙材料含氧化鋯放射線污
染，恐有骨癌、肺癌之危險)
●食物污染
化學醬油（甲基咪唑、單氯丙
二醇、焦糖色素等致癌毒物）、
毒澱粉（粉圓、板條之順丁烯
二酸酐）、豆干（皂黃）、陽
春麵（己二稀酸鉀防腐劑）
●藥物污染
（台北市內湖診所詐領強效安
眠藥盜售牟利）

●食物污染
（雲嘉南等台灣最大瘦肉精超
量）

●水質污染
（台南、嘉義、台東自來水廠
鋁污染）
●劇毒物污染
（全省亂立化學工廠，工業廢
水亂丟）
●偽藥污染
（嘉南高屏地區尿毒洗腎比率
冠於全球）
●食物污染(茶包標籤之高錳酸
鉀超標10ppm)
●中藥污染(大量進口中國中藥、
生藥，重金屬及黃麴毒素、黴
菌等嚴重毒物污染)

臺灣空氣品質評鑑(2013)
(細懸浮微粒pm2.5值嚴重度差異)

嚴重排名	1	2	3	4	5	6	7	8	9
縣市	高雄市	台南市	台中市	台北市	桃園縣	新北市	嘉義市	屏東縣	雲林縣

資料來源：臺灣健康空氣行動聯盟代表 葉光芃(中央社)

圖5-1　臺灣毒物污染地圖

大陸PM2.5濃度分布圖
33城市嚴重污染空汙擴散沿海 (2013 chinatimes)

○ 重度污染(251~300)　● 嚴重污染(300以上)

資料來源：大陸城市空氣品質發布平台

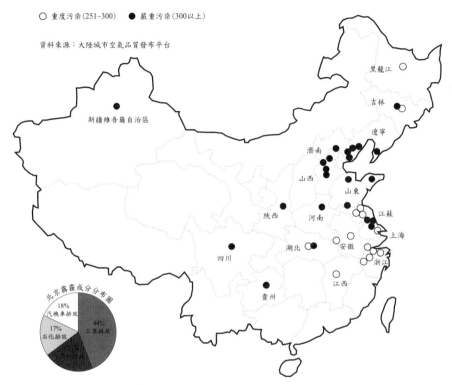

英國《金融時報》報導指出，儘管中國有環境保護和溫室氣體排訪的法規，但是現在仍是地球上環境汙染最嚴重的國家，主要原因在執法不力，再加上許多官員將經濟成長作為主要目標，環保問題因而退居其次。

中國政府習主席正積極改善嚴重之國土立體(空氣、水質、土壤)污染。首都北京及武漢、上海、天津等為大陸空氣污染「名城」而聞名世界。新國家主席習近平必定會以「預防重於治療」最高醫學原則，於任內解決世界環境汙染最嚴重之治國問題。

另一方面，關於水質污染問題，中國118個城市之地下水清潔的城市只有3%。中國國務院決定實施「最嚴格水資源管理制度考核辦法」，以防止大陸水質污染演變成中華民族14億人口健康重大災難危機！因為657個中國城市中，有超過400多城市是以地下水作飲用水。

圖5-2a　大陸空氣污染圖

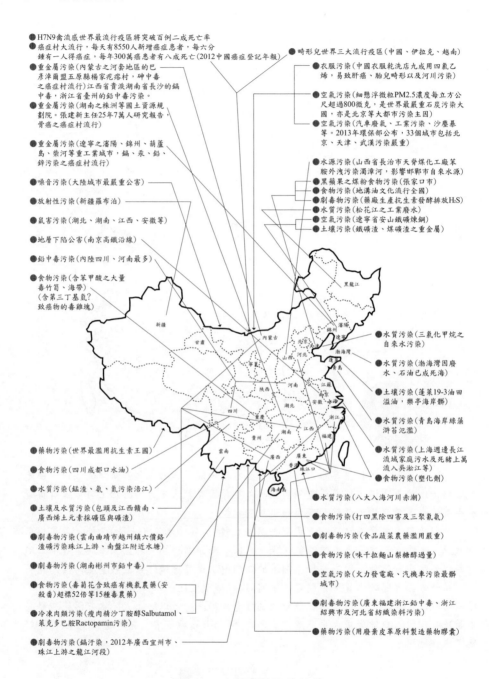

●H7N9禽流感世界最流行疫區將突破百例二成死亡率
●癌症村大流行，每天有8550人新增癌症患者，每六分
鐘有一人得癌症，每年300萬癌症患者有八成死亡(2012中國癌症登記年報)
●重金屬污染(內蒙古之河套地區的巴
彥淖爾盟五原縣楊家疙瘩村，砷中毒
之癌症村流行)江西省貴溪湖南省長沙的鎘
中毒，浙江省臺州的鉛中毒污染。
●重金屬污染(湖南之株洲等國土資源規
劃院。張建新主任25年7萬人研究報告，
骨癌之癌症村流行)
●重金屬污染(遼寧之瀋陽、錦州、葫蘆
島、柴河等重工業城市，鎘、汞、鉛、
鋅污染之癌症村流行)
●噪音污染(大陸城市最嚴重公害)
●放射性污染(新疆羅布泊)
●鼠害污染(湖北、湖南、江西、安徽等)
●地層下陷公害(南京高鐵沿線)
●鉛中毒污染(內陸四川、河南最多)
●食物污染(含苯甲酸之大量
毒竹筍、海帶)
(含第三丁基氫?
致癌物的毒雞塊)

●畸形兒世界三大流行疫區(中國、伊拉克、越南)
●衣服污染(中國衣服乾洗店九成用四氯乙
烯，易致肝癌、胎兒畸形以及河川污染)
●空氣污染(細懸浮微粒PM2.5濃度每立方公
尺超過800微克，是世界最嚴重石炭污染大
國，亦是北京等大都市污染主因)
●空氣污染(汽車廢氣、工業污染、沙塵暴
等。2013年環保部公布，33個城市包括北
京、天津、武漢污染嚴重)
●水源污染(山西省長治市天脊煤化工廠苯
胺外洩污染濁漳河，影響邯鄲市自來水源)
●黑蘋果之煤粉食物污染(張家口市)
●食物污染(地溝油文化流行全國)
●劇毒物污染(藥廠生產抗生素發酵排放H₂S)
●水質污染(松花江之工業廢水)
●空氣污染(遼寧省安山鐵礦煉銅)
●土壤污染(鐵礦渣、煤礦渣之重金屬)

●水質污染(三氯化甲烷之
自來水污染)
●水質污染(渤海灣因廢
水、石油已成死海)
●土壤污染(蓬萊19-3油田
溢油，樂亭海岸鮮)
●水質污染(青島海岸綠藻
滸苔氾濫)
●水質污染(上海週邊長江
流域家庭污水及死豬上萬
流入吳淞江等)
●食物污染(塑化劑)

●藥物污染(世界最濫用抗生素王國)
●食物污染(四川成都口水油)
●水質污染(錳渣、氟、氯污染涪江)
●土壤及水質污染(包頭及江西贛南、
廣西稀土元素採礦區與礦渣)
●劇毒物污染(雲南曲靖市越州鎮六價鉻
渣礦污染珠江上游、南盤江附近水塘)
●劇毒物污染(湖南彬州市鉛中毒)
●食物污染(毒葫花含致癌有機氯農藥(安
殺番)超標52倍等15種毒農藥)
●冷凍肉類污染(瘦肉精沙丁胺醇Salbutamol、
萊克多巴胺Ractopamin污染)
●劇毒物污染(鎘汙染，2012年廣西宜州市、
珠江上游之龍江河段)

●水質污染(八大入海河川赤潮)
●食物污染(打四黑除四害及三聚氰氨)
●劇毒物污染(食品蔬菜農藥濫用嚴重)
●食物污染(味千拉麵山梨糖醇過量)
●空氣污染(火力發電廠、汽機車污染最髒
城市)
●劇毒物污染(廣東福建浙江鉛中毒、浙江
紹興市及河北省紡織染料污染)
●藥物污染(用廢棄皮革原料製造藥物膠囊)

圖5-2b　大陸毒物污染地圖

第六章 教育文化、家庭、宗教、職業休閒、美容

第一節 教育文化

全球實務與理論學術結合之高等教育，最成功的典範國家，首推澳洲、紐西蘭、美國、英國 4 國，大都屬於大英國協文化的國家。

澳洲每年吸引 200 多個國家 60 多萬留學生赴澳求學，澳洲的優質教育機構提供一流水準多樣化之課程，包括醫療醫學保健教育等高等教育，及世界聞名之職業訓練專業課程。

澳洲全國 40 所大學，95% 為國公立大學，只需 3 年即可取得學士學位。世界級名校比比皆是。澳洲共培育出 10 位諾貝爾獎得主，澳洲之大學在大學機構評鑑 QS（Quacguarelli Symonds）所發表之世界大學排行中，是繼美國、英國之後，以 7 所大學排進前世界百大的國家，名副其實被公認為世界 3 大教育強國。將近二成大學進入世界 TOP 百大之成果，讓人不得不佩服澳洲政府一流的國家教育治國典範的政策與執行魄力！

另外，根據 2013 年 3 月 21 日日本獨賣新聞第二版之報導，依 2012 年英國《自然》（*Nature*）等世界最權威相關 17 種期刊雜誌，對亞洲地區揭載論文數統計，竟然發現臺灣全國所有 160 餘所大專院校，加上國立中央研究院及臺灣工業技術研究院，等全臺研究學術機關之被揭載認定論文篇數，比起亞太首位的日本東京大學 116 篇及對二位的中國科學院 91 篇，都還低！

每年花費百億，10 年共浪費千餘億的中央研究院研究預算，加上教

育部 5 年 500 億特定大學研究成果績效之國際競爭力評鑑，將面臨嚴重的考驗與挑戰！

表6-1 亞太前五名科技學術研究強國暨論文篇數

排名	國別	論文篇數
1	日本	398
2	中國	303
3	澳洲	223
4	韓國	112
5	新加坡	71

（註）亞太被刊載總論文數占全球28%

澳洲教育制度值得臺灣中央政府教育部、國科會反省學習之處，就是澳洲大學之互相切磋競爭的兩個大學聯盟（Group of Eight（表 6-2）VS. Australian Technology Network（表 6-3））。正如美國哈佛與史丹佛等名校及日本東大與京大等競爭原理之導入，為其國家進步最大原動力！

表6-2 Group of Eight (GT)〔具備澳洲五成以上研究精銳設備及研究經費，全屬澳洲公立大學，與皆為私校常春藤名校不同〕

	The Name of University（大學名）	Area（地區）	The Feature（特色）
1	The Australian Natio Nal University (ANU)	坎培拉	南半球最佳大學，澳洲第一大學，全球大學評鑑被評估為世界前25大名校，穩居於世界百大之內名校。孕育5位諾貝爾獎得主及3位澳洲總理。
2	The University of Qu Eensland (UQ)	布里斯本	國際知名學術交流機構Universi Tas 21之成員。UQ擁有200個以上專業課程，66學科系所，澳洲就業率與畢業生薪資最佳大學之一的人氣名校。

（續）

	The Name of University （大學名）	Area （地區）	The Feature （特色）
3	The University of New South Wales (UNSW)	雪梨	UNSW為在HIV及AIDS醫學研究成果世界公認名校，光學電子工學、IT資訊工學、高分子化學、工程科學、商學、建築、藝術設計均有名，有世界260大學姊妹校。
4	Monash University (MU)	墨爾本	法學院名聞澳洲，百餘國留學生聚集約6萬名學生之澳洲最大大學。6000多個學科及385個課程，是澳洲八大名校之一。
5	The University of Western Australia (UWA)	伯斯	醫學、經營、法律、教育、工程、建築、人文、科學等研究有名。發現幽門螺旋菌培育Barry Marshall及Robin Warren教授榮獲2005年諾貝爾生理醫學獎。
6	The University of Adelaide (UA)	阿德雷德	培育Dr. Andrew Thomas教授榮獲諾貝爾獎及澳洲歷史上首位女性首相Julia Gillard之名校。為藝術、商學、政治、科學名門大學。
7	The University of Melbourne (UM)	墨爾本	培育研究肝炎榮獲諾貝爾生理醫學獎數位之世界名校，來自120國8000多名留學生群聚響往之名校，醫學研究水準是澳洲數一數二代表學府。
8	The University of Sydney (US)	雪梨	為法學院在澳洲最有名學府，擁有澳洲最有名音樂學院及最宏大圖書館，澳洲研究協會評為基金收入最多，數似哈佛大學之澳洲名校。

表6-3　Australian Technology Network (ATN)

〔五大科學技術實務名校聞名全球〕

	The Name of University （大學名）	Area （地區）	The Feature （特色）
1	University of Techno Logy Sydney (UTS)	雪梨	全球公認革新科技實務教育實用課程之澳洲第一名門大學。
2	Curtin University (CU)	伯斯	保健（Health Sciences）、工程（Engineering），以及自然科學（Science）、商業（Business）、人文學（Humanities）、礦產及農業（Mining & Agriculture）約900個專業課程，享譽亞太地區
3	Queensland Univer Sity of Technology (QUT)	布里斯本	澳洲被讚譽為「為現實社會最需要而存在之實用典範大學」，設3個校區，近700個學士及研究所課程。
4	University of South Australia (USA)	阿德雷德	歐洲質量發展認證系統（EQUIS）承認學府。學校專業實用教育與業界最密不可分之技術建教同步合作關係最具特色。
5	Rmit University (RMITU)	墨爾本	特設TAFE專業課程，口筆譯學系、設計學系最具聲譽特色，來自百餘國留學生近2萬學生，生氣蓬勃學習環境氣氛最有特色。

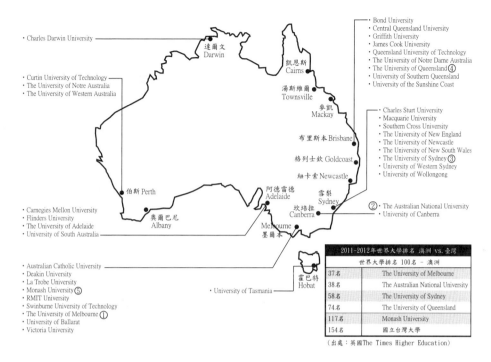

圖6-1　澳洲大學分布圖

表6-4　澳洲的諾貝爾得主

年度	得獎領域	姓名
1915年	物理學	Lawrence Bragg
1945年	生理學及醫學	Howard Walter Florey
1960年	生理學及醫學	Macfarlane Burnet
1963年	生理學及醫學	John Carew Eccles
1970年	生理學及醫學	Bemard Katz
1973年	文學	Patrick White
1975年	化學	John Warcup Comforth
1996年	生理學及醫學	Peter Charles Doherty
2005年	生理學及醫學	Barry J. Marshall Robin Warren

　　澳洲之成功教育治國政策，源自於英國式優質教育科技學術文化背景，世界教育強國——澳洲，人口只有 2200 多萬人，大學只有 40 所，卻培育 15 位諾貝爾獎得主，其中七成皆屬諾貝爾生理醫學獎得主，可見澳洲醫學等生物科技學術研究水準，乃屬於全球最高水準之醫療大國，人口素質優秀才可能有如此驚人之成績，可知澳洲所擁有獨創且最優秀之教育體制，值得兩岸四地華人深為反省與學習治國之榜樣！臺灣濫設世界密度最高之 160 所大學，已菲律賓式惡質化！

　　臺灣人口 2300 多萬人，中國人口更高達 13 億人，卻培育不出至少一位諾貝爾生理醫學獎得主，臺灣反而以不健康養生之治國政策方式，反其道成為世界第一肝病、尿毒症、植物人及葉克膜病患、近視、齲齒、交通事故、不孕症等以及毒物王國（Mark Cheng 東京大學醫學教授編著）！腦中風、肺癌等癌症、心臟病、糖尿病等疾病發生率也是世界名列前茅之東亞病夫大國。「病態社會」臺灣也順理成章在 3 萬多平方公里小島上，粗製濫造 22 所全球密度最高、最不區域均衡之醫學中心！大量創造不到四十歲就能輕易擔任醫學中心臨床科主任之世界奇蹟。容易自讚自誇臺灣醫療臨床水準世界最高之民族性使然下，自稱臺灣醫界龍頭之臺大醫院老大心態，竟然發生震驚全球之「愛滋病患者內臟器官大量移植活人」，此世界最嚴重「醫療安全管理危害問題」卻無人被罰的笑話！

　　目前臺大愛滋病器官誤植危害醫療事件，受害家屬正法院擴大訴訟求償，以教訓臺灣醫界少數已經麻木不仁、唯利是圖，血汗醫院充斥全台的惡質歪風。這就是臺灣正在變質的醫療文化！12 年國教免費教政政策，正導致偏遠地區高中加速閉校，國中畢業生盲目集中都市高中，增加郊區家長嚴重經濟負荷。而與臺灣失敗之教育改革成強烈對比的，就是澳洲，不論是就讀中小學或是博士學位，都能享受到世界一流之教育品質，澳洲最夯的教育文化產業，吸引全球募名而來之十數萬留學生，期望在澳洲創

新卓越之教育文化與學術成就中獲取優勢。

　　澳洲大陸面積 769 萬平方公里，南北長 3700 公里，東西寬 4000 公里，是世界最大的島，為全球第六大國，僅次於俄羅斯、加拿大、中國、美國及巴西，澳洲 85% 之勞動人口是薪水階級，與世界經濟合作開發組織（OEDC）之先進 30 國家比較而言，澳洲菁英特別注重生物科學技術的研究發展，澳洲科學家對人類貢獻巨大，荷華德・福羅雷及錢因兩博士發現從特異青黴素萃取盤尼西林方法，1945 年獲得諾貝爾生理醫學獎，拯救全球數百萬人生命。康佛恩 1975 年發現建構所有生命過程催化劑之酵素立體化學構造，榮獲諾貝爾化學獎。1962 年艾克雷斯教授研發中樞神經刺激之化學傳導物質成果，榮獲諾貝爾生理醫學獎。2005 年馬歇爾及華倫教授發現幽門螺旋桿菌（Helicobacter Pylori），確定為導致胃炎、胃十二指腸潰瘍之元兇，而獲諾貝爾生理醫學獎。克拉克教授發明喚醒聽障者聽覺神經之電子耳裝置。哈洛斯博士發明廉價之角膜移植法。

　　澳洲研究學術有 40 所大學支撐，研究科技有 300 多所專科技術學院支援，所以澳洲科技創新發達，學術科學研究培育諾貝爾獎得主多數，讓澳洲擁有世界一流科學與技術水準與自傲。澳洲成功模式之專科技術學院（Vocational Education & Training, VET）教育文化，為澳洲立下「技術立國」之基礎。

　　以上所舉例之澳洲範例，足供亞洲國家包括臺灣政府教育立國之參考，臺灣教育改革及科技改革失敗，代工產業國家經濟構造無法脫胎換骨，另外之重大原因，是政治介入教育與科技政策太深，學閥壟斷與獨占文化嚴重，大學專業課程受政治課程（三民主義、國文）介入太深，而難以深耕專門化，連美國醫學院必修之「醫療社會學」及「醫學史」等重要人文修養課程，都被學店式醫學院廢除了。最重要重點就是臺灣民族性，不幸傳承到明、清時代根深柢固之貪腐文化，臺灣假借教育之名，千名教

授假發票眞污錢醜聞，一縣設一所國立大學浪費公帑國家資源之中央惡政。以及假借文化之名，全島各縣大蓋文化中心等蚊子館，甚至於變相買票，全國各縣大蓋機場變成蚊子機場諸惡政，皆爲國家財政嚴重負債 12 兆元主因之一。最可悲的就是，包括臺大等 20 數所國立大學今年應屆畢業生，因無法就業而故意延畢學生數萬名，形成公立大學財政沈重負擔！嚴格而論，有權無責之教育部應負教改失敗最大的責任，中央行政改革宜力行教育部、文化部、國科會三部會全體公務員，定期 3 年輪調減少官商勾結貪腐風氣之形成，否則「教育立國」政策將徹底失敗！

亞洲唯一先進國家──日本，遠從日本明治天皇時即力行「明治維新」政策，創設以國立東京帝大爲首之 7 所帝國大學（七帝大），爲日本開國歷史以來最成功之「教育立國」政策，不但擁有雄厚科學學術研究實力，締造培育東方世界最多諾貝爾獎得主之科技世界三大強國之一，而且造就日本以最高水準科技先進製品，榮獲十數年世界最長壽及世界首位之外匯擁有經濟第一大國。當時七帝大之外，日本也在韓國及臺灣兩殖民地創設國立漢城帝大及台北帝國大學，號稱日本之「九帝國大學」。也先後成爲韓國及臺灣最佳的大學，首爾大學（世界排名 50 名）及臺灣大學（世界排名 154 名），也成爲韓國及臺灣科學學術及技術發展之原動力！韓國成功之教育立國及科技品牌創新立國政策，乘勝追擊打敗臺灣，逆轉成爲今日亞洲四小龍之龍頭，臺灣卻反勝爲敗被韓、港、星超越，成爲亞洲四小龍敬陪末座之「科技」、「教育」、「經濟」弱國之慘境！這些改革失敗卻有權無責之中央官僚與壟斷之學閥反而繼續干政，令人痛心。

亞洲目前之教育優勢，僅靠日本獨撐大局，今年英國 THE 世界大學排名前 20 大，美國獨占 17 所世界一流大學，剩下 3 所分別是日本的國立東京大學以及英國的劍橋大學及牛津大學。日本東京大學的招牌特色之一，就是東京大學醫學院培育出 1901 年首屆相當於諾貝爾醫學獎實力水

準之北里柴三郎醫學博士。

從亞太第一的國立東京大學醫學部附屬醫院，聞名世界之東大病院的伐洛克式古典醫院建築文化，融和最先進、最現代化西洋及日本式醫院建築文化，成爲臺灣國公私立醫學院專科主任醫師，歐美同步最佳之再進修研究，次專科先進醫療的最理想醫療臨床研究聖地！齒科日本第一名門學府、國立東京醫科齒科大學齒學部研究所，也成爲國立臺灣大學牙科教授培育之搖籃，從東西方世界百餘國而來的醫師群集此地作研究，就可知其崇高的國際聲望！

日本政府爲因應 21 世紀銳變之基因臨床再生醫學革命時代潮流，「平成維新」之教育大改革正悄悄進行中，國立東京醫科齒科大學、國立東京工業大學、國立一橋大學、國立東京外國語大學，4 所齒學綜合醫學、電腦自動制御機械工學、會計商學、世界外國語綜合科學日本第一的四大學連盟，正朝合併整合之路邁進，四大學內世界最先端之第一級研究型大師百位以上之結集，必然形成具有東京大學以上之世界一流研究實力與絕佳教授陣容。日本文部科學省中央政府的國家科技立國戰略，就是再培育一所能跨入世界排名 20 大之全球一流大學！

改造大學，才能再創造世界第一奇蹟的新日本。明年諾貝爾生理醫學獎最熱門 Induced Pluripotent Stem Cell (iPS Cell) 人工多能性幹細胞發現，是美國最崇高醫學研究獎—拉斯卡獎得主、日本京都大學山中伸彌教授的創新研究，被稱爲人類史上最重大之醫療革命！建議臺灣政治領袖，要從不知不覺中覺醒，學習先知先覺世界四大強國日美英德，趕快改造大學，才能改造新臺灣。將台中市以南所有包括成功大學之國公立大學，與陽明、清華、交通、中央四聯大系統合併成「新臺灣大學」，苗栗縣以北所有國公立大學合併入「臺灣大學」，國公立師範、教育大學系統與政治大學合併成「國立聯合大學」，唯有全國大整併成 5 所以內像樣國立大學水

準，才有可能在不需 5 年 500 億浪費公帑情況下，拚出眞正一流水準之世界百大！

　　同時總統府應改變前朝錯誤之世界學術研究業績不佳的中央研究院每年百餘億研究預算，回復或降低預算於 30 億以下。因爲中研院在世界最頂尖之 Ca-Cancer Journal Clln（101 分）之被刊載錄用表現太差，令人失望，甚至在其他 IF30 分以上之 15 種國際權威雜誌被刊載之表現，也遠不如日本理化學研究院及歐美研究院！日本人創刊臺灣最佳之《臺灣醫學雜誌》之 IF 只有 1 分左右，遠遠落後中國《Cell Research》（8.1 分），《WJ. Gast》（2.4 分）等 5 種期刊！

　　論及教育預算之投資，聯合國經濟協力開發機構（OECD），2013 年針對加盟之 34 國的教育狀況調查結果發表公諸於世。

　　其中提供資料的 31 個世界先進國，各占該國之國內總生產對教育機關公開支出的比率平均值爲 5.4%。最高值最重視教育投資之國家，首推丹麥是 7.5%，第二位是冰島 7.3%，第三位是瑞典 6.6%，第四位是比利時 6.4%，第五位是芬蘭 6.3%，大都屬於北歐之最文明先進白人國家，臺灣及中國兩岸則排列於全球最下位水準範圍之開發中國家行列。

　　除了輕視國家教育預算之外，臺灣政府也刻意壓低大學教授的待遇薪俸與福利，尤其是輕視對臺灣高等教育貢獻最多之所有私立大學教授福利，在臺灣之大學高達 3/5 均爲私立大學的大學教授，竟然社會地位不如公立大學職員及中小學教職員，無法跟國立大學教授享受同樣公平內容的月退俸福利制度；甚至 21 世紀的現在，仍然無法改善這種不文明的銓敘惡法制度！全球大學教授無月退俸，待遇福利不如特務（情報局）、教官、軍官之國家，只有臺灣！只要政府不重視公私立大學教授國家人才寶庫，臺灣必定衰敗下去！

　　臺灣政府刻意壓低臺灣大學教授待遇，低到這群臺灣最佳頭腦之博

士教授，待遇薪俸只有新加坡及香港之 1/4，日本及韓國之 1/3 ！低至大學教授月俸不得超過教育部長月俸的 1/2，助長臺灣社會成為全球最崇尚「學官兩棲」不務正業的大國，這也是為什麼臺灣培育不出真正世界百大的一流大學（臺大世界大學排名 154 名），為什麼臺灣永遠培育不出諾貝爾生理醫學獎得主，也無法在臺灣本土培育出諾貝爾化學或物理等自然科學獎得主的最大原因，根本不重視全球政府最重視尊敬之學術界學者專業人才！當然，也必然造成臺灣永遠無法從代工產業之國家經濟結構中脫胎換骨。四大電子明星產業，也是臺灣引以為傲之出口經濟貿易命根的 DRAM、面板、LED、太陽能四大電子產業，從 10 兆四星產業惡化成四大慘業！幾乎所有電子大廠善於超貸技倆的老闆，既不團結合作抗韓，又不爭氣努力從事「基本功」之關鍵專利技術及品牌的創新研發下，先進國家權威專家已斷言，臺灣經濟必於 10 年內被三星、LG 集團殲滅臺灣代表性電子產業後，顯現出較目前更嚴重 15 兆國家負債赤字之國內銀行業連鎖惡性倒閉的「希臘、西班牙式」國家經濟破產恐慌！果然，2013 年臺灣首富鴻海的富士康，去年首度虧損較前年爆增 12 倍，這就是臺灣代表性電子業老闆，不學習三星創新品牌開發，只想代工，而致早晚被淘汰的下場！

臺灣目前面臨最大危機，為 15 年來國家已成為政商勾結之政商複合體，以超貸專長經營大企業之政商到處流行，貪腐構造社會常態於焉成形，上至層峰，下至縣鄉鎮市長民代，競爭蓄意貪污者大有人在。導致政治績效不彰、經濟衰敗淪為亞洲四小龍敬陪末座之國債破紀錄的財政危機大國！

2012 年歲末失業率高達 12.2%，一流教授博士專家大都逃到國外服務，青年才俊拚命往國外當屠夫、礦夫、農夫式臺勞，低階層勞動工作則大量引進優生學最差的外勞。國家領袖民族優生學政策最大的失政，就是

爲何無法高瞻遠矚先知先覺引進東歐優良品種體質的外勞，造成目前臺灣因混血之體弱多病智障兒大爆增！哪一位臺灣政治家要爲這沈重的民族體質惡化負重大之責任？值得認眞思考並追究之。

英國牛津大學網路學院之研究團隊所畫出之「世界知識地圖」，顯示韓國及中國、印度兩國因成功之大學整併的優質教育改革，導致韓國及這兩個金磚代表性國家，無論在自創優質 SCI 期刊數量，以及自創技術之航太、生物科技、高鐵運輸技術、國防科技、石化科技、電機電子應用技術等自立自給自足水準，均遠遠超過教育改革失敗而只會搞實用價值低之垃圾級學術論文的臺灣！

18 分就能進入大學就讀，遠比菲律賓之大學水準還濫的臺灣私立大學比比皆是，無能、無方、無策之惡質盲目的國家教育以及科技政策，導致最權威之英國 THE 世界大學評鑑，花費國家過半研究資源經費之臺大幫，爲何在世界大學排名只能排在第 154 名的世界二流大學！

國科會及教育部這 20 年來卻有權無責，所以臺灣的教育改革會再繼續惡質化下去，直至大量私大惡性倒閉，正如日本每年以倍數成長之兩位數大學倒產時代！臺灣每年培育國產 3700 位博士，政府無能之經濟與科技治國，讓八成博士失業，也讓一成博士學非所用，連臺大光電研究所博士，也只能至大賣場當補貨員之臺灣慘象！

聯合國經濟合作暨發展組織（OECD）預測，西元 2020 年中國及印度之大學畢業生人數將「超英趕美」，占世界之大學畢業生的四成以上，其中中國占 29%，印度占 12%。徹底改變全球高級人力的大學生，主要集中於美、日、俄、歐盟等先進國家的現狀（如表 6-5）。屆時，巴西與土耳其之大學生將分別比德國及西班牙多，印尼大學生將是法國之 3 倍。OECD 調查發現，歐盟國家每 10 個工作就高達 4 個是與科技、科學相關職缺，中國、印度這類工作卻只占所有職缺不到 10%。

表6-5　中印兩國大學生激增

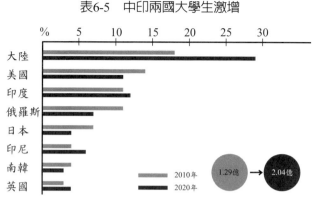

註：本表爲各國25-34歲大學畢業生占全球大學畢業生的比例
資料來源／經濟合作發展組織（OECD）

　　文化之英文 Culture，係來自拉丁語 Cultura，爲敬神與耕作之意，衍生爲留意、培養的涵義。文化可改造人的內心世界，讓人類從野蠻無教養，達到具有理想素質水準與涵養。

　　文化爲社會所創造，是人類和社會生活一切之總和。中國古代文化中，「文化」原來是指「文治教化」，源自《易經》所述「觀乎人文，以化成天下」之所謂「人文化成」，它包括詩、書、禮、樂、術、藝與民俗及民族性。英國 Taylor 學者之文化定義：「一種複雜之整體，包含知識、信仰、藝術、道德、法律、風俗及作爲社會一分子所獲得之任何其他能力。」

　　文化之組成要素整理下表（表 6-6）。

表6-6　文化之組成的要素

1.文化特質（Culture Trait）
2.文化模式（Culture Pattern），包括：①語言、②食衣住行、③宗教、④美術、⑤家庭、⑥風俗。
3.文化情結（Culture Complex）
4.文化基本（Culture Base），基本之構成：①發明（Invention）、②借入（Borrowing）、③改變（Modification）、④遺產（Heritage）。

　　文化之功用有：①民族區別標誌、②民族團結基礎、③民族性之人格特色、④衛生觀、⑤人生哲學之產生等效益，文化決定論者認為，文化對於人類之一切行為不僅是影響而已，而且還有決定性的作用。社會思想學家 L. A. White 說：「任何民族之一切思想、感覺及行為，均是由文化所決定的。」此乃文化決定論的關鍵要點。

　　文化之形態分為道德、知識、思維、環境、地理、服飾、飲食、建築、習慣、風俗、價值、信仰、語言等。文化的主要表現在能夠凝聚社會群眾心靈默契，並形成民族生活的傳統。但在移民頻繁的現今世界現況，移民者也容易被較優質文化國度的民族思想同化，比方說生活在髒亂、掠奪、盜偷、燒劫習以為常的國家民族，移民至日本環境衛生及國民道德修養冠於全球的國度，自然而然的，在社會優良傳統文化的長期教化下，異民族思想習慣也會優質上流化！從 2011 年遭遇世界第四大，九級 311 大震災（地震、海嘯、核災）之日本，世界上有哪幾個最現代化文明的國家，能夠像日本民族那樣地默默團結合作、井然有序治安守法，這就是文化教養對強化國家民族國際競爭力的重要性！

第二節　家庭

　　家庭為社會國家安定之原動力，家庭教育與人類幼兒青年發育成長，優質人格養成息息相關。是故國家內之問題父母越多之問題家庭，多數會教育造就出問題子女，這些教養下流的太保太妹型子女越多，社會治安就越來越混亂不安，這是造成國家衰退經濟蕭條的主要原因！

　　家庭之功能很多，包括：①兒女性格塑造重要空間；②後代種族繁殖天堂；③優質教育教養訓練場所；④經濟物資支應之地；⑤精神心靈慰藉場所；⑥基本文化技能學習之地；⑦多種語言會話習得聖地；⑧社會問題

防犯未然重地；⑨優質上流家庭之社經地位取得；⑩達觀向上奮鬥人格成型空間；⑪禮廉孝仁信愛道德培育空間。

臺灣近15年來，因社會教育病態惡質化，政治人物不能以身作則，示範優質身教言教文化氣質，導致官商勾結只重功利之現實主義流行，貪腐成型文化，引導教育改革失敗性向下沈淪。

急功好利投機取巧，貧富差距懸殊越來越嚴重的情況下，直接衝擊臺灣家庭經濟惡質化，加上其他感情性格因素，導致臺灣離婚率急劇上升，目前已高居亞洲名列前茅水準。單親家庭大為流行下，離婚再婚、婚姻暴力、虐待兒童事件日益增多！

學界、政界、企業界都以急功好利為目標的世風下，臺灣不少私立大學都學店化而不尊師重道了。只把大學教授當作賺錢的工具在操弄，國家領袖及教育部毫無「教育科技立國」的目標與方針，政治介入大學教育太深，連大學學費調漲幅度及刻意壓低30年來不變的教授鐘點費等都要干涉介入，真正國家教育改革正途方向不明；全球唯一之大學教官制度，罕見軍人介入校園思想控制卻不改革，浪費國家公帑及月退俸，莫此為甚！因為教育改革失敗，最直接影響到家庭教育的崩盤。整個國家社會教育又變質而病態化，過去上至總統，下至販夫走卒，皆習慣於貪腐文化惡質風氣，國運必然邁向國債高漲及國家財政經濟破產之途！

家庭教育及學校正常人格成型教育，堅持四維八德之忠孝仁愛信義和平及禮義廉恥，傳統正規思想之傳承，則必能事半功倍地引導家庭教育走向理想成功之路。臺灣目前家庭教育最大的問題：

1. 草率結婚只顧生育不顧教育，成為社會治安亂源之一。
2. 亞洲最嚴重離婚率，造成單親家庭流行氾濫，也是單親對子女疏於教養傾向偏高危機。
3. 未婚媽媽流行社會問題。

4. 低智能外勞大量引進之民族優生學危機，智障兒 20 年來爆增至少 5 倍之多，社會經濟負擔成本大增。

5. 爆增單親家庭與青少年犯罪率成正比關係。

6. 工業及國際社會化對家庭的衝擊。

7. 核心化家庭對親子關係之影響。

8. 三代同堂大家庭之崩壞。

9. 小家庭之流行。

10. 都市家庭人口爆增與鄉村老人家庭人口的危機。

第三節　宗教

人類是屬於社會性群集的動物，故思維、行為、習慣、觀念與人生哲學觀深受當地環境及宗教、生態、交通的影響。

人與宇宙之關係有三類：第一類是人類與物的關係，諸如五感之類；第二類人與人的關係，諸如社會組織，親戚朋友、家庭生活、婚姻關係；第三類人類與宗教等超自然的關係。

韋伯（Weber）這位德國最偉大社會學者宣稱：「只要對人類生活具有一套制約的哲學，便言之為宗教。」社會學家法國雷維樂（Reville）對宗教有獨到見解：「宗教乃人類要求去理解未知的超自然世界，並努力使之與現實世界相合致的作為。」

德國社會學家德克海姆（Durkheim）認為，宗教的基本思想乃是二重世界之觀念，即對超自然界的認知與信仰，再加上人類社會對於此超自然世界企圖去交流接觸的祭儀行為。即宗教必要具備兩種基本要素，一為信仰，一為祭儀行為。宗教信仰縱使在科學發達的 21 世紀，仍是人類生活不可或缺的要件。

國際社會學大師針對宗教的看法，簡列敘述於後所示：

孔德（Comte）：認為道德是宗教之基礎，宗教是人類最基本的觀念。宗教為社會與文化互相融合之主力，宗教儀式可讓團體意識增強而促進團結。

韋伯（Weber）：認為宗教是一種觀念系統之知識體系，與巫術邪教不同。堅持「宗教理念」可以神及救贖與倫理等3個角度加以說明之。精研天主教、基督教、佛教、猶太教、道教而撰寫《宗教社會學》著作。並將宗教區分為：①救贖宗教；②文化宗教；③大眾宗教；④行為宗教四種。

摩必諾史基（Mobinoski）：認為宗教是以儀式行為影響超自然力，但與巫術不同的是，以儀式表現其願望、祈求超自然力的賜福。而巫術則以儀式控制超自然力，以達到自己私利的目的。

涂爾幹（Durkheim）：宗教可以集體意識的力量促進人類社會分工團結合作，並相信該集體意識乃建構於人們共同之思想及信仰之上，是維護社會的基礎。堅持宗教在事實上就是社會秩序的代言人，因此沒有一個社會不具有某種形式的宗教生活，科學也不能脫離宗教的思潮行為範圍。宗教代表無形的、神聖的、讓人畏懼的社會共同集體意識，是社會與文化的一部分，它可以控制人類的行為。著有《宗教生活之基本型式：澳大利亞之圖騰制度》。

綜合宗教之定義及觀念，具有3種特質：第一，宗教具有超自然之

偉大力量，是神的象徵；第二，宗教是從現世的否定中，來肯定來世；第三，宗教爲理性、情感、想像等因素之混合物。

宗教與醫院等醫療機構之興起有密切的相關，基督教教義強調：人類有協助病患與窮人之責任，此爲獲得解救及獲得上帝恩典的方法之一。羅馬天主教特別鼓勵醫院建於教堂週邊，以形成天主教宗教與保健衛生救人之崇高形象。至 15 世紀爲止，因西元 1096 至 1291 年十字軍東征，醫院沿路興建流行，但宗教活動中心爲主之服務，以收容窮人等慈善服務爲主要目的之一。

宗教之類型被韋伯區分爲 4 種：

1. 救贖宗教——逝世可順利升到天國，例如佛教、基督教、回教、印度教。

2. 文化宗教——賜求現世之幸福健康，例如儒教、道教。

3. 大衆宗教——大衆社會所流行敬仰的宗教，例如基督教、佛教、回教。

4. 行家宗教——深知經義熟背經書，以宗教知識爲追求之目標，例如印度教。

目前世上顯現之 6 大類型宗教：

1. 圖騰崇拜（Totemism）

涂爾幹在《宗教生活的基本形式》書中強調「標記物」（Emblem）之意義，圖騰崇拜乃每一民族社會，以對其自然之分類觀念應用象徵符號，使社會與自然合致的信仰與禮儀法式。

2. 鬼靈崇拜（Ghostism）

社會學家 Bellah（貝拉）區分爲：①現代心靈式宗教；②早期改革之現代宗教；③歷史宗教；④初民宗教；⑤偶像宗教。

3, 靈物崇拜（Fetishism）

以靈物、靈巫、咒語、咒物、宣託 5 個關鍵要素形成之崇拜方式。

4. 自然崇拜（Naturism）

人類對大自然之畏懼、驚異及感恩，景仰宇宙廣大悠遠之宏偉心境。

5. 靈魂崇拜（Spiritualism）

相信災害與疾病均由於流浪在野外浩大的幽靈之作用，故產生對靈魂之祭祀行為。

6. 祖靈崇拜（Ancestor Spiritualism）

世界大多數民族，尤其是東方民族，對有血緣團體之祖先靈魂崇拜之宗教習俗習以為常。

宗教留存人類社會長達數千年，當然有其宗教之功能效應：

1. 提供人類全套有組織系統之宇宙觀。

2. 提升社會控制之功能。

3. 提供心靈支持與精神之慰藉。

4. 提供民族習俗之認同並促進團結。

5. 強化社會道德秩序。

6. 預言功效帶來美好之憧憬，以安定民心。

7. 強化倫理道德與文化價值體系。

8. 憑藉儀式祭典保存固有知識文化。

9. 對於生命意義之終極關懷。

10.促進人類社會的慈善奉獻提升。

但隨著功利主義作祟，宗教團體也容易受政客及政商利用，惡人常藉宗教之名義斂財騙色，為私心政治利益遊說，挑起族群對立衝突，以達到自私自利之政治或經濟利益，違背真正宗教乃為眾生謀福利及奉獻公益社

會之目標。

第四節 職業及休閒

人類自古以來，就一直以工作職業來定義人生，所以存在主義大師卡繆曾說：「要瞭解某個人底細，就必須先瞭解其如何營生。」人類在洪荒時代，食衣住行育樂科技均尚未上軌道，在無法生火的惡劣環境下，古老人類必須仰賴徒手與天災、天險及猛獸、毒蛇、病蟲害等天敵奮鬥，以爭取活命空間，覓食所花費時間往往數倍於進食滿腹的時間，半個世紀前的地球人類，仍是處於每日不勞作即一天無食的貧困生活，每天辛勤工作一整天是常態現象。

第二次世界大戰後 60 年間，生產力因自動化機器之發明而大量提升，勞動時間大幅縮短的先進國家，以歐美及日本爲首的國度，每週工作時間甚至縮短至 28 小時，隨著聯合國國際勞工組織（ILO）之成立，各國也流行保護勞工工作條件及福利之「勞動基準法」，甚至於目前週六及週日之週休二日制已普及全世界，人類越來越多之休閒時間可以享受運用的時代已蒞臨。

職業與個人聲望、所得及權勢有高度之相關，因大部分之職業均必須要求自身的條件，例如學歷、專業、技能、經歷、年齡、體力、健康等，所以學者認爲，工作是瞭解個人行爲及社會系統的重要指標。社會上之職業可分成 5 大類：

1. 專門職業

   大學教授、醫師、藥師、律師、會計師、建築師、工程師等，必須具備醫學士至博士學歷者。

2. 公務職業

政務官、事務官等經過民主選舉方式，或國家考試公職高普特考合格之公務行政者。

3. 製造業

公司以生產各種商品或有關智慧財產權有關產品行銷國內外的產業從事者。

4. 服務業

公司以從事服務性質之產業從事者。

5. 農漁牧業

人類最傳統古老的生產活動行業，經過生物科技高度改良後，附加價值提升產業。

綜合觀察歐美、日本以及聯合國 OECD 所屬包括韓國在內富強康樂諸國，所以會國強民健生活富裕，關鍵在於文明先進國家真正重視培育不易的應用科技博士教授稀有人才，因為這是國家唯一現代尖端科技化「技術立國」的根本基礎。臺灣卻 15 年來反其道而行，大量濫造世界最多厚顏無恥之政客，口是心非刻意埋沒應用科技博士教授人才，這些在治國現代化最貴重之人才智庫，竟然在待遇設計上嚴重失誤，遠比立委、市議員重要，但待遇卻不及其 1/2。甚至於刻意虐待對臺灣培育大學高等教育人才；貢獻最多之私立大學應用科學教授，連退休月退俸比照國公立大學教授之福利都沒有！甚至於哈佛大學世界最佳學府畢業之應用科技博士，不幸被騙回台任教私大助理教授之待遇福利，都不如調查局調查情報員 6 萬多起薪之待遇，也不如少校軍人及私立大學中學之資深教官與公立大中小學教職員，享有月退俸優厚之福利制度！

政黨再怎麼輪替，都無法及無心改變此種違反世界文明國家潮流的野蠻政治文化體制，難怪臺灣永遠深陷代工產業國家經濟結構泥沼，無法反

省模仿韓國、以色列等小國脫胎換骨成功模式！

　　政黨只有黨利及派閥利益，毫無國益優先概念的國家政客領袖，只為處心積慮勝選奪取政權，導致臺灣現在成為世界「毒物、污染、貪腐、負債」王國，潛在性國債高達 22 兆元。青年失業人口高達 50 萬（圖 6-2），而且青年失業是整體失業率之 2.35 倍，青年失業率已創全國新高！亞洲開發中國家最低月薪待遇水準，連臺大法律系第一志願畢業之律師月薪才 2.5 萬元，顯示臺灣之經濟危機是結構面問題，將成為 GDP 10 度修正破 1% 的國家經濟危急崩壞弱國！此乃政客型昏庸無能政治領袖，毫無先知先覺遠見魄力，不重視應用科技博士教授人才，草率治國所得到的報應及下場！長此以往，國家經濟敗亡已見端倪。尤其是治國最重要之興利除弊必列最優先施政項目，中油、台電、台鐵、國際機場航空服務公司等國公營事業之弊案及改革，深繫民心向背之所在，總統大力改革以興利，已是刻不容緩的國家大事！

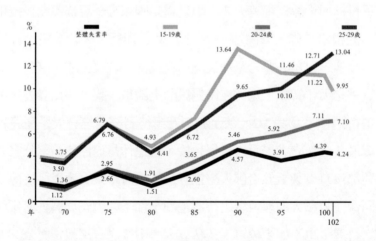

圖6-2　30年來年輕人失業率變化

註：為簡化圖表，每5年擷取資料一次，呈現過去30年來年輕人的失業率。

　　在臺灣經常發生許多光怪陸離不可思議的事件，真正一流的人才留在大學學術界及專門職業領域，二流人才去從事公務人員行政職務，其他絕大多數人才則從事各類公司行號製造服務行業，但最頂尖一流博士教授級專門職業學者之待遇，卻與世界所有先進文明國家相反，教授待遇只有他國 1/3 以下。反而國會及市議會議員、將官軍人及情報特務、檢察官以上公務員的優厚待遇，為教授 2 倍以上的非文明畸形國家，誠如蔣氏政權發明獨創的「軍公教」重視排列優先順序，至今 60 餘年所有政黨領袖，皆無人敢大力推翻改革此世界獨創之野蠻政治文化！所以中外學者皆公認，這種畸型政治文化不公不義，將導致臺灣「科技立國」政策必敗的下場。

　　勞動力（Labor Force）指有工作能力及工作志願的人口，是國家經濟生產的基本要素，也是國家建設不可缺乏的力量，但要成為科技強國的主力，首先應用科技專業教授頂尖專家必須夠多，其次周邊點、線、面到立體模式的博碩士應用科技輔助研發創新人才必須夠龐大，才能達成歐美、日本等文明先進國方式之堅實強大科技立國基礎。

　　反觀臺灣現狀，濫設 160 餘所大學及南北失衡之 22 所醫學中心，代工產業國家經濟結構尚未脫胎換骨，目前 2013 年初失業的博碩士就高達 2 萬人。每年畢業博士 3990 人加上碩士畢業生共達 6 萬多人，目前臺灣所有博碩士人才已達 103 萬人，但為何仍深陷代工產業泥沼而不如韓國，原因在於：①決策不出有效之「科技立國」短、中、長期可行國策方案；②臺灣產業過度傾向只想代工超貸的電子工業政商畸形擴張；③臺灣之研發經費分配不當且太少，只有韓國之七成；國科會每年才 900 億預算，不到三星的 1/3 ！

$$失業率 = \frac{失業人口數}{經濟活動人口數（就業人口數＋失業人口數）}$$

失業率是一國衡量失業狀況之標竿指針，代表失業嚴重程度，爲國家經濟表現的櫥窗，尤其是高學歷年輕人之失業率高低，可以充分表示是否國家經濟危機面臨結構面之問題。失業現象之滋生具有各種不同之原因，若將失業現象加以分類，可以分成 4 大類：

㈠技術性失業（Tfchnical Unemployment）

科技的進步以及危險性工作的職業病預防與降低成本目的下，全自動科技之技術密集工業，已全面取代勞力密集工業，對大量勞力付出之勞工需求必然減少。

㈡週期性失業（Cyclical Unemployment）

因世界性或國際性經濟不景氣，形成定期性衰退的循環性失業現象。

㈢季節性失業（Seasonal Unemployment）

農業爲主的國家最爲常見，春夏秋冬四季隨著農產品之收獲及播種時期，農民有工可做即成就業人口，農閒無工可做即成失業人口，一般以未開發國家居多。

㈣摩擦性失業（Frictional Unemployment）

因爲缺乏職業求職訊息而無法順利覓得就業工作，或者因爲職業觀念偏見，只想從事服務業等業務，排斥肉體野外勞動工作，而無法順利獲得就業現象，可以稱爲摩擦性失業。

先知先覺政府治國，必須具有世界性高瞻遠矚的眼光，從事加強符合國際潮流的國家人力規劃政策能力。生育人口固定成長規劃與彈性有效國際觀的教育改革政策，關係國民就業至爲密切，且爲預防失業大量發生之根本所在。國家人力未來精準規劃，舉凡人口成長與老化分析、教考用規劃、教育訓練、就業促進、國家科技發展、外勞人口政策等問題之嚴密規劃，與人力規劃成否息息相關。

國家在整體教育訓練培育過程，必須教育國民養成良好向上精神教育：

1. 敬業認真態度。
2. 工作意慾態度。研究學者將之分成：①認知（Cognition）；②情感（Affect Ion）；③意向（Conation）三部分。
3. 成就價值態度。
4. 自動自發態度。

休閒可定義為替有意義活動保留使用之自由裁量時間。休閒活動可以滿足人類精神生活之調劑，而且從工作疲勞中恢復活力，為貢獻進一步之經濟生產力所必需，其為人類生活素質的重要要件，已為先進文明國家所公認及重視，同時亦可發展為新興流行的服務業，有助降低醫療健保費用。

人類歷史中長久以來公認工作為一種美德，唯有工作才能避免酗酒賭博等不正當的惡習，但工業革命以後機械化流行，繁雜的操作機器，枯燥的動作，無法滿足人類自我實現慾望的需求，於是將感情的依歸訴諸於工作以外的休閒乃必然的現象。休閒生活品質對現代世人之重要意義，第一是提升生活之素質，第二是調適高度電子數位機械自動化之枯燥生活時代。

國際學者針對休閒之代表性理論：

1. 威廉斯基（Wilensky）之延續假說及補償假說。
2. 都兵（Dubin）之生活興趣中心學說。
3. 休養學說。
4. 發洩過剩精力學說。
5. 發洩情緒學說。
6. 放鬆解脫壓力學說。

7. 預備明日活力學說。

8. 複習生活經驗學說。

9. 成長需求學說。

10.自我中心展現學說。

11.卡勞斯（Kraus）靜思調適之社會人文思維哲學學說。

12.擺脫工作獲得自由解放情緒學說。

當然，休閒在上述諸理論學說說明下，必有其功能之正面效應：

1. 提高生活素質。

2. 健全人生內涵。

3. 平衡人生體驗。

交通航太化之快速便捷的 21 世紀，休閒活動之未來展望，必然會走向①多樣化、②精緻化、③立體化、④冒險化、⑤國際化、⑥文明化、⑦體育化、⑧商業化、⑨自動化、⑩太空化。

第五節　人類美容史

論及美學之人類歷史，實質上為一門思想史或學說史，亦即各種美學學說、美學理論或美學思想，以及美學流派發展之歷史，從古希臘羅馬美學算起，西方美學已有將近 2600 年的歷史，古希臘羅馬美學（畢達格拉斯學派、赫拉克利特、德謨克利特、蘇格拉底、柏拉圖、亞里斯多德、斯多葛、伊畢格魯、普魯塔克、維特盧威、賀拉斯、朗吉努斯及普洛丁等 12 位大師的美學思想），到中世紀美學、文藝復興時代美學、法國、德國之理性主義美學、英國經驗主義美學、法國啟蒙運動的美學、義大利改造運動的美學、德國古典美學、俄國革命主義美學，以及 19 世紀跨國性現代美學流派（德國學派的叔比華、尼采、費希納、立普斯、古魯斯、沃

凱爾特、朗格，法國學派的巴希以及丹納，英國學派的史賓賽）。總括現代西方美學的主要流派，可分成表現主義美學、自然主義美學、形式主義美學、精神分析美學、一般分析美學、現象主義美學、存在主義美學、符號論美學、新理論美學、社會批判美學、結構主義美學、解釋論美學等約12 流派。

美學歷史學家習慣以 1750 年德國理性主義哲學大師保姆嘉頓出版第一卷《*Aesthetica*》，當作美學成為正式學科的標誌。20 世紀之後西方美學更進一步進化，得到空前蓬勃的發展。美學史既是歷史料學，又是理論科學，從根本而言，美學史仍屬哲學領域的一個部門。臺灣要立足於世界民族之林，要對人類作出更大貢獻，就必須發展建設成具有高度物質文明及精神文明的偉大國度。因此，必須努力向先進文明國家學習，不但要學習先進科學及技術，也要吸收外國一切優秀的文化遺產，包括文明古國之審美文化及美學科學。中國古代雖有豐富的美學思想長達千年之久，但並無形成美學及美學歷史這樣的科學，直至 1960 年代初期，北京大學哲學系在「美學原理」課程之外，首次開設「中國美學史」及「西方美學史」兩門課程。（由朱光潛教授主講）。

依 據 Jacqus Maquet 大 師 說 法，18 世 紀 德 國 哲 學 家 Alexander Baumgarten 是首位將希臘字 aisthtikos 用作感覺認知意義的學者。Maquet 大師 1917 年出生於比利時，以英、法名門大學人類學及社會學雙博士學位身分，針對美感知覺從事世界性的比較研究，《美學人類學導論》為其發行暢銷世界之重要代表性著作，為美學人類學之研究開創一席之地。

美學是一門多學科與多文化之經驗性專業話題，除了形式上之觀察與發現的視覺面向之外，隱藏之廣大共鳴層面是，人類獨具之美感的心與靈性。

從地球上古代之廢墟及壁畫，考古學家證實遠在史前時代，人類對

改善全身之容貌就有濃厚的樂趣。考古學家的研究發現，埃及人是最早使用化妝品的民族之一。古代人類的美容首先從開發美容顏料及化妝品開始著手，通常係由藥草、樹蔡、果槳、樹皮、胡桃等植物或礦物及動物的昆蟲，與許多其他的原料所製造而成。

所以論及世界美容歷史，必須從探求源自於古埃及民族的文化開始，東方世界最早引進該文化的首推中國、印度、伊拉克、日本等諸國。

西方美學文化首先從美髮、頭帽等裝飾文化與美顏開始，然後發展到美體及服飾的美化造型設計，用以顯示個人的身分地位，對身分較低者具有威嚇及遵從的效果，而且可以表現其氣質、情感及愛好之個性。擁有 5000 年歷史的中國，也依皇族、公、侯、伯、子、男（市、農、工、商）之階級，各有其適合身分的服飾髮容裝扮，例如只有黃綢龍袍桂冠只有皇帝才可適用。日本也將百姓細分成皇族、華族、士族、平民四階級，從帽髮服飾容姿嚴格區分。

西洋美容歷史離不開服飾，也是反應當時社會民族特色的一面鏡子。將 5000 年之人類美學史，依各年代之特色可以分成 7 類（表 6-7）。

表6-7　世界人類美容文明史分期

年代	內容
古代時期	古埃及文明（Ancinet Egyptian）西元前3000～525年 美索布達米亞文明（Mesopotamian Peoples）西元前3000～400年 古代希臘文明（Ancinet Greek）西元前2000～380年
	古代中國文明（Ancinet Chinese）西元前2000～西元1910年
	古代羅馬文明（Ancinet Roman Peoples）西元前700-395年 拜占庭文明（Byzantine Pe0ples）西元前395～西元1500年
	莎拉先文明（Saracenic Peoples）西元680年起
中世紀時期	中世歐洲文明（Medieval Europe）西元880年起
文藝復興時期	歐洲文藝復興文明（Renaissance Europe）西元1500年起

（續）

年代	內容
美國世紀時期	美國文明（American Century）西元1700年起
19世紀時期	19世紀文明（Nineteen Century）西元1800年起
20世紀時期	20世紀文明（Twenty Century）西元1900年起
21世紀時期	21世紀文明（Twenty-one Century）西元2000年起

　　從美容髮型與身分之關係的日本典型範例圖表（表6-8）如下，這是東方生活文化中所表現出來的封建思想文化代表之一範例。自歷代各民族化妝原料來源研發及美容部位（表6-9）。可以感受到人類追求崇高美學熱忱與貢獻（表6-10）。

表6-8　日本古代美容髮型與身分的關係

髮型別	身分別
1.鴛鴦髻	十四歲以上的處女
2.唐人髻	十七歲以上的處女
3.高島田髻	上流社會少女
4.桃割髻	平民社會少女
5.銀杏髻	平民社會少女
6.笄髻	皇族
7.稚兒髻	上流社會少女
8.久米三髻	中年女性
9.兵庫髻	妾女
10.勝山髻	藝妓
11.天神髻	藝妓
12.三輪髻	少婦
13.丸髻	老婦
14.螺角髻	女傭
15.片手髻	特殊執業的主婦（醫師等）

表6-9 歷代各民族化妝原料來源及美容部位

顏色	金屬等來源	使用民族	美容部位
銀白色原料	銻粉	埃及人	眼部化妝
黑色原料	燈煤煙	埃及人	眉睫毛烏黑化
紅色原料	氧化鐵	埃及人	胭脂唇膏
粉紅色原料	硃砂	希臘人	嘴唇、面頰
深白色原料	牛乳、美酒、麵粉	羅馬人	敷面之面膜
白色原料	白鉛、白堊	羅馬人	臉部美白化妝
乳白色原料	杏仁、花朵	羅馬人	保健護膚、美髮、美甲
敷面白色原料	蜂蜜、蛋、牛乳、果蔬	英國人、法國人	臉部美容保養
純白色原料	眞珠粉	中國人	眼部化妝、臉部美白
口紅色原料	汞、硃砂	中國人	紫色、肉色、米色口紅

表6-10 世界各民族對美容藝術的貢獻

民族別	貢獻內容
埃及人	發明(1)美容清潔之沐浴系統(2)精緻梳子(3)鏡子(4)假髮(5)頭飾。
羅馬人	以改良埃及式沐浴系統爲主,男性刮鬍美容、面膜美容、美白粉、漂白及染髮配方、創作美容、潔身保養書典文化。
希伯來人	以改良埃及式沐浴系統爲主,研發白鉛之臉化妝配方、硃砂唇膏、保養髮膚指甲法、精緻浴室。
日本人	研發獨特之15種與身分相關的日式美容髮型及華麗日式和服的服飾文化及頭飾文化。
中國人	開創食療美容文化,爲營養美容思想之世界流行貢獻很大。5000年宮廷美容護膚保養文化有目共睹,《外台祕要》第32卷有美容專篇,如口紅有紫、朱、肉色3種。《黃帝內經》、《神農本草經》、《黃帝明堂經》(第一部針灸及穴位按摩美容名著)。《備急千金要方》及《千金翼方》專章介紹面藥等130首美容祕方而出名。
非洲人	紋身文化及原料之開創充滿民族藝術特色,非洲特色之民族髮型、服飾在世界獨樹一格。
英國人	伊莉莎白女王一世(1558～1603)時代,開創敷面膏(杏仁、罌粟、明礬、硼砂及化妝原料)及假髮、髮型設計大流行。

(續)

民族別	貢獻內容
法國人	瑪麗安東尼女王（1755～1793）時代，貴婦女之牛乳草莓沐浴的奢侈時代來臨，華麗服飾、假髮頭飾。
美國人	工業革命及電影文化影響下，短髮、燙髮、口紅、眉睫毛膏、胭脂、眼影膏大流行（1920年代前）。新聞媒體流行開始，電燙髮器的發明帶動黃金髮型、細眉、艷唇頰色彩流行（1930年代）世界大戰陰影下，男性平頭、染眉毛油、眼影膏大爲流行（1940年代），美國（Gucci, Tiffany, Coach）聞名世界。
歐洲人	戰後1950～1960年代髮型設計成爲最賺錢行業，清潔液、面霜、粉底、潤滑液、腮紅、口紅、假睫毛、濃眼線流行。皮膚保養之現代醫學美容興起，植毛、除皺紋、雙眼皮及隆鼻、隆乳等美容手術大流行（1970年）。義大利（Prada, Roberto, Cavlli），法國（Louis, Vuitt0n, Hermes, Cartier, Christian, Dior），英國（Coco, Ckanel），聞名21世紀。
歐美日民族	開創21世紀美容生物醫學新科技時代新紀元，基因醫學、美容再生醫學時代來臨。日本Shisedo化妝品聞名於世界。

　　人類5000餘年美容歷史，從古代時期最早之古代埃及文明開起精彩燦爛鮮艷的美容文化，歷經美索布達米亞、希臘、中國、羅馬、拜占庭、莎拉先，中世歐洲、美國諸文明，橫跨五大洲中的歐洲、亞洲、美洲，造就今天21世紀高度美學文明時代。

　　總而言之，美容藝術應以整體美（Total Beauty）爲考量及崇尚的核心才有義意，至少必須包括7大項爲主流：

1. 容貌美（五官外型比例，臉型、頭型、頸型）
2. 體型美（身高比例曲線，骨架、三圍、體重）
3. 肌膚美（美白、光澤、厚度、粉紅、滑膩）
4. 毛髮美（艷麗、晶瑩、髮型、均整、濃密）
5. 智慧美（氣質、學識、機智、反應、修養）
6. 姿態美（立姿、走姿、坐姿、動姿等靜動態美姿）
7. 風度美（精神美、高雅度、口才美、溫柔度）

　　世界性選美評鑑也依上述 7 大項內容爲主軸，目前全球東西方各別以人口最眾多之中國及美洲之委內瑞拉，最崇尙熱中於選美之美人經濟活動，對提升人類美學評鑑及美化的人生有一定的貢獻，值得肯定與褒獎，改善美化人類生活藝術品質，爲地球社會永續發展必走之路。

第七章 人口

第一節 人口科學

　　人口（Population）乃指：「居住生活於定點及一定時間內，由具有一定數量及質量之有生命個體所組成的社會群體。」按人口之狀態，分為「動態人口」與「靜態人口」，前者指人口之出生、死亡、遷移等現象。後者指地區人口於特定時間內的數量及組合資訊。

　　人口學（Demography Population）乃研究人口過程及發展規律的科學。人口過程，指一個社會人口之自然變動如出生及死亡，遷居變動如移居及移民國外，社會變動如人口不同年齡層之變動，這三類型變動之總和。

　　人口學可分為廣義及狹義兩種，狹義人口學著重人口數量之分析，出生率、死亡率及人口增加率等。廣義人口學除注重人口數量分析外，也注重研究人口過程之存在及發展，如何受諸多社會生活條件的影響，深入研究人口數量變動之規律性。

　　人口密度為表示人口與土地關係的一種指數，即某一地區或國家全部人口數與其土地面積之比例。臺灣地區總面積近於 3.6 萬平方公里，自民國 85 年已高達 592 人，民國 100 年更高達超越 605 人以上，僅次於孟加拉為世界第二位。

　　人口學研究上重要的專門術語：

　　①粗出生率（Crude Birth Rate, CBR）

$$粗出生率 = \frac{一年內之存活嬰兒總數}{該年年中總人口數} \times 1,000$$

②一般生育率（General Fertility Rate, GFR）

$$一般生育率 = \frac{一年內之存活嬰兒數}{該年 15{\sim}49 歲育齡婦女之年中人口數} \times 1,000$$

③粗死亡率（Crude Death Rate, CDR）

$$粗死亡率 = \frac{一年內總死亡數}{該年年中人口數} \times 1,000$$

④粗結婚率（Crude Marriage Rate, CMR）

$$粗結婚率 = \frac{一年內所有結婚的對數}{該年年中人口數} \times 1,000$$

⑤粗離婚率（Crude Divorce Rate）

$$粗離婚率 = \frac{一年內所有離婚的對數}{該年年中人口數} \times 1,000$$

第二節　年齡、性別、種族

21 世紀地球上近 200 個國家，由於國民經濟成長率、醫藥科技水準、公共衛生普及度、預防醫學水準等的差異，可以將各國國民壽命年齡之長短，區分為已開發國家（先進國）、開發中國家（中進國）、未開發國家（後進國）：

1. 先進國：美國、日本、英國、德國、法國、澳洲、加拿大（長壽國家，八十至八十五歲）

2. 中進國：韓國、星加坡、中國、巴拿馬、巴西、印尼、印度（中壽國家，七十五至八十歲）

3. 後進國：蘇丹、甘比亞、緬甸、索馬利亞、剛果、迦納（短壽國家，四十五至六十歲）

年齡壽命之增長已連帶地導致高齡人口的劇增，男性及女性可以活到八十歲以上，甚至於類似日本世界最長壽國家，目前超過百歲人瑞已有近萬人。在美國 1940 年代六十五歲以上老人占有 900 萬人口，約總人口數

2%，到了 1997 年，這些老人增加至占總人口數近 6 倍的 13%，20 年後更達總人口之 1/5。

先進國家及中進國家皆有較低出生率及死亡率的共通現象，導致這些國家人口的年齡有老化之現象。當年紀越高齡者，對健康服務之需求便越大，因縱使是微微的健康失調，老人也很容易發展成為嚴重的問題。

科學家皆共同認為高齡醫學科、失智疾病科、復健醫學科、更年醫學科、老人牙科、老人眼科等六大科，必定成為全球所有醫學中心最多患者之一的臨床熱門診療科別。

論及性別話題，英國社會學家尼基・哈特（Nicky Hart）於 1991 年研究性別有關結論，經濟的進步似乎為女性之壽命帶來最多的利益。全球平均而言，女性通常比男性活得較長壽，唯一例外是尼泊爾及孟加拉，男性的壽命較女性的壽命更長，醫療照護水準低及營養不良，可能是女性壽命低的原因。1985 年維布魯葛（Lois Verbrugge）研究發現，冠狀動脈心臟病為六十六歲以後女性之主要死因，但卻變成三十九歲以後的男性的主要殺手。1997 年美國白人女性及男性的平均壽命分別為七十九歲對七十四歲；黑人女性及男性分別為七十四歲對六十七歲，女性均較男性壽命長五～七歲。

從壽命學的觀點而言，男性實質上健康情況比較不佳，此乃由生物學及社會心理學兩種因素所造成。此外男性抽菸、酗酒以及職業上的競爭及工作壓力與高風險職業，均是造成男性較高死亡率的因素。女性則在慢性疾病有較高的比例，如甲狀腺疾病、貧血、骨質疏鬆症等。

聯合國 WHO 的調查統計發現，1990 ～ 1999 年間，已開發國家約高達 2100 萬人死於吸菸：美國 600 萬人、歐盟 600 萬人、俄羅斯 500 萬人，其他日本、澳洲、紐西蘭、加拿大共約 200 萬人，死亡原因以肺癌、口腔癌、鼻咽喉癌等癌症及心血管疾病為主。其中美國女性，特別是黑人女

性，因吸菸而導致的死亡率遠高於俄羅斯及歐盟國家。

論及種族方面，在美國的亞裔美國人爲擁有較高健康水準的族群，較低水準的西班牙裔，以及健康水準最低的黑人，是值得注意的健康問題。1997 年美國黑人男性平均壽命是六十七點二歲，比起七十四點三歲的美國白人男性平均壽命少了七點一歲，更比美國白人女性的七十九點九歲少了高達十二點七歲。造成黑人壽命特短的原因是 AIDS、心臟病、高血壓、癌症等四大疾病。其中黑人有二成男女患有高血壓疾病，此種黑人比白人易罹患高血壓之各種假說如：

1. 遺傳學上之基因差異。
2. 黑人有較高比率從事勞動職業工作。
3. 黑人易受種族歧視之壓力及抑制反彈的情緒影響。
4. 黑人不良的飲食習慣。
5. 黑人比白人獲得之醫療照顧較差，或不注重預防醫學。
6. 黑人較易罹患梅毒等性病及腎盂腎炎等腎臟疾病而導致高血壓。
7. 黑人較喜好抽菸酗酒。
8. 黑人收入及經濟條件不如白人，造成不佳的營養條件。

黑人嬰兒死亡率也比白人嬰兒死亡率高達 2 倍，原因除了貧困之經濟因素外，黑人因衛生習慣及營養條件欠佳而易生低體重之早產兒。人口專家估計 2050 年每 4 個美國人就會有 1 位西班牙裔美國人（25%），非西班牙裔白人的人口將下降至 53%，黑人人口會維持在 13%，亞裔人口則上升到 9%。西班牙裔之胃癌死亡率比非西班牙裔白人較高，西班牙裔有較高 HIV 感染率，乃因爲生活在高傳染率地區，及暴露在靜脈注射毒品的流行環境住宅區。西班牙裔之心臟病及癌症所導致之死亡率，比黑人或非西班牙裔白人低；但糖尿病所導致之死亡率，則是非西班牙裔白人 3 倍之多。原因除了文化語言障礙之外，貧困、教育程度低、健康照顧水準差爲

最主要原因。

在美國之嬰兒死亡率，日本裔美國人最低，美國黑人及原住民最高，雖然嬰兒死亡率只是社會全體中之一個健康指標，儘管如此，這卻是全部人口生活品質的一種重要而可信度高的評估方法。

從美國多種族之多元化社會，以健康作評估時，種族成為一個特別重要之易變數，因這些黑人種族擁有十分不利之社會及經濟條件。

威廉（Williams）等之研究也指出，低階級白人男性較黑人男性所擁有之精神疾病比例要來得高。美國西班牙裔人口的快速成長，人口總數已達到 4000 萬大關，亞裔人口也高達近 2000 萬。故在美國，種族健康差異不再僅僅以白種人與黑人作比較為基礎的時刻即將來臨，而必將會變成多元種族的比較。

第三節　人口移住及勞動人口

人口移住（Population Migration）為人口動態之一種，限於涉及較長期居住變更的人口移住。依移住時間長短可分：①臨時性、②季節性、③期間性、④永久性移民，以上屬狹義的人口移住。廣義的人口移住是國際性的，目前已是全球自由經濟貿易交流時代，國際移民已是非常普遍性文化，其原因可分成：

1. 政治性移民，因政治、宗教信仰及治安問題而移民。
2. 經濟性移民，因貧困謀生不易之移民。
3. 人口性移民，因人口擁擠生活環境品質惡劣之移民。
4. 理想性移民，因響往優質先進文明有尊嚴之國度的移民。

地球人類從農業社會發展至工業社會及數位科技現代化社會，人口金字塔（Population Pyramid）形狀也在改變中，人口按年齡與性別來分配，

通常以橫格重疊圖來表示，這個被稱為人口金字塔的每個橫格組距為五歲，依零～四歲最低層順序至最頂端的最高年齡層。圖中間以一直線劃分成男女性各年齡組所占百分比。通常人口金字塔型狀可分成：

1. 金字塔型（Pyramid-Shaped）：年齡小的人口多，年齡大的人口少，如未開發國。
2. 鐘型（Bell-Shaped）：年齡小的人口少，年齡大的人口多，如先進國。
3. 壺型（Bottle-Shaped）：少年人口多，老齡及嬰幼兒人口少。
4. 星型（Star-Shaped）：成年層人口多乃呈此型，如都市、大學城。
5. 葫蘆型（Gourd-Shaped）：成年層人口流失之特有型狀，如農村。

臺灣的年輕男女，因超過三十歲晚婚的占大多數，夫妻兩人之平均低生育率，不但在亞洲名列前茅，而且離婚率更是高居首位，雖可紓解人口擁擠，但老年人口占總人口比率會增加得非常快速。

最嚴重的人口素質問題，就是 20 年前不應引進只有東南亞近鄰地區外勞，而應擴大到優先引進東歐身材高白美的素質優異大專青年男女外勞來臺，以優生學高瞻遠矚眼光，為 21 新世紀的臺灣改造未來優質一流德、智、體的新世代！不知不覺的總統一念之差，讓臺灣錯誤不完美之外勞政策，帶來人口改良優生學之良機幻滅，也帶來後患無窮之爆增智障兒的叢生困境！

縱觀全球的一流富強康樂強國，其實人口總數只要 1000 萬至 1500 萬就可以，問題是人口素質要夠佳，德國之所以是當今全球人口品質最佳之國，乃因其於 1940 年代前歷經過全國人口優生學之改良，全世界最好的汽車、最精密機器及醫療儀器等皆為德國人所製造，也是全球唯一能超越日本人、美國人與英國人智慧的偉大民族。

人口 1000 多萬的世界科技自創品牌大國，荷蘭及以色列、瑞典、澳

洲即爲典範證例。其實以臺灣 35000 平方公里小島，只要優質 1500 萬人口就足夠，其餘 800 多萬人口應鼓勵移民海外或中國大陸，至少可以紓解人口密度世界第二的擁擠壓力，以及大大降低聞名世界之意外車禍事故死亡率。我們醫療社會學的研究團隊預估，以出產「菲勞」聞名全球的鄰國菲律賓，目前在 GDP7% 之成長率邁進之下，10 年後將超越每況愈下的臺灣，讓「臺勞」取代「菲勞」成爲全球有名的外勞輸出大國，因爲菲律賓目前擁有臺灣最缺乏之先知先覺的魄力型政治領袖！

臺灣光復 50 年來人口數增加 2.5 倍；其中零至十四歲人口所占比率大幅減少，六十五歲以上老老人口所占比率快速增多，人口結構開始大轉變。爲了分析人口變遷狀況，人口學者會以人口自然增長率加以表示，其計算公式爲：

$$人口自然增長率 = \frac{一年內人口之淨增值}{同年平均人口數} \times 100\%$$

因爲現代醫藥科學及公共衛生與預防醫學的進步，導致第二次世界大戰後死亡率的銳減，世界人口的成長率，1940 年代之 1% 增加到 1960 年代的 2%，甚至於 2000 年代的 3% 以上，預估在 2050 年人口總數，第一位的印度將爆增至 15 億人口，中國的 14 億將位居第二，3 億 5 千萬的美國第三位，第四位的巴基斯坦 3 億 4 千萬，其他依序爲印尼、奈及利亞、巴西、孟加拉、俄羅斯、日本，都擁有 1 億人以上人口（表7-2），全世界正面臨突破 70 億人口大關，造成全球糧食危機的重大難關！

表7-1　人類進化表

	4000萬年前	160萬年前	25萬年前	10萬年前
頭顱容量	500CC	1000CC	1300CC	1500CC
人種	奧士托拉匹德庫士猿人	北京猿人	尼安德塔爾舊人	克羅馬紐新人

表7-2　世界國家人口排名

年代 國家	1999年人口數 （單位：億）	2050年人口數 （單位：億；預測）
中國	12.668	14.777
印度	9.981	15.289
美國	2.762	3.493
印尼	2.093	3.119
巴西	1.680	2.442
巴基斯坦	1.523	3.455
俄羅斯	1.472	1.213
孟加拉	1.269	2.125
日本	1.265	1.049
奈及利亞	1.089	2.443

　　人類於45億年歷史之地球上，已生存繁衍至少10萬年以上歲月，從當初奧士托拉匹德庫士猿人之500cc腦容量，進展至160萬年前約1000cc的北京原人，到25萬年前腦容量1300cc的尼安德塔爾舊人，最後腦容量因越使用越進化至10萬年前之1500cc克羅馬紐新人，與現在人類已大同小異。

　　從全球人口老化最嚴重的亞洲唯一先進國家日本，可以讓世人提早預警深知其對國家社會影響層面範圍：

㈠勞力不足的社會

　　20至30歲勞動人口嚴重缺乏，夫妻家庭平均接近1個小孩低生育數字，導致青少年人口數銳減，雖然在世界經濟嚴重衰退大環境下，因六成就業率而稍有緩和缺少青年層勞動人口問題。

㈡年金福利危機社會

　　人口結構惡化，老年人口爆增，勞動人口劇減，扶養人口過多，必造成社會年金福利出現破產之危機。世界銀行早在1994年就預警出版《避

免高齡化危機》的報告書,指出:「人口老化過速,讓全球所有國家之社會年金福利制度都面臨危機。」老年人口超過 15% 以上先進諸國,如日本 10 年前就立法通過,將原來六十歲延長至六十五歲才能領到老人年金。臺灣在 1995 年六十五歲以上老年人口就占 7.63%,正式進入人口老化國家之林,年金福利基金已因經濟不景氣國家財政困難下,呈現入不敷出之困境。2013 年國家所有年金大改革方案之好壞,將決定國家年金政策之成敗!

㈢人口危機的社會

1994 年臺灣人口結構之六十五歲老人正式超過 7% 大關,而達到聯合國「高齡化社會」的標準,人口老化過快及勞動人口奇缺,必定帶來國家經濟財政快速惡化的人口危機社會。10 年後老人超越總人口 15%,即形成 4 個年輕人要養 1 個老人。

㈣教育危機社會

十八歲人口銳減,從高等教育的大學倒閉的流行,到小、中學校的閉校,已經流行於日本、歐美先進國家,臺灣即將遭遇此種前所未有之教育危機的風爆。

㈤舉目無親之孤獨社會

2020 年以後臺灣七十歲以上人口家庭獨居老人社會,將爆增 2 倍以上,舉目無親而孤獨死亡的凄慘景象即將來臨。

㈥兵役危機社會

單子或無子家庭及少子家庭的普遍化,男性年輕役男兵源缺乏,無論是徵兵制或是募兵制,在實施上均會面臨困境,造成國家國防之危機。

聯合國認為六十歲以上老人超越總人口 10%;或六十五歲人口超過 7% 均屬於高齡社會。1996 年衛生福利部統計臺灣老年人口中需要長期照

護者已超過 7.8 萬人，除了 1.1 萬人受到合法機構的照護，其餘老人尚無法受到合法安養照護。預計 20 年後失能老人將成長 5 倍以上，其中 3/4 皆患有慢性病，雖不需住院，卻需要專業醫療護理，故居家護理及護理照護與藥事照護等，有待強化老人安養福利制度。

臺灣社會目前夫妻多爲雙薪家庭者居多，因此老人照護問題日益嚴重，必須有完整之連續性照顧體系，目前分爲四大類：

1. 居家服務。

2. 社區服務。

3. 機構服務。

4. 生活協助服務。

全球皆面臨老年銀髮族之人力再活用問題，雖然退休老人被視爲撤退人口（Disengagement Population），但基於此人類世代經驗傳承的社會，退休老人中不乏有許多學經歷豐富的先知先覺賢人，老年人學到老活到老，仍然需要兼差工作，理由當然包涵：①尊嚴維護、②意義人生、③精神寄託、④心理補償、⑤延緩老化、⑥人際交流、⑦自我成就、⑧寂寞排遣、⑨老年伴侶、⑩經濟需求等。人類宜把老人當作社會重要人力資源，宜再加善用。

平心而論，白種人類文明社會，最值得黃種人及有色人種學習並反省的，就是白人社會比較不像其他有色人種之自私自利及容易貪腐的民族性，慈善文化及福利照顧同胞文化，大都源自白人社會國家所開創及流行。從世界上最早從事「男女平等立法」的紐西蘭，最先實行國民健保及大中小學免費的澳洲、瑞典等北歐諸文明先進國家，這些代表理想之福利國家，深知高所得重稅以濟貧之社會福利制度的實施，不但足夠解決人類面臨之貧困、骯髒、貪腐、重病、盜竊、愚私、懶惰等社會病巢，而且也可有效達成社會安寧和諧，增進福祉慈善團結的功能。

　　雖然先進文明國家流行之自由、民主、福利、均富、共享及共存共榮，爲憲法規定及施政重心，深深影響舉世諸國，尤其是開發中國家及未開發國家，但世上仍存在口號政治，崇尙權力掛帥的非文明國家，只有少數不到1%掌控權力貪腐政客，掌握國家八成之財富，造成極權流行及貧富懸殊的反常異象，亟待改善，尤其是共產非民主化的極權統治國家。

　　臺灣是開發中國度，但人口老化危機相當嚴重，加上國家又不重視我們研究團隊，強調之重視人口優生學，盡快優先引進東歐外勞，以減少（智障）矮小人種出生人口，目前是全球第六大人口老化危機國度（表7-3），亞洲出生率最低之一地區，急需列入國安層級籌謀對策！本章特別列入世界人口老化最嚴重之日本先進國的人口金字塔將來預測圖以供參考，此爲阿倍首相內閣改善人口政策重要目標。

表7-3　各國老化指數

國別		%	國別		%
1	日本	184	7	澳大利亞	73
2	德國	161	8	韓國	68
（先進國）		100	9	美國	65
3	英國	94	10	中國	56
4	法國	89	11	新加坡	52
5	加拿大	87	（全球）		30
6	臺灣	76	（開發中國家）		20

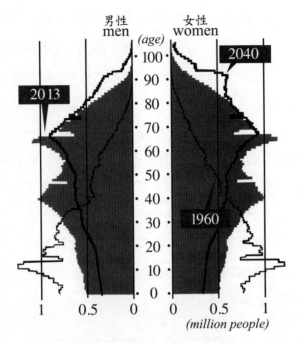

圖7-1 日本之人口金字塔結構

第八章　世界臨床權威賢醫

　　醫療社會學（Medical Sociology），最關鍵的焦點是，終究還有什麼人生的問題，比生老病死更根本，更關係到每一位老百姓呢？雖然大家對最近醫藥學界最痛心的一句話是：「臺灣人，不配有好醫生。」這是多麼重的一句氣話！

　　為什麼臺灣會搞到現在「血汗醫院」（薪資低、工時長）大流行的地步？ 21 世紀的 2000 年以來，若論及臺灣有哪一類企業保證年年營收成長，在這 13 年來，恐怕就只有臺灣的醫療產業了。臺灣之整體健保支出每年都正在成長，健保費還追加調漲，目前健保年總給付金額 5,300 億元，比 10 年前就爆增 1,500 億元，為何全民多支付那麼多錢，醫護人員卻仍狂喊血汗醫院？全臺 1/4 醫師嚮往醫美科，大醫院醫師嚮往五官科，造成醫院六大科醫師荒而過勞累倒醫師流行！

　　我們「世界醫療研究團隊」經常走遍世界，採訪過號稱癌症臨床治癒率冠於全球之美國紐約史隆凱特林癌症研究中心、北美梅爾醫學中心、哈佛大系統、麻州綜合醫院（MGH）、日本國立東京大學醫學中心、日本國立癌症中心等聞名世界赫赫有名的世界第一流醫學中心。再回顧目睹臺灣 23 所，世界分布密度最多之醫學中心硬軟體水準，不禁讓人會有感慨萬千之情！

　　問題焦點在於軟體的臨床實力，與歐美日本先進國家醫學中心之科主任臨床歷練實績，實在是差距太大了！臺灣之醫學中心空位多到臨床科主任，隨便三、四十歲淺層臨床經歷，毫無重大實績的年輕醫師皆可輕易上任！從中信金董事長，自身辜家擁有臺灣唯一癌症專科醫院，卻千辛萬

苦遠赴日本及美國的史隆凱特林癌症醫學中心，治療腦內腫瘤重症。這個事實已明確顯示，臺灣之政要巨商豪門及醫療臨床國際權威等內行人，為了延壽保命，只要有錢皆會奔向美、日世界真正一流臨床頂尖名門醫院求救。前總統能夠治癒心臟宿疾，延壽活至近九十大壽，也是托日本代表之一的世界心臟臨床權威賢醫光藤和明教授之福，而克服難治疾病的範例。這也是為何至今 2013 年，若想學到最新治癒臨床科技，臺灣最佳醫師仍必須繼續遠赴日本、美國等世界最頂尖醫療強國朝聖學習新知，因為臺灣臨床最弱之處，在於無法創新研製尖端昂貴醫療儀器，所以必須不斷遠赴日、美等學習操刀手術技巧，只要贏得臺灣醫界第一人的虛名，就滿足萬分了。這是臺灣醫界及藥界最無奈之處，臺灣醫療界宿命，就是繼續永遠海外留學，充當被殖民式的「醫療代工」產業，浪費巨資不斷爭相採購高昂醫藥及上億儀器！

臺灣類似針對血汗醫院之防堵流行，納入勞基法以防弱勢被欺凌剝削，乃是最佳治本對策！

本書最大的特色，就是在臺灣前所未有，首次有能力為全民公開全球主要國家，真正被肯定第一流之臨床權威醫師，以後將以此為基礎在電腦建檔，擴大至聯合國 OECD 諸先進國家。其實臺灣光復 60 多年來，臨床醫療國際交流，從點、線、面觀之，最廣泛密集深入聯誼互動的先進醫療臨床大國，唯有日、美兩國較頻繁交流，故我們對最近 2012 年 21 世紀醫學研究最重大突破，榮膺諾貝爾生理醫學獎得主，偉大醫學功績之山中伸彌、京大 iPS 研究所所長的日本醫界，從事史無前例針對 14 億人口的華人兩岸四地（臺灣、中國、香港、新加坡），公開最深入介紹日本等國醫學界之驚人臨床實力！

殷望臺灣地區 43,815 位醫師及 13,110 位齒科醫師，總共 56,925 位醫師，以及中國 208 萬醫師、香港及新加坡 3 萬醫師，皆能人手一冊以供必

要進修留學之臨床業務所需。因為諾貝爾獎審查委員會也公認，iPS 細胞之再生醫療及難病醫療，絕對必成為 21 世紀全球臨床醫學創新研發的重心焦點！兩岸華人必須急起直追，才能趕上最新臨床醫學研究時代潮流，本「世界賢醫」軟體研究團隊，願意當研修申請仲介平台，為增進東南亞各國國家醫療臨床水準而努力！

世界人類之健康維護與奉獻，乃聯合國世界衛生組織（WHO）設立的最大目標與宗旨。

先進國家（聯合國 OECD）衛生行政當局，皆全力為全國國民努力誠意站在患者立場，公開醫療情報提供患者「知的權利」，甚至於所有醫療機關醫師之臨床手術業績評鑑，皆公諸於世，讓所有患者皆能依此評鑑選擇真正良醫。目前亞洲唯一之先進國家日本，為唯一亞洲公開包括臨床醫師、醫院之年間手術數等醫療情報的文明國家。但是極待改善的中國，落後到連醫科大學醫院，少有「門診醫師各科診療公開表」之最基本民眾需求資訊！

美國甚至於醫療評鑑中，公開各大、中、小醫院醫師臨床業績之排名於各州。詳細手術內容及案例與死亡率，甚至於各臨床科別之醫師診療手術排名也公諸於世！目的就是讓患者選擇最佳良醫而安心接受手術。因此，手術次數越多而手術後死亡率越低醫師，越受患者歡迎而薪資報酬越高。相反地，評鑑差之臨床醫師就逐漸被淘汰，即使擁有醫師執照也不能靠此繼續生存。

德國近年例如外科相關科別，也完成集約化之心臟血管外科中心，故每年至少心血管專科醫學中心，6000 以上手術例醫院比比皆是，為臺灣或中國醫學中心級大型醫院之數十倍，實習或住院醫師、總醫師若不努力研修，在一定期間達到應有臨床水準，立即淘汰被勸告改行其他臨床診療科別。

應該在新衛生行政首長任內大力改革，集中化及特色化地整合，以美國醫學中心國際水準，限制臺灣必整合縮至 12 所醫學中心以內，其他醫學中心依各地區十大死因最多流行疾病，改設爲癌症或心血管、腎臟泌尿系統專科型爲主之中心醫院，並以增加健保給付點數獎勵，徹底改善臺灣之臨床醫療水準眞正國際化，而非僅止於目前之「醫療代工」化，生物科技醫藥代工化之境界。

爲提升臨床醫療國際競爭力，醫療情報全面公開化乃國際潮流必走之路！臺灣、中國兩岸之一流良醫的問卷及建言協助下，必能改善早日達到先進國家水準。

先進國醫療情報全面公開原則：

1. 尊重充分對患者說明，並徵得患者同意之最高原則爲主的醫師及醫院。

2. 主治醫師以外之專科醫師見解，理所當然尊重的醫師醫院。

3. 誠心解救患者病情，且必須顧慮患者住院生活品質之醫師、醫院。

4. 勵行團隊醫療互助，各醫師公正、公開、公平合作無間密切連繫之醫師團隊之醫院。

5. 患者之病情擁有全身各部位綜合考量之診斷能力之醫師、醫院。

6. 擁有精確診斷水準及臨床治癒能力之優質人性化環境，具有公認受信賴尊敬的良醫陣容。

7. 整體醫療系統（TDIS）完備而氣氛優雅安靜高尚之醫院。

8. 門診治療不會大量投藥及重複給藥，且候診時間短及不胡亂收費之醫院。

9. 具掌握症狀發生病因之判斷能力，具團隊各科能集中全力診治高難度專科醫師群。

10.高度治癒率，且有能力提出根治對策，勇於挑戰公開臨床治癒業
績於世界之真正國際級或世界級一流醫療機關。

相信良醫型一流醫師，為了懸壺濟世之博愛慈善服務精神，必定會針
對問卷踴躍回函，響應服務全國患者「知的權利」，優質醫院也必定會認
真誠意介紹本院在全國醫療機關中之特色及臨床自信實力所在，故懇請各
院長詳細告知全國患者：①得意診療分野之疾病病名；②具全國性手術例
最多，且死亡率最低之專科權威醫師大名；③具亞洲級國際性知名臨床醫
師大名；④具世界級國際臨床專科醫學大師大名；⑤最具自信之貴院臨床
診療科別（特徵）；⑥貴院所有臨床科別總數；⑦專科醫師總數；⑧臨床
醫學博士（國外歐、美、加、日、澳先進國畢業）總數；⑨臨床醫學博士
（國內各大學、醫學院畢業）總數；⑩醫院電話住址；⑪院長大名（出身
大學大名）；⑫董事長大名；⑬醫院具備專用醫療服務巡迴專車臺數；⑭
醫院距離最近火車站公里數；⑮藥局調劑藥師（總數）以外之臨床藥師總
數；⑯貴院最昂貴醫療診斷機器價格、名稱、國別。

為了忠實服務全國患者，實現諾貝爾生理醫學獎得主搖籃之美國五大
臨床醫學中心之一的梅爾醫學中心（MAYOR）創院宗旨：「本院成立之
最大目的，就是絕非營利而誠心誠意地服務患者，為患者爭取最高的恩惠
與利益」！

故基於醫療情報必須公諸於世之世界潮流的立場，縱使對不想負道義
責任的院長（董事長）等之拒絕回答問卷之醫院大名，我們也會配合新聞
輿論忠實公諸於世。

平心而論，臺灣自 21 世紀以來，步著歐、美、日本醫學先進國之後
塵，臨床醫療水準確實進步快速，與亞洲新興國家地區之韓國、新加坡、
香港之臨床水準居於伯仲之間，不敢大言不慚誇稱亞洲第一，但至少名列
前茅。

　　但嚴格而論，臨床醫學或臨床醫療要強，必須具備醫療工學、醫療藥學、生物科技三者都強之基本條件才能達成，這也是百年來臺灣及大陸兩岸，都沒有能力培育出現諾貝爾生理醫學獎得主的最大原因。

　　臺灣醫界出現盲目只會搶購上億元 PET，或近四百切 M 型 CT 最新銳醫療機器及手術顯微新銳儀器，然後以首位派往日、美研修回國，大肆宣傳臺灣首例手術之醫院廣告不勝枚舉，誠爲招攬患者營利之最佳策略。此種醫療代工文化，其實與百年來兩岸學術代工文化（臺灣近年盲目錯誤之美國殖民地式學術代工 SCI 獨尊文化），與臺灣產業界 OEM 代工文化一模一樣，乃下下之策，此種不圖謀創新之民族性文化，非常不利於國家國際競爭力之提升向上！

　　貫徹醫學始祖 Hipocrates 之「Foi the patient & Accountalility」之基本理念，乃是最佳醫療原則。

　　全國代表性醫院問卷內容：

1. 醫院大名

2. 住所

3. 電話

4. E-MAIL

5. 診療科特徵

6. 得意診療之對象病名

7. 代表性專科醫師（教授）陣容

8. 專科醫師主任特別介紹及得意診療分野

9. 世界性知名度臨床大師

10.國際性（亞洲）知名度臨床權威醫師

11.全國性（臺灣）（大陸）知名度名醫

　　權威良醫及權威名醫，在世界百大（全球大學排名）及世界十大醫學研究機構研究院，與國際競爭力研究會（東京）的國際評鑑委員會評審原則，分級成第一級世界權威，第二級國際權威，第三級國內權威三個階級水準。

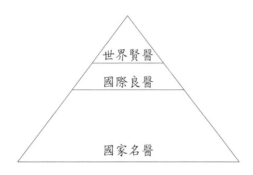

圖8-1　世界醫師名醫、良醫、賢醫之等級

1. 世界權威醫師認定資格（▲）：
　①「諾貝爾」生物醫學獎得主之臨床研究醫師
　②美國最高級「拉斯卡」醫學獎得主之臨床研究醫師
　③德國最高級「科赫」醫學獎得主之臨床研究醫師
　④日本最高級國家學術院獎得主之臨床研究醫師
　⑤其他世界最先進 G7 國家學術獎得主之臨床研究醫師
　⑥被全球醫界公認開發首例創新臨床有效治療對策醫師等
　⑦世界公認臨床有效手術治療成功存活率最高水準臨床醫師
2. 國際權威醫師認定資格：
　①全球醫界公認之世界性國際臨床醫學學會理事長經歷之臨床研究醫師
　②全球醫界公認臨床有效手術治療成功存活率五大洲內臨床水準

最高醫師

3. 國家級權威醫師認定資格：

　　①國際公認先進國家之權威醫師（日本、美國等）

　　②開發中國家、地區之權威醫師（中國、臺灣、香港）

　本書因處於東方世界，主要著重於黃種人範圍的亞洲地區內，故世界臨床權威人才濟濟之美國，僅以代表性重點式介紹之，初版首先以日本、臺灣、中國、香港之臨床醫師為主。

第一節　西方最先進國家（美國篇）

▲（本節只登錄百名世界臨床權威賢醫之部分）

1. 神經外科

　　①UCLA 加州大學

　　450n. Roxbury Dr., Beverly

　　Hills, CA (www. spine. md)

　　TEL: 310-385-7766

　　(Los Angeles)

　　Todd H. Lanman, MD 教授

　　（脊椎神經外科）

　　(Artificial Disc Replacement)

　　②Mount Sinai Medical Center

　　5 East 98th Street, New York,

　　NY (www. neurosurgery

　　tumors. org)

　　TEL: 212-241-9638

　　(New York)

　　Isabelle M. Germano, MD 教授

　　（神經腫瘤外科，放射線外科）

③Mount Sinai Medical Center

975 Park Ave., New York

NY (www. hand sport. us)

TEL: 212-249-8700

(New York)

④Mount Sinai Medical Center

5 East 98th Street, New York.

NY

www. neurosurgery tumors.

org

TEL: 212-241-9638

Mark E. Pruzansky, MD 教授

（運動傷害，手肘外科）

Emad T. Aboud

（動脈瘤擬真手術模型研發

世界權威）

Isabelle M. Germano, MD

2. 整形外科

①Mount Sinai Medical Center

975 Park Ave., New York

NY(www. tumor sorgery. org)

TEL: 212-241-1807

(New York)

②Rajagopalan Clinic

9033 Wilshire Blvd., Beverly

Hills,

CA (www. erhipandknee.com)

TEL: 213-746-1070

(Los Angeles)

▲ James C, Wittig, MD 教授

（骨骼，肌肉及關節腫瘤）

世界首創整形外科固定儀器

Bal M. Rajagopalan, MD

(Joint Replacement & Prp)

3. 形成外科

①Bitar Clinic   George J. Bitar, MD

3023 Hamaker Covrt Fairfax,

VA(www. drbitar.com)

TEL: 703-206-0506

(Washington, DC)

②Sherman Clinic   John E. Sherman, MD

1016 Fifth Ave., New York,

NY (www. nyplastic sorg.com)

TEL: 212-535-2300

(New York)

③Damico Clinic   Richard A. Damico, MD

180 North Dean Street,

Englewood, Nj

(www. drdamico. com)

(Nyc/new Jersey)

④Dayan Clinic   Steven H.dayan, MD

845 N. Michigan Ave., Chicago,   （顏面形成外科）

Il (www. drdayan.com)

TEL: 312-335-2070

(Chicago)

⑤Jacono Clinic

　990 Fifth Avenve, New York,

　NY (www. new york facial-

　plastic surgery. com)

　TEL: 212-570-2500

　(New York)

Andrew A. Jacono, MD

（顏面形成外科）

⑥Anthony Clinic

　450 Sutter Street., San Franc-

　isco,

　CA (www. drjames anthony.

　com)

　TEL: 415-395-7323

　(San Francisco)

James P. Anthony, MD

⑦Grant Stevens Clinic

　4644 Lincoln Boulevard,

　Marina Del Rey,

　CA (www. drgrant stevens.

　com)

　TEL: 877-289-1522

　(Los Angeles)

W. Grant Stevens, MD

⑧Folk Plastic Surgery Clinic

　4545 East 9th Avenve., Denver,

　CO (www. folk plastic surgery.

　com)

Stacey N. Folk, MD

TEL: 303-321-6608

(Denver)

⑨Bloch Clinic   Steven Bloch, MD

1160 Park Avenve West,

Highland Park. Il

(www. bodybybloch. com)

TEL: 847-432-0840

(Chicago)

⑩Seven Ringler Clinic   Steven L. Ringler, MD

2680 Leonard St. Ne, Grand

Rapids, Mi

(www. steven ringlermd. com)

TEL: 616-328-8800

(Chicago)

4. 毛髮移植外科

①Center For Hair Restoration   Robert M. Bernstein, MD

110 East 55th Street, New   (Fut & Robotic Fue)

York,

NY (www. bernsteinmedical.

com)

TEL: 212-826-240

(New York)

5. 美容齒科

　①Fawcett Clinic

　　13956 Cutten Road, Houston,

　　TX (www. drfawcett. com)

　　TEL: 281-440-6648

　　(Houston)

Wayde Fawcett, DDS

(Full Mouth Rejuvena Tion)

　②Ken Neth Judy

　　The Univerlity of Texax

　　Houston Medical School

　　(Houston)

The President of International

Congress of Oral Impl

Antologists (ICOI)

Editor of Implant Denti Stry

6. 運動醫學科

　①Glashow Sports Medi Cine

　　Clinic

　　737 Park Avenve, New York,

　　NY (www. glashowmd. com)

　　TEL: 212-794-5096

　　(New York)

Jonathan L. Glashow, MD

(Shoulder. Knee, Arthr Oscopic

Surgery)

7. 心臟血管科

　①Suny Downstate Medi Cal

　　Center

　　Cardiovascular Medi Cine &

　　The Howard Gilman Institute

　　For Heart Valve Disease

　　Brooklyn & New York

Jeffrey S. Borer, MD 教授

（Heart & Cardiov Ascul Ar

Medicine）

NY (www. gilmanheartvalve. Us)

Heart Valve Society of America

(www. heartvalvesociety of

america. org)

TEL: 212-289-7777

(New York)

②University of Texas Health　▲ Michael S. Brown 教授

Science Center　　　　　　　（Regulation of Chole Sterol

Dallas, TX　　　　　　　　Metabolism）

(Dallas)　　　　　　　　　膽固醇代謝及其相關血管疾

　　　　　　　　　　　　　病之研究（1985 年諾貝爾生

　　　　　　　　　　　　　理醫學獎）

③Suny Downstate Medi Cal　Jeffrey S. Borer, MD

Center Brook/yn & New York

www.gilman heartvalve. us

TEL: 212-289-7777

8. 眼科

①UIC 大學眼科　　　　　　Dimitri T. Azar, MD

(UIC Department of Ophth-　(Lasik & Lens Implant

almology)　　　　　　　　Surgery)

30 N. Michigan Ave., Chicago,　（視覺矯正外科）

Il (www. millenniumparkeyec-

enter.com)

TEL: 312-996-2020

(Chicago)

9. 婦產科

　①Grunert Infertility Clinic
　　7900 Fannin Street, Houston,
　　TX (www. ivfhouston. com)
　　TEL: 713-512-7851
　　(Houston)

　▲ George M. Grunert, MD
　世界首創療法
　（In Vitro Fertiliz Ation &
　Repro Endo，不孕症）
　英國之愛德華茲、臨床醫師
　教授，就是以不孕症（臨
　床）治療創新發現，被世人
　尊稱「試管嬰兒之父」之世
　界首席權威，並榮獲 2010
　年諾貝爾生理醫學獎。

10.性生殖科

　①Suny Health Science Center
　　Bnookiyn, NW. NW
　　(New York)

　▲ Robert F. Furehgott, MD 教授
　（Nitric Oxide As A
　Signalling Molecule In The
　Cardiovascular System)
　（1998 年諾貝爾生理醫學
　獎）

11.神經內科

　①University of Califo Rnia,
　　School of Medicine
　　San Francisco, CA
　　(San Francisco)

　▲ Stanley B. Prusiner, MD 教授
　(Prions-a New Biologic Al
　Principle of Infect Ion)
　（1997 年諾貝爾生理醫學
　獎）

②University of Texas South-
western Medical Center Dallas,
TX
(Dallas)

▲ Alfred G. Gilman 教授
(G-proteins & The Role of
These Proteins In Signal
Transduction In Cells)
（1994 年諾貝爾生理醫學
獎）

12.腎臟外科

①Brigham & Women's Hospital
Boston, MA
(Boston)

▲ Joseph E. Murray 教授
（ Organ & Cell Trans
Plantation In The Treatment of
Human Disease ）
腎臟移植手術之基本方法的
臨床應用（1990 年諾貝爾生
理醫學獎）

13.腫瘤科

①Massachusetts Inst Itute of
Technology Cambridge,
Boston, MA
(Boston)

▲ David Baltimore 教授
(Interaction Between Tumour
Viruses &the Genetic Material
of The Cell)
逆轉複印酵素之大發現
（三十七歲榮獲 1975 年諾
貝爾生理醫學獎）

②Mount Sinai Medical Center
5 East 98th Street, New York.
NY

James C. Wittig, MD

www. tumorsurgery. org

TEL: 212-241-1807

14.遺傳免疫科

①Massachusetts Gener Al
Hospital
Cambridge, Boston, MA
(Boston)

▲ Jack Szostak 教授
（Telomerase & Antia
Geing）
發現細胞染色體內防老及抗
癌之防禦機制，人類最先發
現維持端粒長度之酵素有助
抗老與防癌的偉大學者
（2009 年諾貝爾生理醫學
獎）

②The Academy of Sko Lips
Medical Research
Wilshire Blvd, Losangeles, CA
(Los Angeles)

▲ Bruce A. Beutler. MD 教授
他與 1973 年人類首度發現
後天免疫關鍵之樹突細胞
（Dendritic Cell）的 RM. Ste
Inman 洛克斐勒大教授，與
法國國家科學研究中心之
JA. Hoffmann 博士的先天免
疫重大突破性發現，二組
學者之重大研究成果分進合
擊，為人類築起免疫之兩道
防線
（2011 年諾貝爾生理醫學
獎）

第二節　亞洲唯一先進國（日本篇）
▲（52名世界臨床權威賢醫）

本書從亞洲地區唯一先進國家日本（醫療情報公開化之唯一亞洲東方國家），嚴格篩選世界級及國際級權威超過 250 名良醫及醫院名冊。

1. 綜合外科

（日本腦疾病每年 12 萬人死亡，腦中風每年超過 30 萬人）

（日本癌症患者 2015 年將突破 500 萬人，全球每年 800 萬癌死亡患者）

①東京大學醫學部附屬醫院
東京都文京區本鄉 7-31
⊙ 03-3815-5411

▲幕內雅敏教授（肝癌世界權威大師）
屢創肝癌外科存活率治療實績世界第一佳績
高山忠明教授（幕內肝癌手術團隊 5 年存活率冠於全球）
小管智男教授（幕內肝癌手術團隊 5 年存活率冠於全球）

②名古屋大學醫學部附屬醫院
愛知縣名古屋市昭和區舞鶴町 65 ⊙ 052-741-2111

中尾昭公教授（消化系胰臟癌等國際權威）

③廣島大學病院第一外科、第二外科

末田泰二郎教授（人工心臟、血管外科日本權威）

廣島縣廣島市南區霞 1-2-3
⊙ 082-257-5468

村上義昭醫長（胰臟癌、膽管癌之肝門部切除再建手術千例，無手術死亡例）
淺原利正教授（肝、膽癌）

④東京醫科大學
東京都新宿區西新宿 7
⊙ 03-3340-0811

▲加藤治文教授
（世界肺癌學會會長）
早田義博院長（雷射光動力學療法 PDT 發明大師）

⑤順天堂醫科大學・胃腸外科
東京都文京區本鄉 3-1-3
⊙ 03-3813-3111

▲新谷弘實
（全美首席胃腸外科醫師）
（胃腸內視鏡外科世界首創者，美國愛因斯坦醫科大胃腸外科主任教授）

⑥岡山大學病院
岡山縣岡山市北區鹿田町
2-5-1 ⊙ 086-223-7151

▲佐野俊二院長
（世界十大小兒心臟外科權威）
（世界第一權威大師，手術成功率 99%）

⑦國立循環器研究中心
大阪府吹田市藤白台 5-7-1
⊙ 06-6833-5012

▲中山泰秀室長
（腦動脈瘤世界最新治療法開發）
（薄膜覆蓋血管支架支撐蜘蛛膜血管腫瘤部分，全球最新腦動脈瘤出血預防堵塞術）

⑧榊原紀念醫院　　　　　　　高橋幸宏（小兒心血管外科

東京都府中市朝日町 3-16-1　　世界級水準）

⊙ 042-314-3111

⑨國立癌症中心　　　　　　▲嘉山孝正理事長（發現惡性

東京都中央區築地 5-1-1　　　腦腫瘍世界首例再發防止基

⊙ 03-3542-2511　　　　　　因 FOXO3a）

⑩聖路加國際病院　　　　　　川副浩平（心臟中心院長）

東京都中央區明石町 9-1　　　（日本心臟血管外科學會會

⊙ 03-5550-6000　　　　　　長）

（大動脈弁手術 92% 成功率

聞名世界）

（日本心臟手術之父，榊原

仟教授最後之得意弟子）。

⑪近畿大學病院　　　　　　▲工藤正俊院長（肝癌世界第

大阪府大阪狹山市大野東　　　一之早期發現診斷技術造影

377-2 ⊙ 072-366-0221　　　超音波檢查法）

（日本最初肝癌 Radio 波燒

灼療法，榮獲國際核子醫學

最高級賞狀）

⑫三井紀念病院　　　　　　▲高本眞一院長

東京都千代田區神田和泉町　　（東京大學教授）

1 ⊙ 03-3862-9111　　　　　世界首創「高本式逆行性腦

循環法」，提升世界性弓部

大動脈瘤手術成功率

⑬國立病院機構東京醫療中心　　　萬篤憲（放射線科醫長）

　東京都目黑區東が丘 2-5-1　　　（日本首先開發小線源 I-125

　⊙ 03-3411-0111　　　　　　　治療術權威）

⑭國立成育醫療研究中心病院　　　正木英一部長

　東京都世田谷區大藏 2-10-1　　（抗癌新藥配合手術及放射

　⊙ 03-3416-0181　　　　　　　線創新療法，高達八成成功

　　　　　　　　　　　　　　　手術率權威）

2. 綜合內科

　①東京醫科齒科大學附屬醫院　　宮坂信之院長（日本風濕病

　　東京都文京區湯島 1-5-45　　醫學會會長）

　　⊙ 03-3813-6111

　②群馬大學附屬醫院　　　　　　森昌明教授（重症肥胖症，

　　群馬縣前橋市昭和町 3-39-15　糖尿病國際權威）

　　⊙ 027-220-8132

　③新潟大學醫齒學綜合病院　　　相澤義房（心律不整治療日

　　新潟縣新潟市旭町通 1-754　　本權威）

　　⊙ 025-227-2185

　④名古屋市立大學附屬醫院　　　上田龍三教授（白血病、膠

　　愛知縣名古屋市瑞穗（區）　　原病權威）

　　町字川澄 1 ⊙ 052-851-5511

3. 消化器內科

　①東京大學醫學部附屬病院　　　▲小俣政男教授

　　東京都文京區本鄉 7-3-1　　　（肝癌內科治癒實績世界第

　　⊙ 03-3815-5411　　　　　　一，膽石治癒實績日本第

一，胰膽瘤之黃疸治癒實績有名）

②北海道大學附屬病院，第三內科
北海道札幌市北區北 14 條西 5 ⊙ 011-71601161

淺香正博教授（消化器官、血液癌化學療法治癒症例最多權威，胃、十二指潰瘍除菌實績第一）

③平塚胃腸病院
東京都豐島區西池袋 3-2-16
⊙ 03-3982-1161

平塚秀雄院長（消化器癌內視鏡下手術權威）
（週一、五 AM，週三 PM）

④慶應義塾大學病院，炎症性腸疾患中心
東京都新宿區信濃町 35
⊙ 03-3353-1211

日比紀文教授（腸炎治療權威）

⑤東京都立駒込病院，化學療法內科
東京都文京區本駒込 3-18-22
⊙ 03-3823-2101

佐佐木常雄副院長（手術不能之癌症化療權威）

⑥虎之門病院，肝臟中心
東京都港區虎之門 2-2-2
⊙ 03-3588-1111

熊田博光部長
（肝癌、肝硬化、肝炎）
池田健次部長
（臨床治癒實績日本權威）

⑦大阪大學附屬病院
大阪府吹田市山田丘 2-15
⊙ 06-6879-5111

林紀夫教授（肝疾患治癒實績世界有名）

⑧虎之門病院　　　　　　　　▲秋山洋
　　東京都港區虎之門 2-2-2 　　　（2003 年德國最高魯道夫‧
　　☉ 03-3588-1111 　　　　　　尼先醫學賞得主）
　　　　　　　　　　　　　　　（虎之門病院名譽院長）
　　　　　　　　　　　　　　　（食道癌治療手術世界權
　　　　　　　　　　　　　　　威）

⑨東京醫科齒科大學　　　　　▲渡邊守消化器病態臨床學教
　　東京都文京區湯島 1-5-45 　　授
　　☉ 03-5803-5973 　　　　　　中村哲也講師
　　　　　　　　　　　　　　　Hans Clevers 博 士（ 荷 蘭
　　　　　　　　　　　　　　　Hubrecht 研究所）
　　　　　　　　　　　　　　　（世界首創大腸上皮幹細胞
　　　　　　　　　　　　　　　體外培養後移植體內，再生
　　　　　　　　　　　　　　　並治癒難治之潰瘍性大腸炎
　　　　　　　　　　　　　　　論文發表於 2012 年 3 月 12
　　　　　　　　　　　　　　　日英國 Nature Medicine）

4. 消化器外科
　　（日本每年 4.3 萬大腸癌死亡患者，男性以胃癌最多，大腸癌第
二，肝癌年間全球死亡數 60 萬人）
　①國立癌症中心—東病院　　　木下平外來部長（胰臟癌治
　　　千葉縣柏市柏の葉 6-5-1 　　療率佳權威）
　　　☉ 04-7133-1111
　②千葉大學醫學部附屬病院　　宮崎勝教授（胰肝膽癌治癒
　　　千葉縣千葉市中央區亥鼻　　率世界有名）
　　　1-8-1 ☉ 043-222-7171

③日本赤十字社醫療センター
東京都渋谷區廣尾 4-1-22
⊙ 03-3400-1311

④癌研有明病院
東京都江東區有明 3-6-10
⊙ 03-3522-0111
（日本最初之癌症專科醫
院）

⑤國立癌症中心─中央病院
東京都中央區築地 5-1-1
⊙ 03-3542-2511
（聯合國世界衛生組織
WHO 指定國際胃癌治療臨
床示範中心）（年間千例各
國患者胃癌手術）

⑥國立東京醫科齒科大附屬病
院
東京都文京區湯島 1-5-45
⊙ 03-3813-6111
（肝膽胰臟外科、胃食道外
科）

▲幕內雅敏院長
（肝癌治療世界權威）
板東隆文副院長
（胃腸癌日本權威）
福長洋介（大腸癌權威）
山口俊晴（胃癌權威）
山本順司（胰肝膽癌權威）
瀨石泰之（食道癌權威）
大矢雅敏（大腸癌權威）
奧村榮（肺癌權威）

▲笹子三津留副院長（胃癌內
視鏡切除治癒率世界第一權
威大師）
島田和明部長（胰、肝膽癌
手術例日本最多之一醫院權
威）
森谷宜皓部長（腸癌權威）
加藤抱一部長（食道癌權
威）
有井滋樹教授（胰肝膽癌權
威）

⑦國立東京大學醫學部附屬病院

東京都文京區本鄉 7-3-1

⊙ 03-3815-5411

（肝膽胰臟、人工臟器移植外科）

（胃、食道外科、乳腺、內分泌外科）

▲幕內雅敏教授（年間 300 百例肝癌治癒率無死亡率世界第一大師）

國土典宏教授（日本權威）

上西紀夫教授（乳、胃、甲狀腺癌權威）

⑧東京都立駒込病院

東京都文京區本駒込 3-18-22

⊙ 03-3823-2101

▲森武夫院長（大腸癌世界權威、縮小手術再發率 3.6% 小於歐美 30%）

佐佐木常雄（化學療法權威）

出江洋介（食道癌權威）

⑨國立國際醫療研究中心病院

東京都新宿區戶山 1-21-1

⊙ 03-3202-7181

▲後藤田卓志消化系統內視鏡醫長

ESD（內視鏡黏膜下層剝離術）世界首例最高治癒例

⑩名古屋大學醫學部附屬病院

愛知縣名古屋市昭和區鶴舞町 65 ⊙ 052-741-3111

▲二村雄次教授（最難治療肝門部膽管癌術前診治法世界首度開發成功。世界最多手術例及治癒業績大師）

⑪大分大學
大分縣由布市挾間町醫大丘
1-1 ⊙ 097-549-4411

▲北野正剛校長（胰臟、膽囊
癌 1900 百例手術 5 年存活
率世界首位）
　（世界內視鏡外科學會總會
長，全球 6 萬會員）

⑫京都大學醫學部附屬病院
京都府京都市左京區聖護院
川原町 54 ⊙ 075-751-3111

上本伸二教授（肝移植國際
權威）

⑬大阪市立大學醫學部附屬醫
院
大阪府大阪市阿倍野區旭町
1-4-3 ⊙ 06-6645-3841

大杉治司（食道癌國際權
威）

⑭北里大學

渡邊昌彥教授（1987 年法國
首創腹腔鏡手術，大腸癌腹
腔鏡手術首例成功之日本大
師）

5. 循環器內科（日本每年20萬心臟病死亡）

①倉敷中央病院，循環器內科
岡山縣倉敷市美和 1-1-1
⊙ 086-422-0210

▲光藤和明院長（冠狀動脈疾
病‧慢性完全閉塞病變治癒
率（PCI）90% 以上世界權
威大師）（李總統心臟病救
命恩人）
　（治癒病例破 4 萬人，名聞
世界第一）
　（年間全球白人黑人黃種人

②榊原紀念臨床醫院
　東京都新宿區西新宿 2-4-1
　⊙ 03-3344-3313

病患 600 例最高治癒率）

藤井理樹部長（徐脈性不整脈權威）

小宮達彥部長（心臟大血管手術千例死亡率 0.7%）

伊東春樹院長（心臟病循環系統病手術例日本第一權威）

高橋幸宏（新生兒先天性心疾患）

高梨秀一郎（大動脈瘤破裂術等日本第一權威）

③橫濱市立港赤十字病院心臟病中心
　神奈川縣橫濱市中區新山下 3-12-1 ⊙ 045-628-6267

沖重薰所長（不整脈根治法開發日本最高實績權威）

④大阪府立成人病中心
　大阪府大阪市東成區中道 1-3-3 ⊙ 06-6972-1181

淡田修久院長（虛血性心疾患難治重症急救國際權威）

⑤東京大學醫學部附屬疾院
　東京都文京區本鄉 7-3-1
　⊙ 03-3815-5411

永井良三教授（心肌症・瓣膜症權威）

⑥慶應義塾大學病院
　東京都新宿區信濃町 35
　⊙ 03-3353-1211

小川聰副院長教授（動脈硬化、不整脈權威）

⑦國立循環器中心，高血壓腎臟內科
大阪府吹田市藤白台 5-7-1
⊙ 06-6833-5012

河野雄平部長（重症高血壓權威）

⑧京都大學醫學部附屬病院
京都府京都市左京區聖護院川原町 54 ⊙ 075-751-3111

北徹（心肌梗塞權威）
木村剛（心血管、大動脈瘤治療權威）

⑨湘南鎌倉綜合病院
神奈川縣鎌倉市岡本 1370-1
⊙ 046946-1717

齊藤滋院長（世界級心臟科權威）
（九成治癒率聞名日本）

⑩德島赤十字病院，循環器科
德島縣小松島市小松島町字井利 0103 ⊙ 0885-32-2555

日淺芳一院長（心臟導管手術症例數爲日本十大區院權威）

⑪小倉紀念病院，循環器科
福岡縣北九州市小倉北區貴船町 1-1 ⊙ 093-921-2231

▲延吉正清院長（PTCA 權威，年間近 3000 例手術，已累積 6 萬治療病例）
（治癒病例數世界第一權威）

⑫京都府立醫科大學
京都府京都市上京區河原町通廣小路梶井町 465
⊙ 075-251-5111

松原弘明教授（心筋再生手術權威）

6. 胸腔、心血管外科

①東京大學醫學部附屬病院　　　　高本眞一教授

東京都文京區本鄉 7-3-1　　　▲村上新教授（重症心內膜炎

⊙ 03-3815-5411　　　　　　之瓣膜置換術世界權威）

（新生兒重症心臟衰竭治療

零死亡世界紀錄）

小野稔教授（今年日本天皇

心臟手術主持人）

②東京女子醫科大學病院，心　　　岡野光夫教授（先端生命科

血管外科　　　　　　　　　學研究所長）

東京都新宿區河田町 8-1　　　黑澤博身教授（小兒先天性

⊙ 03-3353-8112　　　　　　心疾患）

（1955 年日本初心臟血管循　　山崎健二（冠動脈導管術）

環器外科開創以來四萬手術

例、日本最大心臟病治療中

心）

③金沢大學醫學部附屬病院，　▲渡邊剛教授

心肺綜合外科　　　　　　世界心臟手術權威（冠動脈

石川縣金沢市寶町 13-1　　　導管手術日本最低死亡率）

⊙ 076-265-2355　　　　　（CABG 式日本第一權威，

死亡率 0.15%，低於世界平

均死亡率 10 倍以下）

2008-2009年國際心臟手術死亡率
比較（平均死亡率）

	美國	日本	渡邊剛團隊
Bypath冠動脈術	2.31%	1.30%	0.45%
弁膜症術	3.75%	3.82%	0.37%
Bypath冠動脈、瓣膜症術	8.00%	3.80%	2.44%
胸部動脈瘤手術	7.15%	7.01%	0%

④滋賀醫科大學附屬病院，心血管外科
　滋賀縣大津市瀨田月輪町
　⊙ 077-548-2244

　　太田安彥教授（肺癌內視鏡治癌）

　　淺井徹教授（心臟跳動下導管手術 2000 例，治癒率 99% 國際權威）

⑤川崎幸病院
　神奈川縣川崎市幸區都町 39-1 ⊙ 044-544-4611

　　山本晉院長（日本唯一大動脈瘤專科醫院）

⑥岡山大學附屬病院，心血外科
　岡山縣岡山市鹿田町 2-5-1
　⊙ 086-223-7151

　　▲佐野俊二教授（左心低形成症候群治癒業績世界第一權威）

⑦廣島大學病院，心血管外科
　廣島縣廣島市南區霞 1-2-3
　⊙ 082-257-5468

　　▲末田泰二郎教授（胸腹部大動脈瘤、心房細動外科術、世界權威）

⑧久留米大學病院，循環器中心

福岡縣久留米市旭町 67

⊙ 0942-31-7628

清柳成明教授（心瓣膜症、大動脈瘤國際權威）

⑨長崎大學附屬病院

長崎縣長崎市坂本 1-7-1

⊙ 0958-49-7307

江石清行教授（僧帽瓣形成術國際權威）

⑩琉球大學醫學部附屬病院，第 2 外科

沖繩縣中頭部西原町字上原 207 ⊙ 0988-95-3331

▲國吉幸男教授（大血管外科バッドキアリー症世界權威）

⑪廣島大學病院

廣島縣廣島市南區霞 1-2-3

⊙ 082-257-5486

岡田守人教授（VATS 胸腔鏡外科手術新手法開發，改寫肺癌手術的歷史紀錄）

⑫心臟血管研究所病院

東京都文本木 7-3-10

⊙ 03 -3408-2152

▲須磨久善院長（世界級權威）

⑬大阪大學心臟血管外科

大阪府吹田市山丘 2-15

⊙ 06-6879-5111

澤芳樹教授（心臟再生醫療國際權威）

⑭順天堂大學病院

東京都文京區本鄉 3-1-3

⊙ 03-3813-3111

天野篤教授（2012 年 2 月東大病院爲日本天皇手術成功）（狹心症心肌梗塞治療業績日本第一）

⑮東京慈惠會醫科大學病院
東京都港區西新橋 3-19-18
⊙ 03-3433-1111

▲大木隆生院長（腹部大動脈瘤內插手術數例世界第一（近 800 例）權威）

7. 內分泌代謝、糖尿病內科

①東京女子醫科大學病院
東京都新宿區河田町 8-1
⊙ 03-3353-8111

岩本安彥（Ⅰ型、Ⅱ型糖尿病）

內潟安子（青幼年糖尿病）

高野加壽惠（甲狀腺、下垂體疾病）

②東京大學病院
東京都文京區本鄉 7-3-1
⊙ 03-3815-5411

門脇孝教授（日本糖尿病學會理事長）

③順天堂大學病院
東京都文京區本鄉 2-1-1
⊙ 03-3813-3111

河盛隆造教授（加拿大多倫多大兼任教授）（動脈硬化症、糖尿病）

④京都市立病院

吉田俊秀部長（國際權威，國際肥胖學會會長，喬治布萊教授指導下，首先於京都府立醫大病院，創設肥胖門診，治療患者數上萬人之日本權威）

8. 血液內科，感染症科

①東京大學醫科學研究所附屬病院

岩本愛吉教授（HIV 感染症日本權威）

東京都港區白金台 4-6-1

⊙ 03-5449-5338

②金沢大學附屬病院　　　　　　　中尾眞二教授（白血病、淋

　石川縣金沢市寶町 13-1　　　　　巴腫再生不良性貧血日本權

　⊙ 0762-65-2275　　　　　　　　威）

③名古屋大學附屬病院　　　　　　直江知樹教授（造血幹細胞

　愛知縣名古屋市昭和區鶴舞　　　移植・白血病治療權威）

　町 65 ⊙ 0527-41-2111

④熊本大學附屬病院　　　　　　　▲滿屋裕明教授（1985 年世界

　熊本縣熊本市本莊 1-1-1　　　　首創 AZT 抗愛滋病治療藥發

　⊙ 096-344-2111　　　　　　　　明）（美國國立保健研究所

　　　　　　　　　　　　　　　　NIH 研究員）

9. 痛風、風濕、膠原病科

　①東京醫科齒科大學附屬病　　　宮坂信之教授（膠原病生物

　　院・膠原病科　　　　　　　　學製劑研發權威）

　　東京都文京區湯島 1-5-45

　　⊙ 03-3813-6111

10.呼吸器、內分泌外科

　　（日本男性癌症第三位肺癌，女性肺癌以第四位名列前茅）

　①東北大學醫學部附屬病院，　　近藤丘教授（支氣管形成術

　　呼吸器外科　　　　　　　　　權威）

　　宮城縣仙台市青葉區星陵町

　　4-1 ⊙ 0227-17-7000

②國立癌症中心，中央病院　　土屋了介院長（肺癌國際權
東京都中央區築地 5-1-1　　威）
⊙ 03-3542-2511

③玉川病院氣胸研究中心　　▲栗原正利所長（世界最佳治
東京都世田各區瀨田 4-8-1　癒率萬例治療世界權威）
⊙ 03-3700-1151

④岡山大學附屬院，腫瘍、胸　土井原博義（乳癌、背闊肌
部外科　　　　　　　　　乳房再建術）
岡山縣岡山市鹿田町 2-5-1
⊙ 0862-35-7265

⑤京都大學附屬病院　　　　▲伊達洋至教授（肺癌特殊療
京都府京都市左京區聖護院　法世界權威）
川原町 54 ⊙ 075-751-3111

11.呼吸器內科
①國立癌症中心—東病院　　西脇裕部長（胸部腫瘍、肺
千葉縣柏市柏の葉 6-5-1　　癌權威）
⊙ 04-7133-1111

②國立病院機構東京病院　　倉島篤行部長（非定型抗酸
東京都清瀨市所丘 3-1-1　　菌症肺眞菌症權威）
⊙ 042-491-2111

12.肛門科
①札幌石山病院　　　　　　石山勇司
北海道札幌市中央區南 15　西尾昭彥院長（年間五萬人
條西 11-2-1 ⊙ 011-551-2241　痔瘡治療實績）

②平田肛門專科醫院　　　　　　平田雅彥院長（ICG 併用半

　東京都港區南青山 5-15-1　　　導體雷射治療法發明權威）

　⊙ 03-3400-3865

③東京醫科齒科大學附屬病院　　杉原健一教授（直腸癌治療

　東京都文京區湯島 1-5-45　　　權威）

　⊙ 03-5803-5261

13.腎臟內外科

①筑波大學附屬病院，腎泌尿　　山縣邦弘教授（腎病預防權

　器內科　　　　　　　　　　　威）

　茨城縣筑波市天久保 2-1-1

　⊙ 0298-53-3202

②東京醫科齒科大學附屬病　　　佐佐木成（腎不全、腎炎權

　院・腎臟內科　　　　　　　　威）

　東京都文京區湯島 1-5-45

　⊙ 03-5803-5214

14.泌尿器科

（日本腎臟透析、腎臟移植之臨床治療成績世界第一）

①北海道大學病院・泌尿器科　　野野村克也教授（消化管得

　北海道札幌市北區 14 條西 5　　用之尿管再建手術、小兒先

　⊙ 0117-16-1161　　　　　　　天疾病外科治療國際權威）

　　　　　　　　　　　　　　　篠原信雄教授

②棚橋善克泌尿科專科醫院　　　▲棚橋善克教授（東北大學

　宮城縣仙台市青葉區國分町　　教授）（直腸超音波法開發

　2-2-11 ⊙ 0227-22-0028　　　者，內視鏡治療雷射結石

破碎手術世界最初實用化大師）

③群馬大學醫學部附屬病院
群馬縣前橋市昭和町 3-39-22
⊙ 0272-20-7111

鈴木和浩教授（前列腺、膀胱、腎臟、精巢四腫瘍治療權威）
伊藤一人
羽島基明（腎不全、透析治療）

④東京醫科齒科大學附屬病院
東京都文京區湯島 1-5-45
⊙ 03-3813-6111

▲木原和德教授（Minimamu 創傷內視鏡下手術發明權威）

⑤東京女子醫科大腎臟綜合醫療中心
東京都新宿區河日町 8-1
⊙ 03-3353-8111

田邊一成教授（腎不全、腎移植手術例及業績日本第一權威）

⑥國立病院機構東京醫療中心
東京都目黑區東が丘 2-5-1
⊙ 03-3411-0111

齊藤史郎部長〔前列腺癌（小線源療法）日本第一權威〕

⑦國立東北大學附屬病院
宮城縣仙台市星稜 1-1
⊙ 022-717-7751

荒川陽一教授（人工尿道括約肌埋入術）（重症尿失禁唯一根治療法權威）

⑧名古屋大學附屬病院
愛知縣名古屋市昭和區鶴舞町 65 ⊙ 0527-41-2111

▲小野佳成教授（腎病、腎盂尿管腫瘍之腹腔鏡下腎摘除術成功症例數世界第一）

⑨岡山大學醫學部附屬病院　　　　▲公文裕已教授（尿道性器癌
　岡山縣岡山市鹿田町 2-5-1　　　　之遺傳基因療法開發者）
　⊙ 0862-35-7287　　　　　　　　（上部尿道內視鏡手術業績
　　　　　　　　　　　　　　　　　名聞世界）

15.神經內科

①國立精神、神經醫療中心，　　　金澤一郎總長（柏金森症藥
　武藏病院　　　　　　　　　　　治療開發權威）
　東京都小平市小川東町 4-1-1　　久野貞子副院長（肌肉萎縮
　⊙ 042-341-2711　　　　　　　　療法權威）

②國立循環器病醫學中心　　　　　峰松一夫部長（急性期及出
　大阪府吹田市藤白台 5-7-1　　　血障礙、腦中風專門治療室
　⊙ 06-6833-5012　　　　　　　　名聞國際）
　　　　　　　　　　　　　　　　（血栓溶解療法最新診斷開
　　　　　　　　　　　　　　　　發日本權威）

③九州大學院，神經內科　　　　　吉良潤一教授（多發性硬化
　福岡縣福岡市東區馬出 3-1-1　　症日本權威）
　⊙ 092-642-5349　　　　　　　　大八木保政（癡呆症）
　　　　　　　　　　　　　　　　吉林雪郎（腦中風）

④寺本神經內科醫院　　　　　　　寺本純院長（日本初「臨床
　愛知縣名古屋中村區名駅　　　　頭痛學」著者）
　3-9-18 ⊙ 052-564-7481

⑤鹿兒島大學附屬病院　　　　　　納光弘教授（HTLV-I 關連脊
　鹿兒島縣鹿兒島市桜丘　　　　　髓症發現者日本權威）
　8-35-1 ⊙ 099-275-5731

⑥國立循環器研究中心
大阪府吹田市藤田台 5-7-1
⊙ 06-6833-5012

豐田一則　腦血管內科部長（年間近 5000 病例治癒業績，t-PA 血栓溶解療法日本權威，日本前首相小淵惠三及長島茂雄選手皆「心原性腦塞栓症」）

⑦虎の門病院
東京都港區虎門 2-2-2
⊙ 03-3588-1111

松丸祐司　腦神經血管內治療科部長（年間百例以上癒療業績）

⑧神戶市立醫療中心——中央市民病院
兵庫縣神戶市中央區港島中町 4-6 ⊙ 078-302-4321

山上宏　神經內科腦中風中心醫長（頸動脈狹窄症年間百例治癒業績日本第一，日本每年 12 萬疾病死亡例）

⑨熊本市立本市民病院
熊本縣熊本市湖東 1-1-60
⊙ 096-365-1711

橋本洋一郎（日本最高腦中內內科醫代表之一）

16.腦神經外科

①虎之門病院，內分泌醫療中心（間腦下垂體外科）
東京都港區虎之門 2-2-2
⊙ 03-3588-1111

▲山田正三部長（先端巨大症治癒率 79.8% 最高之世界權威）（下垂體腫瘍，頭蓋咽頭腫之經鼻手術數千例聞名世界）

②中村紀念病院
北海道札幌市中央區南 1 條西 14-291 ⊙ 011-231-8555

中川原讓二部長（腦中風診療標準法、腦血流代謝評估研究之日本權威）

③旭川醫科大學病院
北海道旭川市綠丘東 2 條
1-1-1 ⊙ 0166-68-2594

田中達也（難治性癲癇外科
治癒率高國際權威）

④旭川赤十字病院
北海道旭川市曙 1 條 1-1-1
⊙ 0166-22-8111

▲上山博康（腦動脈瘤手術例
日本第一）（骨動脈內視鏡
手術例世界最多，治療率名
聞國際）

⑤大原醫療中心
福馬縣福島市鎌田字中江 33
⊙ 024-554-2001

池田秀敏部長（腦下垂體腫
瘍、末端肥大症、庫欣症等
治癒率世界聞名）

⑥筑波大學附屬病院
茨城縣筑波市大久保 2-1-1
⊙ 029-853-3220

松村明教授（惡性腦癌粒子
線、陽子線治療國際權威）

⑦慶應義塾大學病院
東京新宿區信梁町 35
⊙ 03-3353-1211

河瀨斌教授（頭蓋底腫瘍等
腦癌權威）

⑧國立國際醫療中心
東京都新宿區戶山 1-21-1
⊙ 03-3202-7181

原徹男教授（腦部低侵襲治
療權威）

⑨日本醫科大學附屬病院
東京都文京區千馱木 1-1-5
⊙ 03-3822-2131

寺本明教授（下垂體體腫瘍
之經蝶形骨手術（非開頭
法）日本權威大師）

⑩慈惠會醫科大學附屬病院
東京都港區西新橋 3-25-8
⊙ 03-3433-1111

▲阿部俊昭教授（脊髓空洞症治癒率聞名世界一）（腦血管內治療中心技術設備世界水準）

⑪岐阜大學醫學部附屬病院
岐阜市柳戶 1-1 ⊙ 058-230-1111

吉村紳一教授
顯微鏡下腦手術鼻祖之瑞士蘇黎世大學留學、近 3000 病例，日本第一「二刀流手術法」

⑫藤田保健衛生大學病院
愛知縣豐明市沓掛町樂窪
1-98 ⊙ 0562-93-9053

佐野公俊教授（腦動脈畸形手術權威）
根來眞教授（腦血管外科創新手術先驅）
加藤庸子教授（蜘蛛膜下出血手術權威）

⑬京都大學醫學附屬病院
京都府京都市左京區聖護院川原町 54 ⊙ 075-751-3111

宮本享教授（日本代表權威）
橋本信夫教授（頸動脈狹窄症，腦動靜脈畸形，日本權威）
波多野武部長

⑭富永病院，腦神經外科
大阪府大阪市浪速區湊町
1-4-48 ⊙ 06-6568-1601

▲富永紳介　理事長（腦動脈瘤手術 6000 例治癒率世界權威）（腦腫瘤、AVM 專門）（手術公開錄影，全球患者多）

	長谷川洋副院長（頭蓋底腫瘍脊髓權威）
⑮神戶市立中央市民病院，腦神經外科腦中風中心 兵庫縣神戶市中央區港島中町 4-6 ⊙ 078-302-4321	坂井信幸部長（腦血管畸型栓塞術實績日本第一權威）
⑯九州大學病院 福岡縣福岡市東區馬出 3-1-1 ⊙ 92-641-1151	佐佐木富男教授（聽神經腫瘍權威）
⑰鹽田病院（福島孝德紀念臨床中心） 千葉縣長生郡長柄町國府里 550-1 ⊙ 0475-35-0099 千葉縣勝浦市出水 1221 番地⊙ 0470-73-1221	▲福島孝德教授（美國醫學界尊稱「神之手」）（美國杜克大學腦神經外科教授世界權威（每年 600 例）） 鹽田友子（鹽田吉宣）院長

17.精神科

①國立精神、神經醫療中心 千葉縣市川市國府台 1-7-1 ⊙ 047-372-3501（精神、神經、心身醫療等 16 診療科）	龜井雄一部長（不眠症） 早川遠郎部長（睡眠障礙）
②日本醫科大學附屬病院 東京都文京區千駄木 1-1-5 ⊙ 03-3822-2131	大久保善朗教授（無抽筋性通電療法權威）

③國立國際醫療中心,精神科　　　關由賀子（精神病理學）
東京都新宿區戶山 1-21-1
⊙ 03-3202-7181（憂鬱症、
統合失調症、神經症、心身
症等）

④三聖病院精神科,神經科　　　宇佐晉一院長（日本獨自系
京都府京都市東山區本町　　　統性精神療法的森田療法）
15-787 ⊙ 075-541-3118　　　（WHO 定期視察,全球學
者參觀）

18.心理療法內科（日本憂鬱患者數近600萬人）

①國立東京醫科齒科大學附屬　　小野繁客座教授（壓力高漲
病院,頭頸部心療科　　　　　之社會環境所引起口腔頭頸
東京都文京區湯島 1-5-45　　　部位之主訴的診斷治療權
⊙ 03-5803-5898　　　　　　威）

②東京大學病院　　　　　　　吉內一浩教授（年間治癒患
東京都文京區本鄉 7-3-1　　　者數 5000 人之優良名醫）
⊙ 03-3815-5411

③榊原紀念病院,心療內科　　　菊池長德（循環系統心身症
東京都新宿區西新宿 2-4 新　　權威）
宿 NS 大樓 4F
⊙ 03-3344-3313（日本心臟
外先驅,榊原什所創）

④九州大學病院,心療內科　　　久保千春教授（內科疾患性
福岡縣福岡市東區鳥出 3-1-1　心身症權威）（1963 年日本
⊙ 092-642-5335　　　　　　首創）

⑤九段坂病院・心療內科
　東京都千代田區九段南
　2-1-39 ⊙ 03-3662-9191

山岡昌之副院長（日本心身醫學會長、日本攝食障害學會長、國際健康精神醫學獎得主，齒學日本第一之國立東京醫科齒科大醫學部出身之日本心身醫學大師）治癒患者數萬人。

19.乳房外科（年間超過四萬人新增患者）

①國立癌症中心，中央病院
　東京都中央區築地 5-1-1
　⊙ 03-3542-2511

木下貴之部長（乳房溫存療法權威）（最先進自動機器手術系統開發大國（日本），世界注目）

②三井紀念醫院，乳房內分泌外科
　東京都千代田區神田和泉町
　1 ⊙ 03-3862-9111（日本先驅性醫院）

▲西常博（乳房溫存療法治癒率國際權威，局部再發率僅 2.3%，震驚國際的世界第一）

③順天堂大學醫學部附屬順天堂醫院
　東京都文京區本鄉 3-1-3
　⊙ 03-3813-3111

霞富士雄教授（日本權威）
齊藤光江教授（乳腺內分泌外科）

④BREASTCPIA 難波病院
　宮崎縣宮崎市丸山 2-112-109
　85-32-7170（世界唯一乳線疾患專科醫院）

難波清理事長（乳房溫存手術再發率零日本權威）

⑤龜田綜合病院，乳腺科
千葉縣鴨川市東町 929
⊙ 04-7092-2211

▲福間英祐部長（乳腺內視鏡手術配合乳房再建美容外科術，世界最多近 2000 例成功業績）

（首創世界首例 MRI 起音波導引下凍結療法，當天手術當天出院最先端乳癌療法開發中）

20.婦產科（全球近四百萬體外受精兒誕生時代）

①國立東京醫科齒科大學醫學部附屬病院
東京都文京區湯島 1-5-45
⊙ 03-5803-5684（周產・女性診療科）

久保田俊郎教授（體外受精胚胎移植療法權威）

②杏雲堂病院，婦產科
東京都千代田區神田駿河台
1-8 ⊙ 03-3292-2051（天神美夫名譽院長所創）

坂本優部長（光線力學療法權威治癒率 98% 聞名）

③慶應義塾大學病院
東京都新宿區信濃町 35
⊙ 03-3353-1211
（人工授精，體外授精，卵管鏡下卵管形成等世界先驅性生殖技術名聞全球）

吉村泰典教授（排卵障害及內分泌異常之不孕症權威）
末岡浩（男性不孕症，人工體外受精治療權威）
青木大輔教授（婦癌及更年期障害權威）

④IVF 大阪臨床醫院　　　　　福田愛作院長（卵管鏡下卵
　　　　　　　　　　　　　　管形成術成功率 99%，ICSI
　　　　　　　　　　　　　　法每月 3000 人患者世界最
　　　　　　　　　　　　　　大級不孕症治療機關）

21.小兒科、小兒外科

①東京大學醫學部附屬病院，　五十嵐隆教授（小兒腎臟病
　小兒科　　　　　　　　　　權威）
　東京都文京區本鄉 7-3-1　　賀藤均（小兒心臟病、川崎
　⊙ 03-3815-5411　　　　　病）

②東京大學醫學部附屬病院，　岩中督教授（小兒先天性幽
　小兒外科　　　　　　　　　門狹窄症權威）
　東京都文京區本鄉 7-3-1　　金森豐（小兒短腸症）
　⊙ 03-3815-5411

③東邦大學醫療中心，循環器　佐地勉教授（重症心不全，
　小兒科（肺高血壓症、川崎　先天性心疾病（CHD），難
　病（大量 IVIG 療法）等患　治性川崎病）
　者日本最多之一醫院）　　　月本一郎（白血病）
　東京都太田區蒲田 6-11-1　　青木繼稔校長（免疫不全）
　⊙ 03-3762-4151　　　　　四宮範明教授（神經筋肉疾
　　　　　　　　　　　　　　患）

④大阪府立母子保健綜合醫療　河敬世院長（小兒癌症、免
　中心，小兒科　　　　　　　疫異常症、EB-VIRUS 感染
　大阪府和泉市室堂町 840　　症之造血幹細胞移植療法日
　⊙ 0725-56-1220　　　　　本先驅性權威）

22.眼科（日本綠內障患者數超過250萬人，白內障2400萬人）

①東京大學醫學部附屬病院　　　　　新家眞教授（加齡黃斑變性

東京都文京區本鄉 7-3-1　　　　　等病變，玻璃體疾患權威）

⊙ 03-3815-5411　　　　　　　　　天野史郎（角膜移植再生醫

（白內障、青光眼、角膜疾　　　　療）

病，角膜移植，網膜剝離五

分野日本最強權威陣容及最

新設備）

②國立癌症中心—中央病院　　　　　鈴木茂伸部長（網膜芽細胞

東京都中央區築地 5-1-1　　　　　腫葡萄膜惡性黑色腫治療權

⊙ 03-3542-2511　　　　　　　　　威）

③四谷白土眼科醫院　　　　　　　　白土城照院長（恩師北澤克

東京都新宿區四谷 1-8-7F　　　　 明及白土城照綠內障治療團

⊙ 03-3355-4281　　　　　　　　　隊名聞國際）

④三井紀念病院　　　　　　　　　　赤星隆幸部長（年間 8000

東京都千代田區神田和泉町　　　　患者手術例，超音波極小切

1 ⊙ 03-3862-9111　　　　　　　　開手術時間 4 分鐘內視力回

　　　　　　　　　　　　　　　　　復）

23.皮膚科

①國立癌症中心，中央病院　　　　　山本史明部長（惡性黑色腫

東京都中央區築地 5-1-1　　　　　權威）

⊙ 03-3542-2511

②慶應義塾大學病院　　　　　　　　天谷雅行教授（膠原病、自

東京都新宿區信濃町 35　　　　　 體免疫性水泡症權威）

⊙ 03-3353-1211

③名古屋大學醫學部附屬病院　　　▲富田靖教授（先天性色素異
　愛知縣名古屋昭和區鶴舞町　　　　常症基因診斷世界權威）
　65 ⊙ 052-741-2111　　　　　　室慶直教授（膠原病）

24.耳鼻喉科

①國立癌症中心，東病院　　　　　海老原敏部長（頭頸癌機能
　千葉縣柏市柏葉 6-5-1　　　　　　溫存術國際權威）
　⊙ 04-7133-1111　　　　　　　　林隆一部長（喉頭癌溫存手
　　　　　　　　　　　　　　　　　術）

②東京大學醫學部附屬病院　　　　加我君孝教授（先天聽障，
　東京都文京區本鄉 7-3-1　　　　　全中耳再建術權威）
　⊙ 03-5800-8630

③東京醫科齒科大學醫學部附　　　岸本誠司教授（耳下腺，咽
　屬病院　　　　　　　　　　　　喉頭，腦頭蓋底手術權威）
　東京都文京區湯島 1-5-45
　⊙ 03-5803-5682
　（國立私立醫科系大學病院
　唯一之頭頸部外科）

25.過敏、物療內科

①東京大學醫科學研究所附屬　　　森本幾夫教授（免疫病變疾
　病院過敏免疫科　　　　　　　　病權威（強皮症））
　東京都港區白金台 4-6-1
　⊙ 03-5449-5546

②大阪府立呼吸器、過敏醫療　　　鳥羽宏和部長（花粉症、好
　中心　　　　　　　　　　　　　酸球增多症權威）

　　　　大阪府羽曳野市 HABIKI-
　　　　37-1 ⊙ 0729-57-1212

26.老人病科

　　①浴風會病院　　　　　　　　大友英一院長（老年神經症、
　　　東京都杉立區高井戶西　　　精神病權威）
　　　1-12-1 ⊙ 03-3332-6511 （日
　　　本最古老代表老年病醫院）

　　②大阪大學醫學部附屬醫院　　荻原俊男教授（內分泌性高
　　　大阪府吹田市山田丘 2-2　　血壓症）
　　　⊙ 06-6879-3852

27.整形外科

　　①國立東京醫科齒科大學附屬　▲四宮謙一教授（頸椎後韌帶
　　　病院・整形外科（腫瘍骨外　　骨化症、脊椎外科、世界權
　　　科、關節外科、脊椎外科治　　威）
　　　療成績日本第一）
　　　東京都文京區湯島 1-5-45
　　　⊙ 03-3813-6111

　　②山形大學醫學部附屬院病院　▲荻野利彥教授（先天性四肢
　　　山形縣山形市飯田西 2-2-2　　障礙治療世界權威）
　　　⊙ 0232-628-5255
　　　（山形大式人工股關節聞名
　　　世界）

　　③東京大學病院　　　　　　　中村耕三教授（日本整形外
　　　東京都文京區本鄉 7-3-1　　科學會理事長）
　　　⊙ 03-3815-5411

④千葉大學醫學部附屬病院
千葉縣千葉市中央區亥鼻
1-8-1 ⊙ 043-226-2117
（臨床、基礎之整形外科研
究居世界先驅）

守屋秀繁教授（膝關節權
威）

高橋和久教授（腰椎權威）

原田義忠（股關節）

⑤東京都濟生會中央病院整形
外科
東京都港區三田 1-4-17
⊙ 03-3451-8211

鈴木信正顧問（側彎症治療
日本第一權威）

⑥金沢大學醫學部附屬院
石川縣金沢市寶町 13-1
⊙ 076-265-2000
（世界各國醫師手術觀摩學
習名整形外科教室）

▲富田勝郎教授（脊椎癌移轉
獨創根治術開發世界權威）

土屋弘行教授（骨腫瘍權
威）

川原範夫教授（骨側彎症、
骨疏鬆症）

⑦國保小見綜合病院，脊椎中
心院長
千葉縣香取市小見川町 1-1

清水純人主治醫（PELD 手
術例日本最多之一）

PELD（經皮的內視鏡椎間
板摘出術）

⑧東京醫科齒科大學
東京都文京區湯島 1-5-45
⊙ 03-3813-6111

天笠光雄教授（國際口腔外
科學會長）

28.形成外科

①慶應義塾大學病院，形成外術
東京都新宿區信濃町 35
⊙ 03-3353-1211

中島龍夫教授（口唇裂、口蓋裂等獨自治療法開發國際權威）

②東京女子醫科大學附屬女性醫療研究所美容醫療科
東京都港區北青山 2-7-13
⊙ 03-5411-7191

若松信吾教授（抗加齡療法之雷射治療先驅權威）

野崎幹弘教授（漏斗胸修復、乳癌再建權威）

29.復健科

①東北大學病院，復健科
宮城縣仙台市星陵町 1-1
⊙ 022-717-7751

出江紳一教授（運動障礙權威）

上月正樑教授（體內障礙權威）

森悅朗教授（認知障礙權威）

②船橋市立復健病院
千葉船橋市夏見台 4-26-1
⊙ 047-439-1200

石川誠（回復期復健醫療日本權威）

③慶應義塾大學病院
東京都新宿區信濃町 35
⊙ 03-3353-1211

里宇明元教授（神經筋膜疾患復健權威）

④初台復健病院（日本第一復健醫院）
東京都涉谷區本町 3-53-3
⊙ 03-5365-8500

石原茂樹院長

酒向正春（醫院代表權威）

30.麻醉、疼痛科（日本腰痛患者超過3000萬人）

①近畿大學醫學部附屬病院
大阪府大阪狹山市大野東
377-2 ☉ 072-366-0221

森本昌宏教授（難治性痙痛之
脊髓通電療法權威）（帶狀疱
疹神經痛特殊療法日本第一）

②東京女子醫科大學‧東醫療
中心
東京都荒川區西尾久 2-1-10
☉ 03-3810-1111

川眞田美子（腰痛、三叉神
經痛）

③NTT 東日本關東病院
東京都品川區東五田 5-9-22
☉ 03-3448-6031

大瀨戶清茂部長（多汗症、
赤面症）

④東京大學醫學部附屬病院
東京都文京區本鄉 7-3-1
☉ 03-5800-8630

中村耕三教授（前醫院副院
長）（日本整形外科學會理
事長）

⑤國立病院機構大阪南醫療中
心
大阪府河內長野市木戶東町
2-1 ☉ 0721-53-5761

米延策雄院長（腰痛、關節
痛、肩痛權威）（椎間盤脫
出症、脊椎管狹窄症之先進
電腦支援）（2 萬 5 千名整形
外科醫師之日本整形外科學
會長）

⑥片田整形外科醫院
神奈川縣小田原市下大井
574-1 ☉ 0465-36-7590

片田重彥院長（AKA 博田
治療法權威）

31.中醫科

①東京女子醫科大學附屬東洋　　　　　佐藤弘教授、所長（肝疾
醫學研究所　　　　　　　　　　　　患，虛弱症）
東京都新宿區西新宿 2-4-1
新宿 NS 大樓 4F ☉ 03-3340-
0821

②富山大學附屬病院　　　　　　　　　嶋田豐教授（風溼關節症、
富山縣富山市杉谷 2630　　　　　　　氣喘自律神經障礙症）
☉ 0764-64-2281

32.齒科

①國立東京醫科齒科大學齒學　　　　　石川烈名譽教授（牙周組織
部附屬病院　　　　　　　　　　　　再生誘導治療法開發國際權
齶關節治療部，牙周病部　　　　　　威）
（日本第一名門國立齒學專　　　　　大山喬史校長（矯正齒科、
門大學）　　　　　　　　　　　　　口腔外科亞洲權威）
（世界三大名門齒學專科大　　　　　木野孔司教授（顎關節症，
學之一）　　　　　　　　　　　　　顎關節強直症國際權威）
（培育日本齒學教授學者的
搖籃）
東京都文京區湯島 1-5-45
☉ 03-3813-6111

②新潟大學醫齒學綜合病院牙　　　　　吉江弘正教授（侵襲性牙周
周症節　　　　　　　　　　　　　　炎權威）
新潟縣新潟市旭町通 1-754
☉ 025-227-2185

③日本齒科大學附屬病院綜合
　診療科
　東京都千代田區富士見 2-3
　-16 ⊙ 03-3261-5511

仲谷寬教授（牙周形成外科
手術）

奈良陽一郎（接著齒科）

④東北大學病院
　宮城縣仙台市青葉區星陵町
　4-1 ⊙ 022-717-7000

菅野太郎（牙周病、矯正齒
科）

33.口腔外科

①國立東京醫科齒科大學齒學
　部附屬病院口腔外科
　（日本口腔外科創設之發
　祥地）（亞、非洲等全球齒
　科醫師留日第一志願名門大
　學）
　東京都文京區湯島 1-5-45
　⊙ 03-3813-6111

高戶毅教授（顎口腔外科日
本權威）

②國立名古屋大學附屬病院，
　口腔外科
　愛知縣名古屋市昭和區鶴舞
　町 65 ⊙ 052-741-2111

上田實教授（再生齒科權
威）

③國立京都大學醫學部附屬病
　院，口腔外科
　京都府京都市左京區聖護院
　川原町 54 ⊙ 075-751-3401

▲別所和久教授（顎變形症權
威）（顎關節鏡視下手術世
界率先開發成功權威）

34.放射科

①國立癌症中心—中央病院　　　　　高安賢一部長（超選擇塞栓
東京都中央區築地 5-1-1　　　　　　療法權威）
⊙ 03-3545-2511　　　　　　　　　池田煉部長（放射線治療法
（放射線診斷部・放射線治　　　　權威）
療部）

②癌研有明病院，放射線治療　　　　山下孝部長（放射線治療法
科　　　　　　　　　　　　　　　權威）
東京都江東區有明 3-10-6
⊙ 03-3520-0111

③京都大學醫學部附屬病院　　　　　平岡眞寬教授（強度變調放
京都府京都市左京區聖護院　　　　射線治療（IMRT）權威）
川原町 54 ⊙ 075-751-3532

④茨城縣立中央病院，地域癌　　　　鹽山靖和部長（末期癌膽管
症中心放射線科　　　　　　　　　閉塞症權威）
茨城縣笠間市鯉淵 6528
⊙ 0296-77-1121
（研究實績歐美學會獲得金
牌獎 1 枚，銀牌 2 枚）

35.急疹科

①東北大學病院，急救部　　　　　　篠澤洋太郎教授（燙傷、急
宮城縣仙台市青葉區星陵町　　　　性中毒權威）
1-1 ⊙ 022-717-7499

　　②千葉大學醫學部附屬病院，　　　平澤博之教授（腎不全、肝
　　　急救部，集中治療　　　　　　　不全呼吸不全治療權威）
　　　千葉縣千葉市中央區亥鼻
　　　1-8-1 ⊙ 043-222-7171

36.感染科

　　①近畿大學　　　　　　　　　　　內海龍太郎教授（MRSA 抗
　　　大阪府大阪狹山市大野東　　　　菌物質開發成功大師）（大
　　　377-2 ⊙ 072-366-0221　　　　阪大・岡島俊眞教授研究團
　　　　　　　　　　　　　　　　　　體）

37.失眠科

　　①滋賀醫科大學，睡眠科學部　　　宮崎統一郎教授（睡眠障礙
　　　滋賀縣大津市瀨田月輪町　　　　症權威）
　　　⊙ 077-548-2915　　　　　　　文川匡子教授（過眠症）
　　②國立病院機構福岡病院，呼　　　中野博部長（睡眠時無呼吸
　　　吸器部門（睡眠呼吸障害　　　　症治療權威）
　　　科）
　　　福岡縣福岡市南區屋形原
　　　4-39-1 ⊙ 092-565-5534

38.男性不孕症、ED（勃起不全）症科
　　（大腦性興奮時會傳至陰莖的勃起神經，產生大量 ND 而溶入陰
　　莖海綿體的平滑肌，產生 CGMD 成分讓陰莖血管擴張，海綿體平
　　滑肌擴張並大量充血，讓陰莖勃起約起 3 倍而硬化）
　　①東邦大學醫療中心（大森病　　　永尾光一教授（陰莖海綿體
　　　院）　　　　　　　　　　　　　細胞存在 PDE-5 酵素，會

東京都大田區大森西 6-11-1

⊙ 03-3762-4151

（勃起機能不全治療藥的進步研發，從 1999 年之 Viagra 至 2004 年之 Levitra 及 2007 年之 Cialis，藥效副作用從 45% 減至 26%，減少頭痛及視覺障害時間）

分解 CGMP 而讓勃起陰莖萎縮，故防止 PDE-5 酵素作用，就能持續勃起時間，完成性交射精任務，顯微鏡下精巢上體精子採取術（MESA）權威）

39.神經外科

慶應大學

東京都新宿區信濃町 3503-3353-1211

▲河瀨斌教授

世界最初「聽覺蝸牛三角腦外科手術發明大師」

40.其他

京都大學 iPS 細胞研究所

京都府京都市左京區聖護院川原町 54 ⊙ 075-751-3111

岡山大學病院，胸腔外科

岡山市北區鹿田町 2-5-1

⊙ 086-223-7151

▲山中伸彌

2012 年諾貝爾生理獎得主

▲大藤剛宏

世界最初肺中葉生體移植手術成功（2013 年 7 月）

肺臟移植達成百例成功之日本首位病院

PEP (Patient Empow Erment Process)（讓患者能力向上療程）

美國休士頓市德克薩斯醫學中心・德州大學 MD 安德遜癌症中心爲全美第一癌症專科醫院（2200 醫師（1400 專科醫師）臨床藥師 300）團隊醫療治療。

1.（肝癌）

日本發明世界流行手術法：①乙醇肝注入療法，②肝動脈栓塞療法，③微波治療 RAZIO 波療法

▲泉並木　　　　　　　　　　　武藏野赤十字病院副院長
Izumi-Namiki　　　　　　　　（東京都武藏野市境南町 1-26-1，
（日本東京醫科齒科大）　　　　0422-32-3111）
　　　　　　　　　　　　　　　世界級最先進 RADIO 波燒灼療法
　　　　　　　　　　　　　　　權威

　上野直人　　　　　　　　　　美國德州大學乳房腫瘍內科部門教
Wue No-Naodo　　　　　　　　授
（和歌山醫大美德州大，醫學博　（美國德克薩斯州休士頓市德州大
士，教授）　　　　　　　　　　學）

▲幕內雅敏　　　　　　　　　　日本赤十字社醫療中心院長
Maku Wuchi-Masatosi　　　　（臨床手術業績近 1500 例世界第
（國立東京大學教授）　　　　　一權威大師）

　工藤正俊　　　　　　　　　　近畿大病院消化系內科教授
Kudo-Masatosi　　　　　　　（大阪府大阪狹山市大野東
（近畿大學病院長）　　　　　　377-2，072-366-221）
　　　　　　　　　　　　　　　日本最初 RADIO 波燒灼療法權威

　椎名秀一郎　　　　　　　　　東京大學病院
Suina-Hideichiro　　　　　　（東京都文京區本鄉 7-3-1，
（國立東京大教授）　　　　　　03-3815-5411）
　　　　　　　　　　　　　　　〔（RFA）RADIO 波燒灼療法日本
　　　　　　　　　　　　　　　第一臨床業績〕

2.（肺癌）

▲伊達洋至　　　　　　　　　京都大學附屬醫院呼吸器外科教授
　Da Te-Hirosi　　　　　　　（京都市左京區聖護院川原町
　（國立京都大學）　　　　　54，075-751-3111）
　　　　　　　　　　　　　　肺移植手術日本第一權威，肺癌手
　　　　　　　　　　　　　　術 3000 例以上之世界權威

　渡邊俊一　　　　　　　　　國立癌症研究中心，中央病院呼吸
　Wata Nabe-Zunichi　　　　　器外科主任
　　　　　　　　　　　　　　（東京都中央區築地 5-1-1，03-
　　　　　　　　　　　　　　3542-2511）

　丹羽宏　　　　　　　　　　聖棣三方原病院（肺癌934人過去10
　Tanba-Hirosi　　　　　　　　年間之5年存活率64%世界級權威）
　　　　　　　　　　　　　　（靜岡縣浜松市北區三方原町
　　　　　　　　　　　　　　3453，053-436-1251）

3.（膽癌）

▲梛野正人　　　　　　　　　名古屋大病院教授（膽囊癌、膽管
　Nano-Masahido　　　　　　　癌治療業績世界第一）
　（國立名古屋大）　　　　　（愛知縣名古屋市昭和區鶴舞町
　　　　　　　　　　　　　　65，052-741-2111）

4.（白血病）

　宮村耕一　　　　　　　　　名古屋第一赤十字病院（造血幹細
　Miyamura-Koichi　　　　　　胞移植術超千例權威）
　　　　　　　　　　　　　　（愛知縣名古屋市中村區道下町
　　　　　　　　　　　　　　3-35，052-481-5111）

5. （胃癌）

▲宇山一郎　　　　　　　　藤田保健衛生大學病院（胃癌腹腔鏡
　Wuyama-Ichiro　　　　　近千例日本最多世界創新術權威手
　　　　　　　　　　　　　術成功率 99.9%，王貞治救命恩人）

▲武藤學　　　　　　　　　京都大學病院教授（NBI 狹帶域過
　Takefuji-Manabu　　　　濾內視鏡檢查世界首創）
　（國立京都大學）

▲笹子三 - 津留　　　　　　兵庫醫科大病院教授（三千例手術
　Sasako-Mitsuru　　　　　業績，亞洲代表性世界權威）
　　　　　　　　　　　　　（兵庫縣西宮市武庫川町 1-1，
　　　　　　　　　　　　　0798-45-6111）

　佐野武　　　　　　　　　癌研有明病院部長（日本第一癌症
　Sano-Takesi　　　　　　專科醫院，新入院患者 1.6 萬人）
　　　　　　　　　　　　　（東京都江東區有明 3-8-31，
　　　　　　　　　　　　　03-3520-0111）

　片井均　　　　　　　　　國立癌研究中心中央病院部長（新
　Katai-Hiro　　　　　　　入院患者 1.5 萬人）
　小田一郎　　　　　　　　（東京都中央區築地 5-1-1，03-
　Ota-Ichiro　　　　　　　3542-2511）
　今枝博之　　　　　　　　慶應大學教授（ESD 手術日本有
　Imae-Hiroyuki　　　　　名）
　（慶應大學）　　　　　　（東京都新宿區信濃町 35，03-
　　　　　　　　　　　　　3353-1211）

岩崎善毅
Iwasaki-Yositakesi

都立駒込病院部長（新入院患者 1
萬人）
（東京都文京區本駒込 3-18-22，
03-3823-2101）

▲後藤田卓志
Godoto-Takusi

國立國際醫療研究中心病院
（東京都新宿區戶山 1-21-1，03-
3202-7181）
（ESD 術世界級先驅者）

6.（食道癌）

門馬久美子
Kadoma-Humiko

都立駒込病院部長（新入院患者 1
萬人）
（東京都文京區本駒込 3-18-22，
03-3823-2101）
（食道癌內視鏡治療權威女醫師）

7.（乳癌）

▲平岡眞寬
Hiraoka-Mahiro

京都大學教授（世界初高精度 3 次
元乳癌外科法開發之溫存療法）
（京都大學左京區聖護院川原町
54，075-751-3111）

福間英祐
Huku Ma-Hideyo

龜田綜合醫院部長（內視鏡術凍結
療法日本第一）
（千葉縣鴨川市東町 929，04-7092
-2211）

▲霞富士雄
Kasumi-Fujio

日本癌研究會乳線外科主任（乳癌5年存活率世界第一療法開發）

（東京都江東區有明3-8-31，03-3520-0111）

8.（大腸癌）

水沼信之
Mizu Numa-Nobuyuki
（國立東京醫科齒科大）

癌研有明病院，消化器內科、化學療法部長

（東京都江東區有明3-8-31，03-3520-0111）

奧田準二
Oku Da-Zun Zi
（大阪醫大）

大阪醫科大學病院・一般消化器外教授

（大阪府高槻市大學町2-7，072-683-1221）

杉原健一
Sugi Hara-Kenichi
（國立東京醫科科大）

東京醫科齒科大學研究所，腫瘍外科教授

（東京都文京區湯島1-5-45，03-3813-6111）

森武生
Mori Takeiki

都立駒込院部長

（東京都文京區本駒込3-18-22，03-3823-2101）

渡邊昌彥
Wata Nabe Masahiko

北里大學教授（腹腔鏡下手術第一權威）

9.（前列腺癌）

萬篤憲 Yorozu-Atsunori	國立病院機構東京醫療中心 （東京都目黑區東ガ丘 2-5-1， 03-3411-0111）
赤倉功一郎 Aka Kura-Koichiro	東京厚生年金病院部長（國級權 威） （東京都新宿區津久戶町 5-1， 03-3269-8111）

10.（頭頸癌）

齊藤研一 Sai To-Kenichi	厚南病院腦神經外科部長（SA IBA-KNIFE 手術活率及手術例世 界第一）

（粒子線治療癌症）

癌症之放射線治療除了電磁波的 X 線及 γ 線以外，利用擁有質量之「粒子」的放射線治療稱爲粒子線治療法。日本醫學界使用重粒子線（炭素離子線）及陽子線二種類。

世界首創粒子線癌症最先進療法，已由全球最先進臨床醫學大國日本，普及至美歐諸臨床先進大國。臺灣也在慈善家鴻海精密電子公司董事長郭台銘，捐資百億元引進第一台，讓臺灣 2013 年正式邁入最先進重粒子線癌症治療新紀元時代！正如日本新幹線世界最安全舒適快速子彈電車，爲臺灣帶來最先進交通革命一般，在筆者首創「世界醫學史」之臺灣醫學史部分，記上一筆歷史紀錄而意義重大。

世界首創
臨床癌症新療法

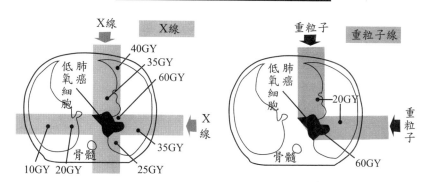

肺癌治療之異點

X線　X線
40GY
35GY
60GY
低氧肺癌細胞
X線
骨髓
10GY 20GY　35GY
25GY

重粒子　重粒子線
低氧肺癌細胞
20GY
重粒子
骨髓　60GY

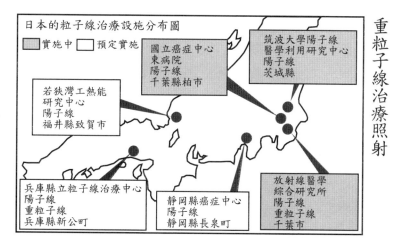

日本的粒子線治療設施分布圖
實施中　預定實施

國立癌症中心
東病院
陽子線
千葉縣柏市

筑波大學陽子線
醫學利用研究中心
陽子線
茨城縣

若狹灣工熱能
研究中心
陽子線
福井縣致賀市

兵庫縣立粒子線治療中心
陽子線
重粒子線
兵庫縣新公町

靜岡縣癌症中心
陽子線
靜岡縣長泉町

放射線醫學
綜合研究所
陽子線
重粒子線
千葉市

重粒子線治療照射

圖8-2　世界最先進重粒子線癌症療法

粒子線治療全日本頂級七大病院：

1. 國立癌症研究中心（東病院），千葉縣柏市柏之葉 6-5-1，047133-1111・荻野尙院長

2. 重粒子醫科中心病院，千葉市稻毛區穴川 4-9-1，043206-3306・山田滋、馬場雅行院長

3. 南東北癌陽子線治療中心，福島縣郡山市八山田 7-172，024934-3888・中材達也・不破信和院長

4. 群馬大學重粒子線醫學研究中心，群馬縣前橋市昭和町 3-3922，027220-7111・中野隆史院長

5. 筑波大學陽子線醫學利用研究中心，茨城縣築波市天主台 1-1-1，029853-7100・櫻井英幸院長

6. 靜岡縣立靜岡癌症中心，靜岡縣駿東郡長泉町下長窪 1007，055989-5222 藤浩・村山重行院長

7. 兵庫縣立粒子線醫療中心，村上昌雄院長，兵庫縣龍野市新宮町光都 1-2-1，079158-0100 藤井收（世界唯一陽子線・炭素線 2 種粒子治療）

〔日本疾病別手術數最多名門醫院〕

癌症放射線治療	重粒子醫科學中心醫院
肝癌 RADIO 波燒灼手術	東京大學附屬醫院
肝膽胰臟癌	名古屋大學附屬醫院
肺癌	國立癌症中心中央病院
乳癌・胃癌・大腸癌・攝護腺癌	癌研有明病院
子宮癌・卵巢癌	癌研有明病院

腦癌	虎の門病院
食道癌	惠佑會札幌醫院
腦動脈瘤	旭川赤十字病院
心臟手術	榊原記念醫院
腦血管內治療	神戶市立醫療中心・中央市民醫院
心カテーテル治療	小倉紀念病院
心筋燒灼術	群馬縣立心臟血管中心
人工關節置換術（股關節）	佐賀大學病院
人工關節置換術（膝關節）	坂下厚生總合病院
鼓室形成手術	大阪赤十字病院
網膜玻璃體手術	藤田保健衛生大學病院

第三節　開發中國度地區（臺灣篇）
（4名世界級臨床權威賢醫）

臺灣國際級臨床醫師名冊

1.外科

國泰綜合醫院　　　　　　　　陳楷模前院長（乳癌）

台北市仁愛路 4 段 280 號

⊙ 02-2708- 2121

高雄長庚醫院　　　　　　　▲陳肇隆教授（肝臟移植外科）

高雄市鳥松區大埤路 123 號　　高雄長庚醫院院長（亞洲五大肝

⊙ (07) 731-7123　　　　　　移植中心）（1984 年亞洲首例換

　　　　　　　　　　　　　　肝手術，5 年存活率 93% 世界最

　　　　　　　　　　　　　　高紀錄之一，肝移植 800 多例，

活肝 700 例，東京帝大林天佑教授（臺大醫院前院長）之信徒）

成功大學附屬醫院
台南市北區勝利路 138 號
⊙ (06) 235-3535

林炳文教授（胰臟膽外科）

臺灣大學附屬醫院
台北市常德街 1 號
⊙ (02)2312-3456

杜永光教授（國際神經外科學會會長，腦瘤權威）

李伯皇教授（肝臟移植外科）

亞東醫院
新北市板橋區南雅南路 2 段 21 號
⊙ (25)-8966-7000

朱樹勳教授（心臟移植外科）（亞東醫院院長）

林口長庚醫院
桃園縣龜山鄉復興街 5 號
⊙ (03)- 328-1200

翁文能院長（臺灣骨科權威）

張承能教授（腫瘤神經外科部主任）

王正儀教授（直腸肛門外科）

陳昱瑞教授（顱顏外科）

▲魏福全教授（世界首創腓骨骼瓣移植大師）

（世界重建顯微外科醫學會理事長）

（美國顯微重建 BUNCKE 獎得主）

（世界整形外科史上 20 位最佳手術研發創新權）

（全球第一完成 2000 多位腳趾
移植到斷指手術成功大師）

台南奇美醫院　　　　　　　　　邱仲慶教授（神經外科）
台南市永康區中華路號
⊙ (06) 281- 2811

台北榮民總醫院　　　　　　　　李建賢副院長（甲狀腺外科）
台北市石牌路 2 段 201 號　　　　黃棣棟兒童神經外科主任（兒童
⊙ (02)- 2871-2121　　　　　　　水腦症內視鏡手術數例存活率
　　　　　　　　　　　　　　　100% 聞名國際，臺灣首席）
　　　　　　　　　　　　　　　鄭宏志教授（神經修復外科）
　　　　　　　　　　　　　　　（1985 年世界首例腰薦椎神經
　　　　　　　　　　　　　　　根斷裂術神經修復）
　　　　　　　　　　　　　　　（術中三維 O-ARM 影像暨導航
　　　　　　　　　　　　　　　系統）
　　　　　　　　　　　　　　　翁仁崇主任（心血管外科）
　　　　　　　　　　　　　　　（臺灣新生兒大血管轉位開心術
　　　　　　　　　　　　　　　鼻祖）

振興醫院　　　　　　　　　　　▲魏崢教授（心臟外科移植）
台北市北投區振興街 45 號　　　　（世界首例人工心臟移植）
⊙ (02) 2826-4400

萬芳醫院　　　　　　　　　　　彭汪嘉康教授（腫瘤科）
台北市文山區興隆路 3 段 111 號
⊙ (02)2930-7930

中國醫藥大學附屬醫院（器官移植中心）

鄭隆賓院長（肝臟移植外科）

林欣榮院長（臺灣神經外科醫學會理事長）

台北市北區育德路 2 號

⊙ (04)2205- 2121

台北三軍總醫院

孫光煥院長（泌尿外科）

台北市內湖區成功路 2 段 325 號

⊙ (02)8792-3311

台中榮民總醫院

王輝明主任（大腸直腸外科）

台中市中港路三段 160 號

臺灣大腸直腸外科學會理事長

⊙ (04) 2359-7890

依索智慧型聲控定位機器人，大腸腹腔鏡手術病例數世界第三位

2.內科

林口長庚醫院

吳德朗最高顧問（心臟內科）

桃園縣龜山復興村三號

房室寶迴旋脈致病機序藥理機制世界權威

⊙ (03)328- 1200

臺大醫院

陳明豐院長（心血管內科）

台北市常德街 1 號

陳定信教授（消化系內科）

⊙ (02)-2312-3456

（臺大醫學院前院長，國際肝炎治療權威）

楊泮池教授（呼吸系內科）

（臺大醫學院院長國際權威）

高雄榮民總醫院

許秉毅（胃腸科主任）

高雄市大中一路 386 號

（美消化醫學會傑出論文獎，幽門螺旋桿菌 99% 除菌混合療法）

⊙ 07-342 2121

3.眼科

台北醫學大學附設醫院　　　　　　蔡瑞芳教授（眼科）

台北市信義區吳興街 250 號　　　　（自體輪部幹細胞移植術）

☉ (02) 2736-1661　　　　　　　　（眼角膜重建權威）

　　　　　　　　　　　　　　　　（世界眼科飛機活動醫療國際臺

　　　　　　　　　　　　　　　　灣代表權威）

台北振興醫院　　　　　　　　　　劉榮宏院長

台北市石牌路 2 段 1 號　　　　　　（世界眼科飛機活動醫療團隊臺

☉ 02-2871- 2121　　　　　　　　　灣代表權威）

4.腫瘤科

台北醫學院　　　　　　　　　　　閻雲校長（腫瘤內科）

台北市信義區吳興街 250 號　　　　（美國希望城醫學中心教授）

☉ (02) 2736-1661　　　　　　　　（美國希望城醫學中心，腫瘤研

　　　　　　　　　　　　　　　　究計畫總召集）

台北榮民總醫院　　　　　　　　　顏上惠教授（腫瘤外科）

台北市石牌路 2 段 201 號　　　　　癌症治療中心部主任

☉ (25) 2871-2121

國泰醫院　　　　　　　　　　　　林志明院長（腎腫瘤科）

台北市仁愛路 4 段 280 號

☉ (02) 2708-2121

和信治癌中心醫院　　　　　　　　黃達夫院長（腫瘤科）

台北市北投區立德路 125 號

☉ (02) 2897-0011

5.耳鼻喉科

萬芳醫院　　　　　　　　　　　　　　　李飛鵬院長（ENT）
台北市文山區興隆路 3 段 111 號
⊙ (02)-2930-7930

6.皮膚科

台北仁悅皮膚科（Taipei Skin　　　　　胡俊弘教授醫師（皮膚科）
Institute）　　　　　　　　　　　　　　美國史丹佛大學前皮膚科主任教
台北市忠孝東路 4 段 333 號 3F　　　　　授（前北醫校長）
⊙ (02)-2772-1179

7.小兒內科

高雄醫學大學附設醫院　　　　　　　　　吳俊仁院長（小兒科）
高雄市三民區自由一路 100 號
⊙ (07)312-1101

8.骨科

高雄醫學大學附設醫院　　　　　　　　　王國兆前高醫校長（骨科）
高雄市三民區自由一路 100 號　　　　　　美國維吉尼亞醫科大學前骨科主
⊙ (07)312-1101　　　　　　　　　　　　任（臺灣骨科權威）

9.婦產科

台北長庚醫院　　　　　　　　　　　　　謝燦堂院長（婦產科）
台北市松山區敦化北路 199 號　　　　　　李奇龍教授（林口長庚大學・醫
⊙ (02)-2713-5211　　　　　　　　　　　院婦產部主任）
　　　　　　　　　　　　　　　　　　　亞太婦產科內視鏡微創治療醫學
　　　　　　　　　　　　　　　　　　　會理事長

日本杏林大學醫學博士‧臺灣首
創次專科（內視鏡科主任）

台北醫學大學附設醫院生殖醫學科　　▲曾啓瑞主任教授（不孕症）

台北市信義區吳興街 250 號　　　　前北醫院長，泛太平洋生殖醫學

⊙ (25)2736-1661　　　　　　　　會長

世界首創自體粒腺體轉植手術

10.齒科

台北醫學大學　　　　　　　　　　蘇明圳教授（矯正學）

台北市信義區吳興街 250 號　　　　林哲堂教授

⊙ (02)2736-1661　　　　　　　　日本國立東京醫科齒科大學、補

綴學齒學博士

（口腔醫學院院長）

呂炫堃教授（牙周病）

臺大醫院　　　　　　　　　　　　郭英雄教授（亞東醫院主任）

台北市常德街 1 號　　　　　　　　（日本口腔外科之父中村平藏教

⊙ (02)-2312-3456　　　　　　　　授弟子）

（日本國立東京醫科齒科大學口

腔外科齒學博士）

（臺大口腔顎面外科主任）

（臺灣口腔外科權威）

郭敏光教授（小兒齒科）

韓良俊教授

（檳榔口腔癌研究權威）

（日本國立東京醫科大學口腔外

	科齒學博士） 藍萬烘教授 （根管治療權威） （日本國立東京醫科齒科大學齒學博士） 林俊彬教授（口腔醫學院院長）
長庚大學林口長庚醫院 桃園縣龜山鄉復興村 5 號 ☉ (03)328-1200	張陽明教授（人工植牙） 黃炯興教授（齒顎矯正科）
陽明大學・榮民總醫院 台北市石牌路 2 段 201 號 ☉ (02)2871-2121	林子淮教授（贋復牙科）
成功大學 台南市北區勝利路 138 號 ☉ (06)235-3535	劉佳觀教授（齒顎矯正）
高雄醫學大學 高雄市三民區自由一路 100 號 ☉ (07)312-1101	阮榮泰教授（保存學） 陳宏榮教授（口腔外科） 蔡吉政教授（牙周病） 黃純德教授（小兒齒科）

第四節　開發中國度地區（中國篇）

依英國之世界醫學生技研究，排名世界 50 大之一流大學，亞洲只有⑧東京大學、⑫北京大學、⑮新加坡大學、㉗京都大學、㉟復旦大學、㊲香港大學、㊾香港中文大學、㊿香港科技大學 8 所大學入榜。

1.外科

泰達國際心血管病醫院
天津市和平區天津路 1 號
⊙ (022)-6036-2636

劉曉程院長（心臟血管外科亞洲權威）

（國際有名醫院，中國有千萬名以上心血管患者，年萬例手術例，美、加、英、德、俄患者多）

（2003 年約 40 億元創立 500 床之心腎臟移植）

天津大學附設醫院
天津市和平區鞍山道 154 號
⊙ (022)-6036-2636

周清華院長（美國癌症學會院士・教授）

（中國肺癌外科泰斗）

（亞洲肺癌手術權威代表）

（肺癌研究所所長）

解放軍總醫院
北京市海淀區復興路 28 號
⊙ 010- 6688-7329
（本院有 6 名院士級臨床醫師，病床 4400 床，日門診量 1.1 萬人）

李書章院長（腫瘤外科教授權威）

黃志強院士（肝膽外科）

盧世壁院士（人工關節骨科）

付小兵院士（創傷外科）

（WWHU・國際創傷癒合聯盟執行委員）

北京大學附設醫院
北京市西城區西什庫大街 8 號
⊙ 010-8357-2211

劉玉村院長（消化器官外科教授權威）

四川大學華西醫院
四川省成都市人民南路 10 號
⊙ (028)-8542-2114
四川省成都市外南學巷 37 號
（2009 年名列中國最佳醫院，
4300 床）

石應康院長（心臟膜瓣外科亞洲
權威）
（血管外科教授）

浙江大學附設醫院
杭州慶春路 79 號
⊙ (0571)-8723-6666

鄭樹森院長（一般外科教授）

中國協和醫科大附設醫院
北京市東城區東單三條 9 號
⊙ (010)-6524-9442
北京市東城區帥府路 1 號
⊙ (010)-6529-6114

趙玉沛院長（一般外科教授權
威）
張孝騫（中國醫學界臨床泰斗）
吳際平（中國醫學界臨床泰斗）
林巧稚（中國醫學界臨床泰斗）
黃家駟（中國醫學界臨床泰斗）

復旦大學附設醫院
上海市徐匯楓林路 180 號
⊙ (021)-6404-1990

王玉琦院長（血管外科研究所所
長）

首都醫科大學附屬北京兒童醫院
北京市西城區南禮士路 56 號
⊙ (010)-5961-6161

▲張金哲院士（中國小兒外科創始
者）
2000 年獲得國際小兒外科最高
成就獎（英國皇家丹尼斯布朗金
獎），國際小兒外科醫學雜誌編
輯顧問

中山醫科大學附設孫逸仙紀念醫院　　　沈慧勇院長（骨骼外科教授）

廣州市沿江西路 107 號　　　　　　　王深明院長（附設第一醫院院

⊙ (020)-8888-2012　　　　　　　　長）（乳腺外科泰斗，血管外科

廣州市東山區中山二路 58 號　　　　研究所長）

⊙ (020)-8775-5766

2.小兒科

首都醫科大學附屬北京兒童醫院　　　李仲智院長（小兒科權威）

北京市西城區南禮士路 56 號　　　　諸福棠院士（中國現代兒科醫學

⊙ (010)-5961-6161　　　　　　　　創立者，留美醫學博士）

3.內科

北京大學附設醫院　　　　　　　　　鍾南山（呼吸系疾病權威教授）

北京市西城區西什康大街 8 號

⊙ (010)-8357-2211

4.腫瘤科

首都醫科大學附屬北京兒童醫院　　　胡業美院士（小兒白血病臨床權

北京市西城區南禮士路 56 號　　　　威）（治癒存活率 74% 業績名聞

⊙ (010)-5961-6161　　　　　　　　中外）

第五節　開發中國度地區（香港篇）

1.內科

香港中文大學附設醫院　　　　　　　馮康院長（消化器內科教授）

香港新界沙田銀城街 30 號

（威爾斯親王醫院）

⊙ 2645- 1222

香港大學附設醫院	李心平院長（美國腸胃科醫學院
香港薄扶林道 102 號	士）（美國內科醫學院士）
⊙ 2255-3838	（美國華盛頓大學醫學院內科講
（李嘉誠醫學院瑪麗醫院）	座教授）

2.外科

瑪嘉烈醫院	董秀英院長（一般外科教授）
香港新界瑪嘉烈醫院道 2-10 號	
⊙ 2990-1111	
香港大學附設醫院	陳德茂教授（一般外科）
香港薄扶林道 102 號	陳應城教授（一般外科）
⊙ 2255-3838	何柏松教授（一般外科）
（李嘉誠醫學院瑪麗醫院）	劉宇隆教授（一般外科）

3.婦產科

伊利沙白醫院	熊志添院長（婦產科教授）
九龍加士居道 30 號	
⊙ 2958-8888	

4.小兒科

東華醫院	何國傑院長（小兒科教授）
香港上環普仁街 12 號	
⊙ 2589-8111	

第六節　世界生物科技醫學研究排名前 50 的一流大學

　　世界上臨床醫學強盛之國家的先決條件，就是生物科技醫學之研究水準必須一流，當今全球臨床醫學名列前茅國家，如下（表 8-2）顯示盡在

其中，臺灣最大的致命傷是有質而無量，質量並重科技政策奇缺。

表8-1　世界（生物科技醫學研究排名前50）一流大學

1	哈佛大學	· US	27	京都大學	· JAPAN
2	劍橋大學	· UK	28	摩納斯大學	· AUSTRALIA
3	牛津大學	· UK	29	倫敦皇家學院	· UK
4	卡洛林斯卡研究所	· SWEDEN	30	昆士蘭大學	· AUSTRALIA
5	史丹佛大學	· US	31	英屬哥倫比亞大學	· CANADA
6	倫敦皇家學院	· UK	32	加州大洛杉磯校	· US
7	約翰霍浦金斯大學	· US	33	奧克蘭大學	· NZ
8	東京大學	· JAPAN	34	約克大學	· UK
9	加州大柏克來校	· US	35	復旦大學	· CHINA
10	墨爾本大學	· AUSTRALIA	36	普林斯頓大學	· US
11	耶魯大學	· US	37	香港大學	· HK
12	北京大學	· CHINA	38	加州理工學院	· US
13	麻省理工學院	· US	39	赫爾辛基大學	· FINLAND
14	加州大聖地牙哥校	· US	40	維也納大學	· AUSTRIA
15	新加坡大學	· SINGAPORE	41	新南威爾大學	· AUSTRALIA
16	索丁堡大學	· UK	42	貝勒醫學院	· US
17	海德堡大學	· GERMANY	43	波士頓大學	· US
18	雪梨大學	· AUSTRALIA	44	慕尼黑大學	· GERMANY
19	加州大舊金山校	· US	45	密西根大學	· US
20	多倫多大學	· CANADA	46	漢波德大學	· GERMANY
21	澳洲國立大學	· AUSTRALIA	47	昆士蘭工科大學	· AUSTRALIA
22	倫敦學院大學	· UK	48	華盛頓大學	· US
23	杜克大學	· US	49	香港中文大學	· HK
24	馬克吉魯大學	· CANADA	50	奧他哥大學	· NZ
25	哥倫比亞大學	· US	50	香港科技大學	· HK
26	康乃爾大學	· US			

參考資料：http://www.thes.co.uk/statistics/international-comparisons/2010/top-100-madical.aspx

　　臺灣之國家競爭力無法飛躍進展，主要原因在於總統領導人無法找到先知先覺卓越型領袖擔當，爲世界開發中國家內最不注重人才的國度（教授待遇在亞洲四小龍中，臺灣只有香港、新加坡的 1/3 以下），卻是世界上最偏重警官、軍官、調查局情報員待遇之畸形公務行政異常國度！中央警官學府畢業之警官，提供退休後月退俸福利及待遇每月至少 6 萬 8 千元，遠比哈佛大學博士畢業、在臺灣私立大學擔任助理教授每月 6.2 萬元優厚，證明臺灣是聯合國尚未承認之非文明未開化型國家。

　　同樣的證例，如臺灣的藥師、藥管局楊技正，研究揭發世界有史以來最嚴重臺灣塑化劑中毒國際事件而貢獻巨大，醫療制度未上軌道之衛生福利部卻想反其道而行，不尊重醫藥分業及醫療分業世界潮流，企圖惡意開放超商擴大賣藥！欲故意讓藥物濫用危害國民健康最嚴重國家之一的臺灣更加惡化！

第九章　醫療倫理

第一節　醫學倫理之概念

醫學倫理（Medical Ethics）是源自於希臘文語意，針對醫療從事奉獻者本身和做人行爲，應有之自律性道德的相關性質與法則修養。醫學倫理與態度、認知及修養有密切之相關，乃應用倫理學方法探討生命科學和醫療保健中之倫理問題，它包涵臨床、研究、理論、文化及政策等領域，爲生命科學及醫療保健領域政策與立法的基礎。

倫理學分爲：1. 規範倫理學、2. 非規範倫理學。

規範倫理學（Normative Ethics）包涵：①義務論（Deontological Theory）；②目的論（Teleological Theory）；③德行論（Virtue Ethics）。

非規範倫理學（Non-Normative Ethics）包涵：①描述性倫理學（Descriptive Ethics）；②後設倫理學（Metaethics）。

生物倫理學之四大倫理原則，標槍普（Beauchamp）及查爾德雷斯（Childress）於 1979 年共同提出，而幾龍（Gillon）在美國、英國及歐洲推廣而發揚光大，全球專家之指引共同修正下，該著作已發行第六版，爲目前最受醫療界廣泛採用之醫學倫理教科書之一。這兩位之生物醫學倫理四原則：

1. 行善（Beneficence）原則。

2. 公平（Justice）原則。

3. 自在（Autonomy）原則。

4. 不傷害（Non-Maleficence）原則。

一、行善（Beneficence）

包涵力行關懷及人道慈善公益實際活動，此為醫療專業者必備之基本倫理原則及根本性義務，即努力協助病患增進健康，減輕心身痛苦之義務。Frankena（不應施加傷害理論），Davis & Aroskar（努力增進病患福祉及不傷害原則），Thompson & Melia & Boyd（善盡照護責任及應作病患代言人），Beauchamp & Childress（捍衛病患權利及預防病患受傷），皆為1973 年至今代表性的倫理專家主張言論內容重心。

行善原則又可分為：①積極行善原則、②權衡利害原則，讓病患個人福利最大化，也讓淨福利最大化（Maximize Net Welfare）。

二、公平（Justice）

包涵公正與公道，和給予某人應得之報償或合法之要求。基龍（Gillon）在 1994 年對醫療照護主張三層級：①權利公平、②法律公平、③分配公平。公平主要分為三大類：

1. 分配性公平（Distributive Justice）。
2. 報應性公平（Retributive Justice）。
3. 程序性公平（Procedural Justice）。

當然公平原則（The Principle of Justice）可以分成：

形式的公平原則（The Formal Principle of Justice）

希臘哲學家亞里斯多德（Aristotle）之原始主張：「同等者應被同等的對待，不同等者則不應被同等對待」，故形式的公平，設定所有的公民均應享有平等的政治權利及享受公共服務，在法律之下人人平等。

實質的公平原則（The Material Principle of Justice）

Beauchamp & Childress 2011 年提出公平分配及資源分配之特性：

1. 每個人皆享有社會資源平等分配權利。

2. 依個人努力結果分配。

3. 依個別需要理性分配。

4. 依個人貢獻度分配。

5. 依自由交易市場分配。

醫療資源分配之問題可以分成：

1. 醫療資源分配層次

　　①政治上層次〔宏觀分配（Macro-Allocation）為原則〕

　　②醫學上層次〔專業分配（Professional-Allocation）為原則〕

　　③病患上層次〔微觀分配（Micro-Allocation）為原則〕

2. 稀少醫療資源分配

　　①依平等機會原則分配

　　③依效果論之功利原則分配

　　　　a. 第一階段：①條件因素；②科技因素；③成功因素等之考量。

　　　　b. 第二階段：①成功率；②平均餘命；③依賴人口；④貢獻度大小；⑤貢獻度之經歷。

3. 醫療資源分配之倫理問題

　　①公平分配；②優先順序；③多數利益；④民主公正。

三、自主（Autonomy）

　　包涵個人可自由決定行為與目標，自主之意義包含兩條件為：①有行為能力完成自身的意願；②不受外界打擾之自由意志。醫病關係之互動模式，1975 年 Szasz（薩姿）及 Hollander（何蘭德）提出之概念：

1. 主動——被動模式。

2. 指導——合作模式。

3. 共同參與協調模式。

但醫療有四種人應限制行使自主權之病患：

①精神病人；②未老年人；③意識不清病人；④具傳染性病人。

談及自主能力及自主性抉擇，會涉及到民法之行爲能力概念，美國 Drane 1984 年針對不同醫療狀況提出計算尺模式（Sliding Scale Model）作爲判斷病患在「知情同意」時之自主判斷能力，此模式包含三類標準：

1. 第一層標準

療法簡單且危險性不高，最有利病患時，採此標準。

2. 第二層標準

診斷不確定或慢性病，具危險性之手術或治療時採此標準。

3. 第三層標準

診斷明確且療法具體有效，若不接受此療法有死亡之虞時採此標準。

病患之知情同意（Inforned Consent）是行使自我決定權的基礎，醫師在善盡說明義務，取得病患之同意後，其實施之醫療行爲才具有合法性。

病患同意權之行使乃依醫療法第六十三、六十四、七十九條之規定行之。

告知說明內容包含：

①病況之說明。

②實行醫療處置之理由。

③成功率及可能發生之危險。

④其他可能代替之醫療處置方案。

告知說明不但是醫療專業從事者之法定義務，亦是重要之倫理責任，善盡告知說明，是減少事後避免引發不必要糾紛的不二法門。

四、不傷害（Non-Maleficence）

概念源於醫學始祖希霸可樂帝士（Hippocrates）之醫師誓約（Hippocratic Oath）。即醫師之職責：「最首要的是不傷害（First Do No Harm）」。

不傷害原則之臨床應用：

1. 執行醫療上必要之處置，應不違反不傷害原則。

2. 不傷害原則應將保護病患之生命安全納入。

3. 不傷害原則並非是一個絕對之原則。

4. 不傷害原則應以「權衡利害最高原則」為基礎。

倫理規則內容包含：①忠誠、②保密、③隱私、④誠實及告知實情等四項。

第二節　醫學倫理規範

醫學倫理（The Code of Medical Ethics）規範之定義：

1. 醫療專業從事者依專業技術及知識，憑其職業良心道德全心誠意服務病患，所應遵循的心理約束與品性規範。

2. 醫療專業從事者對人生生命尊嚴之尊重，基於職業道義的責任及對生命之敬重，善意解決醫學科技及人性需求之衝突。

醫學倫理規範，源自於西元前 2000 多年由漢摩拉比，巴比倫國王，頒布之漢摩拉比規範（The Code of Hammurabi），較聞名於世之以色列先知 Moses（摩西）由西奈山帶回之「十誡」還要早 400 多年。

漢摩拉必規範有 15 條與醫療業務有關連，「醫療收費應依病患之社會地位，若醫術不佳造成病患受損就應受到懲罰」是其中代表性的一條文。

西元前 400 年醫學始祖希霸可樂帝士（Hippocrates）發明之希霸可

樂帝士之誓詞，至今仍爲各國醫學界所遵行。希臘醫師愛思古拉必思（Aesculapius）吸收古埃及巴比倫之經驗，也發展醫學倫理規範，醫術標誌之醫杖纏有蛇之由來，爲此位醫神之化身故事源遠流傳著。

　　工業產業革命所帶來舊型醫療模式與醫病關係變化而漸漸式微，爲了重建醫病和諧關係，英國衛生學者斐西門於1804年研擬新醫學倫理規範，此份規範成爲後世醫界遵循之醫學倫理典範。

　　1948年瑞士日內瓦召開之世界醫學會（World Medical Association）將希霸可樂帝士誓詞之精神加以發揚光大，發表聞名於世之日內瓦宣言（Declaration of Geneva）。翌年於英國倫敦開會，會中決議使用「國際醫學倫理規範」名稱，醫師執業應負之責任，區分爲一般責任、對病患之責任及對同業的責任等，予以必要的規範。1964年召開第十八屆大會於芬蘭首都赫爾辛基時，又發表「赫爾辛基宣言」（Helsinki Declaration），更充實醫師執業倫理，成爲世界各國醫師共同遵奉的「醫學倫理規範」。臺灣也由全國醫師公會全聯會於1999年正式通過「醫師倫理規範」，於2002年再修正實施。

日內瓦宣言（The Declaration of Geneva）

　　世界醫學會於日內瓦的宣言如下（WMA, 1983）：

1. 我嚴肅地宣誓，我將謹愼以我的生命奉獻爲人類服務。

2. 我將給我的師長合宜的尊敬和感恩。

3. 我將本著良知和尊重生命尊嚴去執行醫學專業。

4. 病人的健康，是我第一而最重要的考量。

5. 我將尊重病人告訴我的隱私，甚至到他死亡以後也不透漏。

6. 我將盡最大力量及使用所有方法，來尊重維持醫療事業上高貴的傳統。

7. 我的同儕，就是我的兄弟。

8. 我絕不允許因為宗教、國籍、種族、政治團體或社會階層的不同而影響我對病人的責任。

9. 我將維持對人類生命的最崇高的尊敬。從生命的開始時即使它受到威脅，我也不用醫學知識去違反人性的法則。

10.我以嚴肅、自由和光榮態度作以上的宣言。

美國醫學會的醫學倫理原則（The AMA Principles of Medical Ethics）

美國醫學會（American Medical Association, AMA）於 2001 年發表之醫學倫理原則內容如下：

第一條　醫師應以仁慈和尊敬人類生命尊嚴與權利態度，提供勝任的醫療照護。

第二條　醫師對病人或專業同仁都要誠實。對同儕醫師的品格、能力的缺失，及偽造或欺騙行為，要提出報告，不可包庇。

第三條　醫師應遵守法律，當發現不符合病人最大的利益要求時，應負趕尋求改善的責任。

第四條　醫師應尊重病人、同儕醫師和其他醫療專業人員的權益。並在法律允許範圍內，確保病人的信心與隱私。

第五條　醫師應繼續從事研究，引進新科學知識，介紹給病人或社會大眾一般的醫學常識。必要時應該尋求不同專科的會診，善用其專業的才智來醫治病人。

第六條　醫師提供適切的病人照護，若非在急診情況之下，得自由選擇服務對象（病人）、工作夥伴以及行醫的處所。

第七條　醫師有責任參加社區活動，並對社區民眾健康作出貢獻。

第八條　醫師在提供醫療照護時應以病人至上。

第九條　醫師應對所有民眾提供可近性醫療照護。

希霸可樂帝士誓約（The Oath of Hippocrates）

醫學鼻祖希霸可樂帝士誓約之內容如下（Thompson, Media & Boyd, 1994）：

1. 我謹以至誠在醫師阿波羅、伊斯古來比斯、海姬、潘尼西亞及其他男女諸神前宣誓，對此誓約竭盡我的能力和判斷力去實踐。

2. 待師長如父母，與之共甘共苦，在經濟上有接濟他們的義務，對待他們的家人如同手足，倘他們的兒女想學醫，我將免費並無條件地教導他們，猶如教導自己的兒子及教導那些已經宣誓過的學生一樣，但對外人並不如此。

3. 我盡我之能力及判斷力以醫術去治病，絕不心存絲毫傷害和錯誤之心。我絕不接受任何請求而發給毒品或對這類事件作任何建議，同樣地，我不給婦女們墮胎工具，我對人生及醫術保持純潔和神聖的觀念。

4. 我不用刀，甚至對於結石病的病人亦不爲他們開刀，一定指引他們到專治此病的地方。

5. 隨時隨地我都以協助病人爲目的，不犯任何故意的傷害與過失，尤其是損害病人的身體，不論病人是男、是女、是奴隸或是自由人都一視同仁。

6. 在行醫時之所見所聞或關於他人生活上的隱私，我絕不洩漏其祕密。

7. 倘如我能遵守我的誓言貫徹始終，則祈能得到世人對我個人及醫術的讚譽，若違背誓言欺騙自己則願受相反的結果。

南丁格爾女士誓言（Nightingale Pledge）

南丁格爾女士於 1893 年發表一份護理界首創的誓言，其內容如下：

> 余謹以至誠，於上帝和會眾面前宣誓，
>
> 終身純潔，忠貞職守
>
> 盡力提高護理專業標準
>
> 勿爲有損之事
>
> 勿取服或故用有害之藥
>
> 愼守病人及家務之祕密
>
> 竭誠協助醫師之診治
>
> 務謀病者之福利
>
> 　　　　　　　　　　　　南丁格爾謹誓

國際醫學倫理規範（The International Codes of Medical Ethics）

世界醫學會（1983）所發表的國際醫學倫理規範內容如下：

一、醫師的一般責任

1. 醫師應時常維持其最高的專業行爲。

2. 醫師應不允許因利益的動機，而影響其爲病人權益持有之自白和獨立專業判斷。

3. 醫師不管哪一個專科，必以專科之技術、充滿愛心、尊重人類生命尊嚴而提供勝任的醫療照務。

4. 醫師應誠實對待病人或同儕，對同儕醫師的品格、能力的缺失及僞造或欺騙行爲提出誠實忠告。並避免出現下列公認爲不合倫理的行爲：

⑴自我廣告招徠病人。(除非國家之法律,或該國之醫學聯盟允許)

⑵爲錢財的利益考量而轉介病人。(介紹費,包括給與或接受)

5. 醫師應尊重病人、同儕及其他同業的權益保持病人的信任。

6. 醫師應先考量病人的利益,尤其當提供的醫療照護可能使病人的身體或精神能力減弱時。

7. 醫師必須愼重,不隨便將未經證實有效之藥方、治療方注或手術介紹給病人。

8. 醫師不隨便開診斷書,除非自己確認過的個案。

二、醫師對病人的責任

1. 醫師應永遠記住其保護人類生命的天職。

2. 醫師應對病人及自己的醫學知識忠誠,對病人之檢查不瞭解或治療超出自己的能力時,應請高明的同儕協助或轉介給專家。

3. 醫師應保護病人的隱私,甚至到病人死後亦然。

4. 醫師應以人道給予急救處理不得推辭,除非確定有其他勝任的醫師願意接受照顧該病人。

三、醫師彼此間的責任

1. 醫師之間應以禮相待,己所不欲勿施於人。

2. 醫師不可從同儕手上拉走病人。

3. 醫師應遵守日內瓦宣言的倫理原則。

中華民國醫師倫理規範

中華民國醫師公會全國聯合會於 2002 年所發表的醫師倫理規範內容如下:

第一章　總則

　　第一條　爲增進病人權益，發揚醫師倫理與敬業精神，維持醫療秩
　　　　　　序與風紀，特制定本規範。

　　第二條　醫師執業，應遵守法令、醫師公會章程及本規範。

　　第三條　醫師應謹言愼行，態度誠懇並注意禮節以共同維護醫師執
　　　　　　業尊嚴與專業形象。

　　第四條　醫師執業應考慮病人利益，並尊重病人的自主權，以良知
　　　　　　與尊嚴的態度執行救人聖職。

　　第五條　醫師應充實醫學新知、加強醫療技術，接受繼續教育，以
　　　　　　跟隨醫學之進步並提升醫療服務品質。
　　　　　　醫師必須隨時注意與執業相關的法律和執業法規，以免誤
　　　　　　觸法令而聲譽受損。

　　第六條　醫師在有關公共衛生、健康教育、環境保護、訂立影響社
　　　　　　區居民健康或福祉的法規和出庭作證等事務上，應分擔對
　　　　　　社會的專業責任。

第二章　醫師與病人

　　第七條　醫師應關懷病人，以維護病人的健康利益爲第一優先考
　　　　　　量，不允許任何對病人不利的事情干預醫師之專業判斷。

　　第八條　醫師對於診治之病人應提供相關醫療資訊，向病人或其家
　　　　　　屬說明其病情、治療方針及預後情形。

　　第九條　醫師不以宗教、國籍、種族、政黨或社會地位等理由來影
　　　　　　響自己對病人的照務。

　　第十條　醫師應以病人之福祉爲中心，瞭解並承認自己的極限及其
　　　　　　他醫師的能力，不做不能勝任之醫療行爲，對於無法確定
　　　　　　病因或提供完整治療時，應協助病人轉診；如有充分理由

相信自己或同仁不適合醫療工作時，應採取立即措施以保
護病人。

第十一條　醫師應尊重病人隱私權，除法律另有規定外，醫師不無
故洩漏因業務而知悉之病人祕密。

第三章　醫師與醫療機構及醫事人員間

第十二條　醫師應保有專案自主權，對病人之處方、治療或為其轉
診之方式，不應受到所各屬醫療機構、藥廠、生物科技
公司或全民健康保險制度之影響。

第十三條　在醫療團隊合作中，醫師所應提供的照護及承擔的責任
應同樣盡責。在團隊合作中，應遵守下列規範：

一、應認同其他醫事人員的技術與貢獻。

二、在團隊內、外，都能與其他醫事人員有效地溝通並
不吝於指導。

三、確保病患及其他醫事人員都瞭解自己的專業身分與
專長、在團隊中的角色與責任，以及各成員在病人
照護上之責任分配。

四、在必要時，照會及善用其他醫療專業的特長。

第四章　醫師相互間

第十四條　醫師相互間應彼此尊重、互敬互信。

第十五條　醫師應不詆毀、中傷其他醫師，亦不得影響或放任病人
為之。

同仁間應不避忌共同會診，對於同業之詢問應予答覆或
告以不能答覆之理由。

第十六條　醫師對於本人僱用或受監督、輔導之同仁，願意努力協
助發展專業能力與進步。

第十七條　醫師不以不正當方法，妨礙病人對其他醫師之信賴。

第十八條　醫師應避免因個人動機貿疑其他醫師之聲準，但知悉其他醫師有違反本規範等不符專業素養行為或其在人格或能力上有缺失、或從事造假或其他不正當行為之具體事證時，宜報告該醫師所屬之醫師公會。

第十九條　醫師相互間所生之爭議，應向所屬醫師公會請求調處。

第二十條　醫師基於自己之原因，進行醫療爭議訴訟時，應通知所屬醫師公會協助。

第五章　紀律

第二十一條　醫師不容留未具醫師資格人員為病人診療或處方。

第二十二條　醫師不將醫師證書、會員章證或標誌以任何方式提供他人使用。

第二十三條　醫師不以誇大不實之廣告或不正當之方法招攬病人。

第二十四條　醫師聘僱其他醫事人員，應遴選品行端正者擔任之。
醫師應負責督導所聘僱之人員不得有違法或不當之行為。

第二十五條　醫師違反法令、醫師公約、醫師公會章程或本規範者，除法令另有處罰規定者外，由所屬之醫師公會審議、處置。

第二十六條　本規範經中華民國醫師公曾全國聯合會會員代表大會通過後施行，並呈報衛生福利部備查，修改時亦同。

第三節　病患權利義務及醫療專業之責任與醫療糾紛

一、病患權利與義務

　　第二次世界大戰期間，發生紐倫堡大審，判決德國醫師實施人體試驗未取得戰俘的同意是有罪的影響下，戰後 1948 年第二屆世界醫學會年會之日內瓦宣言（Declaration of Ceneva），鄭重要求全球醫師「從妊娠開始，即應保持對人類生命的最大尊重」。1949 年第三屆世界醫學年會更制定「國際醫學倫理規範」（International Code of Medical Ethics），嚴格要求「醫師應尊重病人、同業及其他醫事專業人員之權益，並應對病患之資料保密」等，從此以後全球病患之權利的觀念逐漸受到醫學界各行業醫事專業者的重視。1964 年第十八屆世界醫學會年會更通過「赫爾辛基宣言」（Helsinki Declaration），強調醫師於臨床試驗，必須取得受檢者自願之同意書。之後值得記錄之相關事項：

　　1973 年　美國醫院協會制定「病患權利典章」（A Patient's Bill of Rights）。

　　1974 年　法國公布「病患權利憲章」（Charter of The Rights of Patients）。

　　1977 年　以色列醫院協會發表「病患權利宣言」（Declaration of The Rights of Patient）。

　　1979 年　歐洲經濟共同體醫院委員會通過「病患憲章」（Charter of The Hosprial Patient）

　　1981 年　第三十四屆世界醫學會年會提出「里斯本病人權利宣言」（Declaration of Lisbon on The Rights of The Patient）

　　1984 年　日本醫院協會發表「病患權利宣言」（Declaration of The Rights of Patient）。

1991 年　美國通過「病患自決法」（Patient Self-Determination Law）

1994 年　歐洲於阿姆斯特丹發表「病患權利宣言」（Declaration of The Rights of Patient）

病患權利之意義，人類基於獨立自尊人格，皆有權利要求妥當之醫療照護，以有利於回復其身心健康。可分廣義及狹義兩種，廣義面指人民之生存健康權利應予以保障，故政府應義務提供無污染及有益健康的國家生活環境，使人民享有健康之生活；狹義面指病患基於獨立自尊人格，有權利請假、接受或拒絕治療，若需治療，應提供妥善之醫療照護環境。

目前世界各文明國家均有對病人權利的規範：

㈠國醫院協會（American Hospital Association, AHA）1973 年公布病患權利典章，主要目的於強調醫師應尊重病患權利，1992 年修正後之內容：

1. 病人有權接受被關懷和尊重的醫療照護。

2. 病人有權從其醫師和其他直接照護者獲知有關其個人可以瞭解的診斷、治療和預後的資訊。

3. 病人有權決定自己的醫療計畫，在任何醫療處置之前和治療過程中有權獲知有關的詳情，並有權在法律和醫院政策容許範圍內拒絕接受被建議的治療。

4. 病人有權指定相關的治療決定代理人（例如生前預立遺囑、醫療代理人），在法律和醫院政策容許範圍內，院方應尊重病人的意向指示。

5. 病人有權要求對其隱私的關注。病例討論、會診、檢查和治療，都應審慎進行，確保病人的隱私權。

6. 病人有權要求有關其醫療之溝通內容和紀錄以機密方式處理，但法律規定應報告之大眾健康危害事件除外。病人有權要求對其病

情資料和紀錄內容保密。

7. 病人有權檢閱其醫療紀錄，除非法律有所限制，否則，必要時也可要求對有關資料提出說明。

8. 病人有權要求醫院在能力和政策範圍內，對病人要求的醫療和服務作合理的反應。醫院應依病況的緊急程度，對病人提供評估、服務和／或轉院。只要醫學上和法律上允許，或病人提出要求，應可以轉到其他醫療機構。病人在轉出之前應先取得所轉醫療機構的同意，而且病人應得到有關轉送的完整資訊，包括轉院的需要性、風險、好處和其他可行方案等。

9. 只要與病人的治療和照護有關，病人就有權知道醫院與其他醫院、教育機構、其他醫療照護提供者或付費者間存在的商業關係。

10. 病人有權同意或拒絕參與對病人之治療和照護有影響的臨床研究或人體試驗，而且應事先獲得詳細的說明。當病人拒絕有關的研究或試驗時，醫院仍應對病人提供最有效的醫療照護。

11. 當病人不需要住院治療時，有權獲得繼續性照護，院方應提供有關醫師和其他醫療照護提供者的姓名和實際的照護建議。

12. 病人有權知道醫院的政策與醫療照護業務有關的責任。病人有權知道解決爭吵、哀傷和衝突的資源；例如倫理委員會、病人代表或其他在醫院內可利用的機制。病人也有權知道醫院的收費情形以及付費的方式。

㈡ 世界醫學會在 1995 年印尼召開第四十七屆世界醫學年會，通過病患權利宣言：

1. 病人有權接受高品質的醫療照護。

2. 病人有自由選擇的權利；包括選擇醫師與醫療機構。

3. 病人有自我決定的權利。

4. 意識不清病人之醫療處置，應取得其法定代理人的同意。

5. 限制行為能力病人所作的決策密予以尊重，但應考量病人的最佳利益。

6. 病人有權拒絕接受檢查或治療。

7. 病人有權獲得醫療資訊。

8. 病人有權要求對個人醫療相關資料保密。

9. 病人有權接受醫療保健指導。

10.病人有權維護個人尊嚴。

11.病人有權接受或拒絕宗教協助之精神慰藉。

㈢ 香港於 1999 年公布病患約章內容：

1. 醫治權（The Rights to Medical Treatment）
病人有權得到符合現實認可標準的醫療服務。

2. 知悉權（The Rights to Onformation）
⑴病人有權知道醫院管理局提供的醫療護理服務資料和收費。

⑵病人有權清楚知道自己的病情、診斷、病情發展、治療計畫，包括常見的問題及其他可行的療法。

⑶病人有權知道處方藥物的名稱，以及藥物在個別病人的情況下會發揮的正常功用及可能產生的副作用。

⑷病人有權獲知有關個人病情和治療方面的資料。

3. 決定權（The Rights To Choice）
⑴病人有權接受或拒絕任何藥物、檢驗或療法，並獲知所作決定可能引起的後果。

⑵病人有權徵求其他醫師的意見。

⑶病人有權決定是否參與醫學研究計畫。

4. 隱私權（The Rights to Privacy）

⑴病人有權就個人的隱私權、尊嚴、宗教信仰及文化信念獲得尊重。

⑵病人有權要求院方將個人病情資料保密。

5. 申訴權（The Rights to Complaint）

病人有權向醫院管理局提出申訴，並得到迅速及公允的處理。

病患該享之權利

綜合世界各國所公布病患權利法令及對病患權利宣言，包括國內醫療法、藥師法、醫師法和各類醫療專業人員法之規章，茲歸納所有病患應享之權利如下：

1. 公平醫療權（The Medical Rights of Fair）。

病患不分種族、年齡、性別、教育程度、宗教及社會經濟地位之不同，均擁有公平享受醫療資源及公正被對待之權利。全民對醫療資源之公平分配與運用，均有參與決策權利。病患就醫依先來先服務，不可享有特權。同時對病情危急者及嚴重者得優先予以處理，以確保病患生命安全健康。

2. 請求賠償權（The Rights For Compensation）。

3. 免受傷害權（The Rights of Do No Harm）。

4. 醫療選擇權（The Rights of Choice of Medicine）。

5. 知情同意權（The Rights of Informed Consent）。

6. 醫療決定權（The Rights of Self-determination of Medicine）。

7. 醫療資訊權（The Rights of Information of Medicine）。

8. 隱私權（The Rights of Privacy）。

9. 安全權（The Rights of Safety）。

10.建議權（The Rights of Surgetion）。

病患該盡之義務

1. 誠實告知的義務。

2. 遵照醫療指示的義務。

3. 繳納醫療費用的義務。

4. 遵守醫院規定的義務。

5. 合作配合醫事人員的義務。

6. 準時接受醫療的義務。

7. 努力維護本身健康的義務。

8. 共同和諧努力提高醫療品質的義務。

二、醫療專業之責任

美國外科年鑑雜誌（The Annals of Surgery）2012 年之研究發現，醫院最惡名昭彰的就是剝奪醫療專業者之睡眠時間及超時勞動工作。因為過勞之醫師容易誤診，反而讓病患成為受害者；過勞性調配過多處方箋之藥師，反而容易造成調劑的誤失讓病患吃錯藥物。

研究發現美國住院醫師（Residents）規定值班工時上限每週 80 小時，每次輪班之間至少休息 10 小時，反而更能確保最佳的醫療品質與效率。因此，整形外科美國受訓醫師，每週工作已從 75 小時減至不得超過 66 小時，美國住院醫師協會公布，自從工時上限的規定生效之後，他們比較不累，而醫療誤診率也大為降低了！但待遇比臺灣及中國兩岸高約 3 ～ 5 倍之多！所以醫療專業之責任與義務（Medical Professional Responsibilities & Accountablities），必須建立在醫院董事長老闆非搞血汗醫院的惡魔之輩！

醫療奉獻服務為醫事人員之天職，也是醫療專業從事者的責任與主要

義務：

　　1. 尊重病患之義務。

　　2. 醫療奉獻之義務。

　　3. 保密義務。

　　4. 告知取得同意之義務。

　　5. 誠信之義務。

　　6. 公平公正分配醫療資源義務。

　　7. 善盡醫療管理之注意義務。

　　　①預見結果之義務。

　　　　例如針對急診車禍病患，只檢診體外傷害而疏忽有無內出血，
　　　　表示醫師未善盡預見結果之注意義務。

　　　②迴避結果之義務。

　　　　醫療專業知識可預知醫療行為之危險性，如應迴避而不迴避，
　　　　即屬違反迴避義務。

　　8. 當病患代言人之義務。

　　　道德上必須履行之代言人（Advocate）的責任，分為：①法律代
　　　言、②倫理代言、③代替代言、④政治代言、⑤靈性代言。

三、醫療糾紛之對應與預防

　　隨著時代的改變，21 世紀的今天，醫療模式已從「醫師為中心的模
式」（Physician-Centered Model），轉變成「病人為中心的模式」（Patient-
Centered Model），醫病關係乃隨著民主與自由思維的進展而產生銳變。是
故，如何建立良好之醫病關係也是「學醫」之人文關懷的必修課。

I. 醫事人員方面：

　　1. 醫療專業者應具有：①感同身受（Feeling）；②認知（Ideas）；③功

能（Functioning）；④期待（Expectation）四大理念，以病患爲中心的思維。

2. 維護專業之基本價值與康復信念。

3. 促進掌握醫病關係和諧之基本要素。

4. 信守專業義務承諾及尊重及保密隱私。

5. 強化溝通藝術與技巧之培訓。

6. 強化醫學倫理教育及知能（IQ）與情緒智商（Emotional Quotient, EQ），以及倫理智商（Ethics Quotient）。

Ii. 病患方面：

1. 要有主見。

2. 評鑑判斷能力。

3. 選擇有利醫療照護。

4. 誠信友善。

5. 尊重專業。

6. 善有醫師讓其能爲您健康回復盡力。

Iii. 醫療決策與制度方面：

1. 應根據實證醫學從事醫療判斷方針。

2. 醫療團隊之先進文明治療方式。

3. 醫療過程絕對透明公開公正化。

4. 避免醫療浪費之嚴謹管控制度。

5. 醫療照護決策及治療過程力求滿足病患需要與預期。

上述三方面如能善用強化之，絕對有助於醫療糾紛之銳減，造成社會之和諧互助之善良風俗，也對衛生醫療文化向上有正面的效應。

醫療糾紛之預防與處理（The Prevention And Intervention of Malpractice），

已成為 21 世紀醫院經營與管理政策上最重要之業務之一，目前可分為廣義及狹義兩種定義：

(A) 廣義之醫療糾紛指醫師與病患間之所有爭執，依爭執內容分為：

①醫德的爭執。

②醫療費的爭執。

③醫療傷害責任歸屬之爭執。

(B) 狹義之醫療糾紛指第三類「醫療傷害責任歸屬之爭執」。

醫療糾紛之原因

1. 醫療的原因。

①用藥錯誤。

②診斷錯誤。

③手術錯誤。

④檢驗錯誤。

⑤輸血錯誤。

⑥醫療處理不當。

⑦院內感染。

2. 其他之原因。

①收費不當。

②服務不佳。

③病患苛求。

④衛材、醫療儀器瑕疵。

⑤性騷擾。

⑥拿紅包又未處置妥善。

⑦偽造紀錄或診斷證明書。

⑧轉診延誤或突然病情惡化。

醫療糾紛之型態

1. 訴訟型。

2. 申訴型。

3. 暴力型。

4. 糾紛型。

5. 理解型。

6. 恐嚇型。

醫療糾紛造成官司賠償，在先進國家或世界各國屢見不鮮，正面影響如①淘汰庸醫、②提升醫療品質、③強化醫師注意力，負面影響如①醫療服務成本爆增、②防禦性醫療（Defensive Medicine）流行。

醫療糾紛之預防

1. 善盡告知說明之義務。

2. 人性化醫療照護及管理。

3. 確實完善醫療記錄。

4. 善盡注意照顧義務。

5. 依實證醫學常規貫徹醫療照護。

6. 醫學新知技能之自我充實。

7. 病患互動建立良好人際關係。

8. 堅守病患權益與利益。

9. 瞭解預知醫療糾紛之事前防範。

10.誠意道歉賠償以防醫療糾紛擴大惡化。

醫療糾紛之處理

1. 誠實冷靜善意溝通面對病患。

2. 瞭解狀況迅速協調。

3. 公正人士介入釐清糾紛原因與事實。

4. 充分舉證於司法訴訟。

5. 事後檢討疏失之有無,讓有關人員警惕防範再發。

臺灣最近行政院通過「醫療糾紛處理及醫療事故補償法」草案,這是臺灣針對醫療糾紛處理之重大變革!

針對不屬於醫事人員明顯故意或過失責任,也不是病人身體狀況所造成「灰色地帶」之醫療糾紛,將強制協調,並透過衛生福利部設置之醫療事故補償金給予補償。

本草案最快將於 2014 年實施,其中特色為融入道歉法則(Apology Law),判定醫療糾紛時,醫院應派人向病患及家屬溝通,並表達歉意,應該成立關懷小組先調解之,若無法談妥賠償金和解時,病患另可向衛生局成立之醫療糾紛爭議調解委員會申請調解,若仍無法和解,才能夠提出司法訴訟,或向醫療事故補償審議委員會提出補償。

問題是,上述審議委員會之成員的過半數必須由非醫師、藥師或官方代表充任,才能確實作到公平公正公開原則。

醫療糾紛處理及醫療事故補償申請流程:

醫療糾紛處理及醫療事故
補償申請流程

医院内調解：醫院成立關懷小組，對病人或家屬進行調解

▽ 調解不成 ▽

醫院外調解：各縣市衛生局成立醫療糾紛爭議調解 委員會 調解
註：也可不參與醫院內調解，直接提出醫院外調解

▽ 調解不成 ▽　　▽ 調解不成 ▽

司法訴訟：病人或家屬可提出民事或刑事訴訟

申請補償：
*向衛生福利部醫療事故補償審議 委員會 提出，審議委員會應於2個月內審定結果（得延長1次）
*審議委員會如通過補償案，由醫療事故基金的經費予以補償
註：不服補償，可再提出司法訴訟

資料來源：衛生福利部

　　臺灣爲何越來越多銀行甘冒超貸危險之假財閥，並非醫療專業內行政商，卻爭先恐後流行投資大型醫療事業，乃因百業蕭條，唯獨病患大增之醫院營利可獲暴利，既可以不必公開暴利之醫院收支細節帳目公諸於世，又可以透過中央高官當保鏢顧問，利用台糖國家土地超低租金在公家銀行低利超貸數百億，從事無本萬利之醫療投資。反正只要勇往直前孤注一擲的豪賭，頂多失敗破產就捲款逃亡海外避債，當臺灣最流行之經濟犯！

臺灣之醫療危機最大問題點有 7 項：

1. 培育新醫師無法合乎美國 1996 年提出 21 世紀醫師必須具備之 4 種特質。

2. 政商大搞血汗醫院只爲 Make Money Only 之臺灣醫療質變大流行。

3. 醫師、藥師、護理師量產超低薪，工時長過勞死被剝削新時代來臨。

4. 21 世紀必然是六大臨床科醫師荒及醫事人員海外大逃亡醫療崩盤時代。

5. 世界上醫學中心密度最多之臺灣大型醫院倒產時代。

6. 政府刻意坐視讓臺灣之醫學院「教授」待遇，不如星、韓、港之醫學「助教」待遇，以配合暴利學店。

7. 住院費及手術費氾濫。

健保局自 5 年前起，平均每年核刪全台健保醫療費約 136 億元，其中以住院太長及浮濫手術與濫用藥物最嚴重。

第十章　美國哈佛醫學精神

　　人類歷史上最重大之醫療臨床革命，可能非 Induced Pluripotent Stem Cell（iPS 人工多能性幹細胞‧日本京都大山中伸彌‧美國最崇高醫學獎拉斯卡獎得主研發）莫屬，此醫學研究新創舉，遠遠超越 1895 年德國物理學者威廉海姆‧空拉德發現 X 光，以及 1929 年英國細菌學大師亞歷山大‧佛來明等藥師，發現盤尼西林抗生物質與量產方法等重大醫學成就。

　　人類歷經產業革命及交通運輸革命之洗禮，超導體超高速電車，噴射快速洲際飛機以及汽車之發明，現代文明社會已成為必需生活用品。問題在於有利必有弊，高速交通工具也給人類帶來十大死因之一的交通意外災害事故，全球每年百萬人因交通事故喪失部分肉體。因此，交通及醫療手術，讓人體喪失部分回復原狀之再生醫療，成為人類夢寐以求之夢想。iPS 人工多能性幹細胞，所孕藏之再生醫療新希望，給人類帶來無限的希望與商機。

　　自身之細胞的再生，實施不會發生拒絕反應的內臟移植，內容包括增殖自身腦細胞或修補癡呆症、帕金森氏症等腦部致病缺陷部分腦神經細胞，事故及致病而喪失身體部位之再生，以上之各分野領域的臨床醫療研究，均為當今全球最尖端最夯的醫學研究項目，2006 年 8 月日本國立京都大學山中伸彌教授，世界最初發表創新之 iPS 細胞以來，美國政府先知先覺性追加相當於日本 10 倍之再生醫療及幹細胞相關研究預算，國際幹細胞學會山中伸彌會長之下的會員數，世界醫學研究最龐大研究者行列之美國，竟高達約 2000 人，囊括學會過半會員人數，日本只有約 200 位博

士會員，歐洲各國及中國、韓國也在後面猛追，在此強烈競爭之國際現狀下，臺灣仍是只有點狀研究據點與研究實力，落後立體雁行狀之日、美、歐、中、韓國家研究總實力，已越差越遠！

　　所以，應緊急將誤增中研院每年百億元預算，回復原來每年約 20 億餘元總統府中研院研究預算，速將多餘 70 多億元，當作再生醫療及幹細胞相關之 iPS 細胞及臺灣工業技術研究院等全力研發經費，讓除了臺大研究團隊獨享之外，研究幹細胞比臺大表現較優異之陽明大學、榮總的榮陽研發團隊等其他公私立醫學大學研究學者，全國皆能全力投入，擺脫臺大獨霸壟斷過半國家研究資源經費的畸形現象，臺灣的生物科技及創藥研發才有可能突破現狀之瓶頸，改變趕上中韓之研究實力就已經滿足的現階段國家戰略目標，緊急擴增數十名國家赴日本公費留學 iPS 細胞研發臨床應用技術之名額為要。

　　iPS 細胞臨床應用研發之優點，是擺脫全球醫學界「對症療法」之迷思，進入「根治療法」醫學新境界，並開展人類臨床再生醫療的夢想。正如渦蟲（Planaria）驚異之再生能力，世界權威京都大學阿形教授等，正探索渦蟲再生細胞之祕密中。正如人類肌肉皮膚、指甲、骨骼、血液也有再生能力，這個再生部位之關鍵，就是人類幹細胞。

　　體性幹細胞可分內胚葉、中胚葉、外胚葉三類，內胚葉分化原始腸管（體性幹細胞），再分化成內臟。中胚葉分化成造血幹細胞，再形成血液；中胚葉也分化成間葉系幹細胞，再形成骨骼及脂肪等。外胚葉分化成神經幹細胞，再形成腦及眼等；外胚葉也分化成毛包幹細胞，再形成毛髮及皮膚等。

　　iPS 細胞可從人體 200 多種細胞分化而成，以再生醫學的立場，未來利用 iPS 人工多能性幹細胞，為了再生各人體部位之內臟及手腳與腦部神經細胞，如何將人工技術形成身體各部位，順利調和完成人類各器官之再

生臨床技術，是 21 世紀先端醫學突破之最大的挑戰！

　　人類在細胞培養發展史中，乃歷經畸形腫瘤之發現爲萬能細胞研究之契機開端，1882 年英國 Sydney Ringer 生理學者，發現青蛙心臟取出體外也能運作；至 1907 年美國 Ross Granville Harrison 生物學者，人類最初青蛙胚胎神經培養成長成功；1948 年美國 Wilton Robinson Earle 細胞學者，成功重複製作細胞增殖；1954 年美國 John Stibuns 學者，發現並製造多種類畸形腫瘤老鼠品種成功；1955 年美國 Harry Eagle 生物學者，成功研發出培養液從氨基酸及維生素，每種類抽出實驗測試成功，爲細胞培養液研發之父。

　　1975 年美國 Beatrice Mintz 生物學者及奧地利 Karl Illmensee 生物學者兩位，成功將 Embryonal Carcinoma Cell（EC 細胞）胚胎腫瘤細胞，植入老鼠初期胚胎內，將 EC 細胞製成組織，成功生育出混合新型人工老鼠，也成功培育出 EC 細胞第二代新小老鼠，震驚全球生物學界。但接著發生意想不到的結果，就是這些生物產生眾多基因異變的驚人異象，及生命醫學倫理道德的問題。

　　1998 年人類 ES 細胞被製作成功，讓人類對再生醫療之期待陷入高潮時代。DNA 之 AGCT 4 個密碼，大腸菌約 460 萬個，人類約 30 億個聯結而成。人類複製因子有千種以上，以萬能細胞操作之複製因子，1990 年日本國立東京大學濱田醫學博士等三組醫療團隊，發現 Oct 3/4 基因，1995 年 SOX2 也陸續被發現。西元前 4000 年古代巴比倫文化之石盤雕刻中，發現有馬頭狼身之雕像，當時已知悉動植物之特徵，會從上一代遺傳至下一代。

表10-1　人類重要遺傳基因研究歷史紀要

Year	Name	Nationality	Research（研究發現）
1865	Gregor Johann Mendel (1822-1884)	Austria	碗豆實驗發現Mendel法則
1869	Friedrich Miescher (1844-1895)	Snitzerland	從白血球之核的化學成分，發現DNA物質Nuclein
1928	Frederick Griffith (1879-1941)	England	老鼠引起肺炎之強烈毒性株菌，找到不會引起肺炎之移行弱毒性株菌，基因遺傳物質重大醫學發現
1944	Oswald Theodre Avery (1877-1955)	America	強毒性株菌混入弱毒性株菌時，重大發現不會引起肺炎，正式判明引起肺炎之遺傳基因就是DNA
1952	Aifred Day Hershey (1908-1997) Martha Chase (1927-2003)	America	以大腸菌及Pharge之合併實驗，完全證明遺傳基因就是DNA
1953	James Dawey Watson (1928-) Francis Harry Compton Crick (1916-)	Ametica Engeland	發現DNA雙重螺旋形狀
1959	Francis Harry Compton Crick (1916～)	England	提倡從DNA複製DNA生物遺傳基因學說
1964	Mashal Nilenberg (1930～)	America	從RAN以3種組合的暗號密碼，發現可以製成蛋白質
1997	Wakayama Teruhiko (1967-) Yanagimachi Liuzou (1928-)	Japan	日本理化學研究所研發長團隊，首度將核移植法，成功應用於老鼠哺乳類實驗成功（理研若山照彥及柳町隆造夏威夷大學教授研究團隊）
2006	Yamanaka Sinya (1962-)	Japan	8月25日日本京都大學山中伸彌及高橋醫學博士研究團隊，公開發表震驚全球之iPS細胞（Oct 3/4、SOX2、klf4、C-Myc 4種必要遺傳基因）

　　20 世紀相關研究具有重大突破，首推「核移植法」，係從尚未受精之受精卵，將其中之核削除，把該體細胞取出之核拿來移植的方法稱之。人類臨床之應用，靠自身之 DNA 具有之萬能細胞，將來順利應用於臨床再生醫療時，大量使用未受精卵之必要性之下，醫學生命倫理道德之問題已呈現。1957 年大阪大學岡田善雄教授於病毒在細胞中增殖奧祕時，發現「細胞融和現象」，1983 年北海道大學高木博士研究團隊，從最初萬能細胞、EC 細胞及體細胞之細胞融和實驗，發現體細胞核至少有一部分，回復至萬能細胞的狀態。2001 年京都大再生醫科學研究所多田高教授，進一步從細胞及 ES 細胞之融和試驗，發現體細胞核全部變成萬能細胞。2000 年東京大學北村教授研究團隊，針對 Retoro Virus 及製造 Virus 之細胞進行改良生物工程技術成功，奠定日本領先全球之京都大學再生醫科學研究所教授山中伸彌之 iPS 細胞創新研究的重大發現！所以東大及京大的日本雙雄全力合作成功模式，值得臺灣的臺大反省，密切與陽明、長庚合作，臺灣醫學研究創新才有希望！因為美國每年約一兆臺幣研究預算，日本每年約千億臺幣，而臺灣每年不到日本之三成。所以必須平均重點公平分配才有競爭力！

　　山中伸彌教授及高橋博士之研究團隊，2005 年成功地從篩選 24 種類遺傳基因實驗，在老鼠皮膚細胞初期化實驗中，清理非必要之 20 種類細胞，正式篩濾出 4 種必要遺傳基因（Oct 3/4、SOX2、klf4、C-Myc）之 iPS 人工多能性幹細胞，21 世紀正式進入人類史上最重大臨床醫療革命之時代！難怪美國最高醫學研究榮譽拉斯卡醫學獎等無數國際醫學大獎，競相授予年僅四十九歲的山中伸彌教授，2012 年最熱門之諾貝爾生理醫學獎得主終於非他莫屬。黃種人率領全球醫學界向前走的時代來臨了！

　　京都大學長船健二副教授研究團隊，已成功利用人類 iPS 細胞製造腎臟細胞，並製成尿細管，創下世界首例，已刊載於 2013 年元月英國

Nature Communications 自然科學期刊。日本研究學者已成功以 iPS 細胞製成視網膜細胞及心肌細胞，相關世界首創臨床諸器官實驗，即將於日本各醫學院大量展開，引起全球臨床醫學界之注目。

臺灣及中國之世界第一的尿毒症千萬患者之治療已露曙光，也為日本帶來百兆元商機！

體性幹細胞應用於臨床再生醫療，諸如神經幹細胞之治療中樞神經大腦及脊髓損傷等，間葉系幹細胞之治療骨骼關節等，造血幹細胞之治療白血病等。當然，對於日本每年千例、臺灣百例及全球數萬例骨髓移植臨床手術，帶來革命性之改變及影響。骨骼、軟骨、筋肉相關全球數 10 萬例難治疾病之治癒革命性手術，也帶來深遠之影響。尤其是地球環境污染帶來越來越多之腦部及脊髓中樞神經細胞病變之難治絕症，也帶來臨床醫療革命性治癒的曙光！

2011 年山中教授更研發只要從外部注入蛋白質，就能製作無損傷致癌性之 iPS 細胞，十大死因常連之心肌梗塞等心臟系統疾病，以及糖尿病、腦血管病、肝膽胰臟難治疾病、血液性難治疾病、眼角膜與網膜移植、神經性樹狀細胞及 NKT 細胞等，皆有可能在 iPS 細胞臨床應用克服之範圍。但對於 AIDS 等 Virus 感染之情況，還是要依靠疫苗及抗濾過性病毒藥物之研發才能克服難題。

對於十大死因最多之第一死因癌症之臨床治癒問題，從早期發現早期治療的優先對策下，只要針對移轉之組織，以 iPS 細胞分化製成組織移植，在目前日新月異的現代醫療技術下已可完全克服治癒。問題在於全球各國，在高科技先端醫療臨床技術下，醫療費高漲之醫療經濟問題。日本年間 12 兆臺幣之醫療費，臺灣年間 2 兆元之醫療費，也隨著抗老醫學及延年益壽的最新臨床技術而使問題表面化。臨床上將人類老化部分削除，並移植年輕健康細胞，固定維持 Teromea 一定之長度，理論上人類將更為

長壽健康。

　　本章大都引用作者本人之《醫師失業時代》及《世界醫學史》等著作之內容，以達成豐富內涵的最高目標。

第一節　美國醫學教育

　　美國醫學教育由美國醫學院學會（Association of American Medical Colleges, AAMC），主導提出「醫學院教育目的專案」（Medical School Objectives Project, MSOP），負責規劃培育目標、實習醫師及住院醫師的訓練、醫師生涯教育、醫學院與教學醫院之評鑑、醫師國家執照考試。AAMC 早在 1996 年就高瞻遠矚地提出 21 世紀的 Doctor 醫師必須具有 4 種特質：

　　1. 利他主義（Physicians Must Be Altruistic）。

　　2. 知識豐富（Physicians Must Be Knowledgeable）。

　　3. 負責重任（Physicians Must Be Dutiful）。

　　4. 臨床技術純熟（Physicians Must Be Skillful）。

美國的醫學院醫科要求畢業生必須具備 9 項能力：

　　1. 良效之溝通能力。

　　2. 基本之臨床技巧。

　　3. 終生學習。

　　4. 解決問題能力。

　　5. 科學之診斷、處理、治療、預防。

　　6. 自我反省檢討、自我照顧與個人成長。

　　7. 醫療照護之社區背景因素之瞭解與應變。

　　8. 醫學倫理判斷及醫德論評。

　　9. 專業、特質與角色認知。

　　美國醫學系以培養具有此 9 項能力之學生爲目標而安排相關課程，分子生物基因醫學突飛猛進的時代下，2012 年日本京大山中伸彌醫學教授開發創造之 iPS 細胞，於榮獲諾貝爾生理醫學獎後，讓全球進入新醫療及醫學革命新時代！臺灣及大陸兩岸雖無「美國醫學院學會」（AAMC）之組織來規劃與輔導，主導提出醫學院教育目的專案（MSOP）的詳細內容，來指導各醫科大學檢討策劃更正醫學院的課程。但是，至少臺灣之醫科大學，應該在現在之「臺灣醫學院評鑑委員會」既有組織國際化下，迅速廣納過半之委員，來自於美國、日本、澳洲等世界百大諾貝爾、拉斯卡獎等級的世界一流醫學教授，才能立即引進美國等必修之「（世界）醫學史」、「醫療社會學」等強化人文素養應有的必修課程，儘量削除高中已重複履修過「華語文學思想」、「公民基本素養」、「歷史與文化」等非必要政治洗腦性惡質課程，回歸專業導向，避免浪費青年精力，以順應國際潮流，才能達到訓練出 21 世紀優秀醫師、藥師等之願景。

　　美國醫學院教育目的專案（MSOP）參考加拿大、英國等專業機關之相關研究，特別重視臺灣醫學教育者應重視之，必須熟知社會對健康及疾病之觀點的銳變，以及建立 Primary Care System 之醫療照護結構的急迫性。

　　第二次世界大戰前，美國之醫學教育委員會之總結報告（Final Report of The Commission on Medical Education, The Rappleye Commission）出版以來，AAMC 已定期要求美國各醫學院發展他們適當課程之學習目的。爲了因應 1948 年戰後醫療執業型態之巨變，AAMC 發展一套醫學課程學習目的手冊，來修訂醫學院之課程，當時主要目的是訓練準備獨立開業的醫師。1981 年 AAMC 創立醫師一般專業教育與醫學預備學院委員會（General Professional Education of The Physician and College Preparation for Medicine, GPEP Panel），AAMC 殷望醫師執業應具備技術專業知識之外，也應具備

高尚品格及人生價值觀與態度之人文修養。

　　臺灣及大陸之醫科大學教育欠缺的只是人文道德素養。考取醫師執照剛出社會的醫師，具有利他主義、肯負責任、誠信謙虛、仁心廉潔的並不多見，這是教育改革最大的危機所在，「功利主義萬歲文化」迷漫著整個醫學院校園中，從世界唯一之大型醫院獨具一格吵雜超市型購物餐飲中心文化即可見一斑！醫院評鑑委員會連醫院必須堅持「肅靜」之首要條件都把關不住的臺灣現狀，讓世人不勝唏噓長嘆！

　　醫師必須是利他主義之哲學文化的堅持，是美國醫界令人尊敬之處，因為醫師若無同情心及同理心，則無異於禽獸，是會傷天害理殘害人類的。美國醫學教育必須瞭解且必修醫學史課程、醫療專業倫理、醫療社會學之性質等人文素養，臺灣的教育部卻放任醫學院各校胡亂排課，必修之「醫學史」及「醫療社會學」全被刪除在外，難怪民意怨聲載道之教改失敗，至今仍無起色。美國式醫療精神，最讓我們敬佩的，就是 AAMC 於 1996 年所提出 21 世紀之美國醫師必須具備 4 種特質之一的「醫師必須是負責任的」（Physicians Must Be Dutiful）；為達成此部分，嚴格規定醫學院必須保證醫學生在畢業前，能夠表現令教授滿意之 6 大項之其中 2 項：

1. 承諾對無力付費之病人提供照顧，而且支持給予傳統上缺乏醫療服務之群眾醫療照顧。
2. 有能力從電子資料庫及其他資源索取、處理及運用生醫資訊，以解決與個人及群眾之醫療照顧相關之問題及進行決策。

　　光憑這一點，有學者就想糾正貴為偉大慈善宗教家所創辦之馬偕醫院，毫無誠意主動為想複診掛號病患，誠心自動安排適當主治醫師再診之奉獻精神，試問馬偕精神能否再現？

　　美國醫學資訊諮商委員會（American Medical Informatics Advisory Panel）將醫師扮演之角色分為 6 類：

1. 臨床工作者（Clinician）。

2. 研究者（Researcher）。

3. 終身學習者（Life-Long Learner）。

4. 管理者（Manager）。

5. 教育者（Educator）。

6. 溝通者（Communicator）。

為了達成 AAMC 之 21 世紀醫師必具備 4 種特質及醫師扮演 6 類角色目標，實施策略分別設計出課程的議題（表 10-2）及教育的議題（表 10-3）。

表10-2　課程的議題（Curricular Issues）

議題 Issues	初步策略 Initial strategy	理想狀況 Ldeal state	策略性忠告 Strategic actvice
何時教 When to teach	一次於基礎科學	整整4年	將資訊列為學院下次課程修訂的主題之一
結構 Structure	醫學資訊課範疇內之課程	插入於所有課程中	與機構內已有之力量一起工作，並且以其為焦點
誰教 Who teaches	資訊專家	所有教師	創造正式的機會給教師們學習參與這方面的教學；資訊專家應找機會將他們的教材整合於全部之課程中
包括的範圍 Breadth of coverage	所有的學生篩選過之目的	全部學生 全部目的	制訂適合機構的目的
評估 Assessments	測驗侷限於資訊目的	評估被編入全盤評估概要中	資訊目的相關之問題融入課程考試：發展「開放電腦（open computer）」考試，如同「翻書（open book）」考試般

（續）

議題 Issues	初步策略 Initial strategy	理想狀況 Ldeal state	策略性忠告 Strategic actvice
程序 Sequence	無 每件事都一起教	累積的 隨著課業熟練程度而增加	利用資訊技術促進學生間之合作計畫

表10-3　教育的議題（Instructional Issues）

議題 Issues	初步策略 Initial strategy	理想狀況 Ldeal state	策略性忠告 Strategic actvice
何處 Where	電算中心	資源點	健康科學圖書館是主要資源供應學生之資訊技術亦能成為教師／社區醫師之重要資源
速度 Pacing	固定腳步：在同一時間給所有學生同一個主題	自訂腳步：學生以需要為基礎來學習，並給予適當之支持	於臨床課程，提供了自訂腳步學習之自然環境，正如以問題為基礎的學習方式
步驟 Approach	接受性學習 說教式授課加上封閉式的課題	發展式學習 開放式課題	由熟悉電腦技巧的學生教學；教師需要認識發展中的新教育材料的貢獻

　　為達成 AAMC 之「醫學院教育目的專案」，美國設立「群體健康展望委員會」，為完成該委員會目標，謹附錄「群體健康課程要培養的知識、技術與態度」內容：

附錄：群體健康課程要培養的知識、技術與態度

　　A. 知識

　　　1. 證據為基礎之醫療

　　　2. 於個人及群體層次，決定健康之社會的及行為的因素

　　　3. 倫理：資源的分配

　　　　　障礙的排除

分布的公正性

與群體比較，運用稀有的資源於個人

4. 美國醫療照顧的機構及財務狀況

5. 預防醫療的原則、實行及財務狀況

6. 應用成本分析方法及資訊，安排資源使用之優先性

7. 群眾人口統計學

B. 技術

1. 知道從不同的來源去收集資訊之策略

2. 能運用非定量的描述器

3. 能夠評量群體的表現：

評量病人的滿意度

評量功能的狀況

評量費用及成本效益

創造表現成績卡

運用精確調整處理方式

4. 能夠影響改變（領導技巧、辯護、改變策咯、溝通）

5. 能夠利用測試特點於日常執業之例行決策

6. 能應用品質改善方法去改進系統及個人醫療

C. 態度

1. 文化的敏感度

2. 以積極的態度和能力與其他學門工作

3. 醫師對醫療照顧系統的影響

4. 與經濟上弱勢的族群之實地經驗

5. 認同且與外面的機構合作

醫療的溝通（Communication In Medicine）

醫學之應用科技研究，最終目的在於造福並奉獻服務人類的健康，故溝通是醫療之基本觀念。

美國之醫科學生國家執照考試委員會（National Board of Medical Examiners），在美國醫師執照考試（United States Medical Licensing Examinations, USMLE）中實施標準病患測試（Standardized Patient Test），該測試之焦點重心為「溝通」。1960 年代 Barbara Korsch 之研究，為調查醫病關係之基礎論文，證實「溝通」在醫療之必要性與重要性。

外國醫科畢業生教育委員會（Educational Commission for Foreign Medical Graduates, ECFMG）執行臨床技能測驗（Clinical Skills Test），也強調醫師與病人溝通之重要性！表 10-4、表 10-5 顯示美國之基本溝通技巧之教學方法及評估基本溝通技巧的方法內容：

表10-4　基本的溝通技巧之教學方法

使用的教學方法	占89所有回應學校之百分比
小組討論／討論會	91.0
演講／發表會	82.0
學生與模擬病人面談	78.7
學生觀察醫師與真實病人	74.2
學生與真實病人面談	71.9
與同儕的角色扮演	59.6
巡病房	44.9
錄影帶啟發討論	42.7
學生互動的錄影帶	40.4
教學錄影帶	30.3
指導參加社區活動	23.6
日報（自省之書面報告）	19.1
病人主張	13.5

（續）

使用的教學方法	占89所有回應學校之百分比
學生講故事	13.5
病人講故事（病人之自述）	10.1

＊有110所北美醫學院報告他們在課程中某個階段會教授基本溝通技巧，其中89所完成了教學方法的第二階段的問卷調查。此表之百分比是依據89所學校的回應。如果教學方法被當中至少5%的學校所採用，就列在表上。

表10-5　評估基本溝通技巧的方法

使用的評估方法	占92所有回應學校的百分比
上課期間教師回饋	92.4
教師對學生正式的觀察	78.3
病人或模擬病人的回饋	76.1
模擬病人的評估（OSCE）	69.6
學生利用錄影帶自我評估	38.0
同儕評估	38.0
複選筆試	34.8
護士、醫師助理等人之正式回饋	23.9
短文／筆試	22.8
學生未利用錄影帶的自我評估	20.7

＊110所北美醫學院報告他們在課程中某個階段有教授基本溝通技巧，107所對溝通技巧進行評估，92所完成了評估方法的第二階段的問卷調查，表之百分比是依據92年學校的回應，如果評估方法被當中至少有5%的學校所採用，就列在表上。

第二節　美國醫科大學之教學目的及目標

　　美國 AAMC 比起亞太地區東方國家醫學教育改革之最大的優勢及優點，就是絕不故步自封、閉門造車，避免各國學閥容易把持壟斷自私自利之民族劣根性，危害醫學院教育改革的生機！

　　這也充分說明為何亞太地區，除了美國、日本、澳洲、加拿大等醫學臨床先進國家以外諸醫學與醫療後進國家，從未培育出沃爾夫醫學獎（以

色列）、科赫醫學獎（德國）、學術科學獎（日本）、拉斯卡醫學獎（美國）得主，更遑論最代表性之諾貝爾生理醫學獎！

　　而臺灣中研院院長宣稱臺灣已擁有接近可獲得醫學、化學、物理三大項諾貝爾獎之研究學術實力於國會殿堂，就讓全民拭目以待，臺灣培育出的人材，是否可獲得諾貝爾生理醫學獎，或至少拉斯卡美國最高醫學獎吧！

　　美國 AAMC 對所有評鑑過之加拿大、波多黎各及美國國內 142 所醫學院，進行一次兩階段之調查。美國醫學院的教學目的及目標分爲兩組：

一、第一年及第二年

目標一：發展對於醫療邂逅時，人與人之間的以及情勢的動態之正確判
　　　　斷。
　　　　瞭解基本的人際間的溝通過程，重要的是要學生們探究他們自己、他
　　　　們的病人及與他們的環境之間互相的依存關係。
　　　　目的：
　　　　a. 知識：學生們應表現出對於基本的人際間的溝通概念及過程的瞭
　　　　　　解。學生們必須表現出對以病人爲中心之醫療的意義及其理論基
　　　　　　礎的瞭解。
　　　　b. 態度：
　　　　　　學生們應表現出對於可能影響他們與病人的互動之文化上及個人
　　　　　　的因素的敏感性。
目標二：熟悉適應醫師的溝通任務。如果溝通技巧的教學，是以一個清
　　　　楚明白的適當的階段性方式，與臨床實習結合在一起，則學生們將可
　　　　獲得最大的利益。因此，學生們能夠被導引入一個描繪醫師們致力
　　　　完成之溝通任務的模型，且能夠進行與他們的訓練階段最相關的任

務。

目標三：開始建立與這些任務相關之技巧及策略的基礎。

技巧的建立需要結合閱讀、討論、反省、練習及回饋。為這些學習活動提供充分的機會，是絕對至要的。

目的：

a. 知識：

學生們應該能夠記述，哪些溝通技巧與策略，能夠運用於達成特殊的溝通任務（例如利用沈默，作為引出病人對自身健康問題的觀點的一種途徑）。

b. 態度：學生們應該表現出對「溝通技巧是可以學習且可以改善」的信念。學生們應該認真把握任何提供他們練習溝通技巧之機會。

c. 技巧：學生們應表現出精通於運用幾種不同的技巧與策略，以達成溝通任務。

二、第三年及第四年

目標一：開始學習如何處理在臨床實習時，遭遇到的困難問題及情境。

對於病人─醫師邂逅的範圍，所有學生都有他們特別感興趣或憂慮的技巧與情境

目的：

a. 知識：經閱讀相關之資料及／或教導後，學生們應該能夠具有可以適應特定困難情況的技巧及策略

b. 態度：學生們應表現出致力於困難問題及情境的學習。

c. 技巧：學生們應表現出精通於處理困難情境。更明確地說，他們應能夠避免將一個難處理的邂逅擴大或使之變得更困惑。

目標二：發展與家屬們溝通之技巧與策略的基礎。前兩年之重點在與病
　　　　人的溝通，而在第三及第四年，把焦點擴大到包括與病人家屬們的溝
　　　　通是很重要的。

　　　　目的：

　　a. 知識：經過閱讀相關資料及／或教導後，學生們應該表現對於病
　　　　　人家屬透適資訊的支持、社會的支持及病人的主張，能夠如何影
　　　　　響健康的後果，以及缺乏這些支持時的後果的瞭解。

　　b. 態度：學生們應該表現對病人家屬們所經歷之不安及焦慮的感受
　　　　　性。

　　c. 技巧：學生們應該能夠適當地影響陪伴病人看診的家屬。學生們
　　　　　應該能夠有效的從擔任照顧者之家屬們掌握到問題。

目標三：發展與醫師同僚們及醫療照顧團隊之其他成員們一起工作的技
　　　　巧與策略的基礎。雖然學生們在前兩年時，可能曾經在門診部或住院
　　　　部工作過，但直到見習時，他們才開始被視為醫療照顧團隊的一分
　　　　子。對他們而言很重要的是，要提早告訴他們與團隊成員間清楚溝
　　　　通之重要性，且開始發展某些領域的技巧與策略，譬如「衝突的處
　　　　理」。

　　　　目的：

　　a. 知識：經過閱讀相關資料及／或教導後，學生們應該能夠概略說
　　　　　明醫療照顧團隊的角色及目標。在閱讀相關資料及／或教導後，
　　　　　學生們應該能夠概略提出衝突之處理及解決的策略。

　　b. 態度：學生們應該表現出他們身為醫療照顧團隊之一重要成員的
　　　　　信心，且因此承擔良好的病人照顧的責任。學生們應該表現出對
　　　　　於「醫療照顧團隊之每一個成員，不管學位或職業，都是有價值
　　　　　的」的信念。

c. 技巧：學生們應該表現出對於所面對的病人，能做出清楚的口頭
表達的能力。

基礎科學教育：醫學院教育目的
Basic Science Education: Medical School Objectives

醫學院學生畢業時所應具備的基礎科學知識，大部分已於 MSOP 第
一篇報告「醫學生教育之學習目的：醫學院之指標」（MSOP Report I:
Learning Objectives for Medical Students Education: Guidelines for Medical
Schools）中提出。

1. 具有身體整體及各主要器官系統的正常之構造及功能的知識。

2. 具有維護身體體內環境恆定之重要的分子的、生化的及細胞的機
制的知識。

3. 具有引起身體惡質化的各種原因（遺傳的、發育的、代謝的、毒
性的、微生物的、自體免疫的、腫瘤的、退化性的、及外傷性）
以及它們在身體內運作的方式（致病原理）的知識。

4. 具有於不同疾病及情況時，所見到的身體及其主要器官系統之構
造及功能的改變（病理學及病理生理學）的知識。

5. 具有關於一特定群眾之常見疾病的流行病學的知識，以及可以應
用於減少這些疾病的發生率及其流行的系統化方法之知識。

6. 能以推理演繹法解決臨床問題。

7. 有能力從電子資料庫及其他資源擷取、管理及運用生醫資訊，以
解決與個人及群體之醫療照顧相關之問題及進行決策。

8. 瞭解需要從事於終身學習，以保持與科學的進步同時並進，特別
是遺傳學與分子生物學的領域。

9. 瞭解科學方法對於證實疾病之致病因素，與確立傳統的與非傳統

的治療之療效的力量。

10.有能力去辨別並接受個人之知識及臨床技術的極限，且承諾會繼續增進個人的知識及能力。

目的：

知識：學生們應該能夠敘述，對有效的及有用的醫療邂逅而言，不可或缺的溝通任務。已有多種規劃良好的模式，來強調核心能力，包括：Brown Interview Checklist、Calgary-Cambridge Observation Cuide、E4 Model、Patient-Centerred Clinical Method 以及 SEGUE Framework for Teaching and Assessing Communication Skills。

例如：SEGUS Framework 包括了 25 個特殊的溝通任務：（SEGUE Framework 另有一個更長的表格，也包含有關於討論新的、或調整過的治療／生活方式計畫的任務）

設定舞台：

- ・適當地問候病人
- ・提出訪問的理由
- ・略述訪問的議程
- ・建立一私人的聯繫
- ・維護隱私

誘導出訊息：

- ・討論生活方式議題／預防策略／健康風險
- ・避免指導式／領導式問題
- ・給病人機會／時間講話
- ・導引出病人對健康問題及／或進展的看法
- ・探討身體的／生理的因素
- ・探討精神社會的／情緒上的因素

- 討論先前的種種治療
- 討論健康的問題如何影響病人的生活
- 提供資訊
- 鼓勵病人提出問題
- 配合病人能瞭解的水準
- 解釋診斷過程的理論基礎
- 教導病人關於他／她自己的身體及狀況
- 瞭解病人的期望
- 表現關心、關懷、認同感
- 維持一尊重的腔調
- 告知病人的成果／進展／挑戰
- 告知等候的時間

第三節　美國哈佛臨床醫學教育

「日本」這個被世界醫學界公認，東方黃種人國度中醫學與醫療臨床最先進，最具代表性的亞洲唯一先進國家，也是黃種民族唯一有能力培育諾貝爾生理醫學獎得主的東方國家。

也許是東西方白種人與黃種人民族性之差異，或者是東西方社會宗教與文化背景的不同。在臨床醫療之治理醫院的理念有顯著的差別。

西方醫院臨床醫療之萌芽，伴隨著自然科學研究進展之啟蒙，基督及天主等宗教慈善的傳統文化，直接影響了醫學及醫療與人道主義。形成歐洲、美洲廣大的貧窮且患病群眾，受到宗教家、政治家及慈善家更大的關愛與同情，導致歐美很多公立醫院、診所之創設與流行，歐洲有許多偉大之典型慈善救濟，非營利性醫院如雨後春筍的誕生，諸如 1719 年西明

絲特醫院、1725 年蓋義醫院、1733 年倫敦海德公園官邸改建而成之聖喬治醫院、1740 年倫敦教學醫院及 1745 年美德賽客絲醫院，皆為代表性例證。

　　美國之醫學院（Medical School），全美共 125 校，不管主修任何科系，只要就讀大學獲得生物學、物理學、有機化學等基礎科學的學分，就有資格進入醫學院。合格與否乃由 MCAT（Medical College Admission Test）之全國性考試的分數及面試所決定。

　　全球數一數二之醫學教育、研究機構，栽培出 15 名諾貝爾生理醫學獎的美國哈佛大學，創立於 1782 年，為美國歷史第三悠久的醫學院，教員數 8300 人，醫學院學生在籍數只有 650 名，其創新 New Pathways 教育課程，為全美醫學教育改革之典範。《*U.S. News & World Report*》期刊每年舉辦之「全美大學、研究所」排名，在「最重視研究的醫學院」的評鑑項目，哈佛大學醫學院年年獨占首位；「最重視 Primary Care Education 之醫學院」之評鑑項目也名列前茅。

　　這兩個評鑑項目是兩岸之北京大學醫學院及臺灣大學醫學院等最應該學習之處，臺大醫院等國立醫院臨床教授，不應每天忙於感冒等小病之數百位患者門診的功利主義，試問每位等候數小時只看 3 分鐘的濫診濫療，對醫學研究及重視 Primary Care 有什麼助益之效果？

　　臺灣式從先進國家學到一半而不完美之醫學中心（Medical Center），因崇尚功利主義，最不衛生容易病菌污染的院內低樓層，竟然大搞美食街招攬客人營利之喧嘩醫療文化，這是臺灣醫界之恥，也是衛生福利部及教育部之教改失敗病巢所在！

　　哈佛臨床醫學教育中，創新之「New Pathways」最革新教育課程，為全美醫學教育改革的模範。華人最多的兩岸臺灣與大陸最致命傷之非文明醫療制度——無法實踐 Primary Health Care System（基本健康照護制度），

正是哈佛大學醫學院最專長之軟體醫療技術項目。國人民族性「口惠而不實」，必須徹底反省改善，否則兩岸包括臺灣的醫療現狀，必定在功利主義萬歲作祟下「血汗醫院」大流行，到時候倒楣的還是這些善良勤勉的老百姓，成爲政商財閥剝削踐躪之犧牲祭品。

麻薩諸塞州綜合醫院（Massachusetts General Hospital, MGH）創立於1811年，爲全美三大最悠久歷史的名門醫院。擁有18名諾貝爾醫學獎得主，及世界級臨床權威賢醫近30名的世界一流醫學中心，單單一所MGH醫學中心的醫療臨床實力，就超越全臺灣臨床總實力或者中國臨床總實力！醫界要瞭解欲擠進世界一流先進臨床醫學舞台，在乎專精而非以量取勝。

MGH以醫療團隊爲基本診治單位，用最進步最新的醫療診斷及醫學研究聞名全球。MGH的主治醫師大都兼任哈佛大學醫學院的教職，經常被《*U.S. News & World Report*》雜誌評選爲美國三大最優良醫院之一。在美國類似哈佛大學無附設醫院的醫學教育文化相當普遍。

哈佛大學醫學院之臨床見習課（Clinical Clerkship），針對美國以外的醫科畢業生，只要與美國醫科畢業生同樣通過美國醫師資格考試，再通過專爲外國醫科畢業生所設之實技測驗（Clinical Skills Assessment, CSA），便可接受美國醫學系畢業教育委員會（Educational Commission for Foreign Medical Graduates, ECFMG）檢定。

醫學系畢業後接受臨床訓練的醫師，第一年的住院醫師稱爲Iintern，然後升爲Resident，美國稱住院醫師訓練之後的專科訓練爲Fellowship，故稱接受專科訓練中之醫師爲Fellow。

哈佛大學醫學院之醫學教育水準，屬於世界頂尖之代表性一流學府，這是它擁有2位數諾貝爾生理醫學獎得主的最大原因，比起臺灣及大陸兩岸四地所有醫學醫療總實力，出不了一位諾貝爾醫學獎得主，值得華人深

自省思。

　　哈佛大學無附屬醫院，臨床實習課程（Clinical Clerkship）進行於合作之教學醫院〔麻薩諸塞州綜合醫院（MGH）. Brigham & Women's Hospital. Beth Isreal Deaconess Medical Center. Dana-Farber Cancer Institute. Veternas Administration Hospital〕等 10 家醫院為主。為強化管理式醫療，哈佛大學加強周邊名門醫院納入。

　　哈佛大學對醫科畢業後第一至第三年各稱為（Post-Graduate Year, PGY）之 PGY1, PGY2, PGY3，美國傳統上稱為實習醫師、資淺住院醫師、資深住院醫師。哈佛大學醫學院是以 1 個月為期，在各專科間輪調，醫學院三年級必須於各必修之外科、內科、神經內科、小兒科、婦產科、精神科、放射科等各科間輪流實習。四年級則按個人將來志願選修臨床專門科目為主，教務單位會主動分配之。1999 年 11 月美國勞工關係委員會首次賦與實習醫師團體交涉權，承認醫院與實習醫師之間的關係應視為「勞資關係」。

　　美國哈佛大學醫科學生並不太計較一定要到最高水準之醫學中心實習，因為在美國教學醫院迴診的品質不會因醫院的不同而異。日本最優秀之東京大學醫科學生，由於幾乎是重考 3 次才考上的最優秀天才學生，除了本校附屬醫院之外，大都是日本首相經常光顧之虎門病院或三井紀念醫院作為實習場所，例如：日本關西地區之北野醫院或神戶中央市民醫院，也只收京都大學醫科學生實習，所以才能夠維持亞洲最佳一流的臨床醫療水準。記錄住院病歷是住院醫師及醫學院醫科學生（需住院醫師簽名）之例行工作，各專科以會診形式密切合作。美國知名醫院也極盼能與一流之醫科大學合作，醫科大學也會頒贈臨床教授等名銜作為回報，對醫院而言，能與一流醫大合作，不但提升醫院名聲地位，也可藉以吸收優秀之實習醫師，對醫院是重要之醫事人力。美國醫學院學生大多為 4 年制大

學畢業具 2 年社會經驗後再進入醫學系深造,故美國想要申請「醫學系入學」,必須在申請書附帶各種書面資料:

1. 全美共通之醫學院入學考試(Medical College Admission Test, MCAT)之成績。

2. 大學時代教授或職場上司之推薦信。

3. 申請動機。

4. 自我介紹。

書面審查合格後,必須經過嚴格之面試,通過面試才可入醫學院醫科就讀。故優異的成績,必須加上對研究之熱情,對病患之同理心及使命感,特優之經歷、卓越個性,具有完美人格魅力的人才,才能被美國醫學院錄取的。故哈佛優秀學生分配到實習醫師之助理,實際上實習醫師負責所有病房醫療行為,這些實習醫師其實是從全球徵選而出的精英。

在美國想當 MGH 之實習醫師,比進哈佛大學醫科還要難,錄取率僅1% 而已。經過首關書面審查之篩選後,錄取率提升至 1/8;最後由面試決定,MGH 各科實習醫師,出身自哈佛醫科的,不會超過 1/4。MGH 每年會錄取外國醫學系畢業生,有位男醫師 14 年前曾錄取臺大醫學系,之後在 UCLA 取得博士學位。MGH 錄取方式特別注重實習醫師性別及人種別組成結構。非哈佛醫科畢業之實習醫師,也必須接受哈佛獨創之創新途徑式(New Pathways)教育之洗禮,實習醫師與醫學教師一樣,皆必受學生之評鑑,此種效果良好之「教學相長」理念,New Pathways 式教育已被美、加許多醫學院採用。New Pathways 為哈佛 1987 年導入新教學法,以重視醫病關係之「問題解決型」之學習教育方法。小班制教學方式、重視學生之自主性等特色,著重培養生涯學習的習慣,給全美帶來衝擊及醫教改革典範。

哈佛之實習主力醫院 MGH,以人數最眾多醫師群之內科為例,分

成：①心臟血管內科、②神經內科、③風濕內科、④血液腫瘤內科、⑤腎臟內科、⑥呼吸器內科、⑦內分泌內科、⑧感染症內科、⑨消化器內科等9個專科。

　　除擁有獨立研修體制與專科醫師認證制之神經內科之外，其餘8科均協助 MGH 內科約 200 床位，全由實習醫師團隊統籌運用。MGH 醫院所有床位 832 床，內科就占將近 1/4，可想而知 MGH 以內科聞名全美之臨床實力。哈佛各科副主任及主任以上，包括階級更高知名臨床教授及與 MGH 合作之開業醫師團體代表等，每年定期會輪值 1 個月之「志工」，奉獻心力於實習醫師之培育教育。MGH 之榮譽性無給職「志工」制度，乃基於醫學始祖 Hippcrates 誓言中有關免費教授醫學後輩之義務精神的發揮。

　　哈佛之臨床教師，上午 2 小時之教學迴診及夜間 1 小時病房會議，全力指導實習醫師及學生之外，亦必須為病患診療及記錄病歷，以爭取保險給付。由於美國病患平均不超過 7 天之住院日數，故跨月延續住院病患少見，有利於其每個月醫療團隊解散及重組之體制有條不紊運作，優點是對認真努力向上心旺盛之醫學生或實習醫師，可以從不斷更換之優秀臨床教師中，學到真正臨床診斷治療之功力，激發臨床創新之原動力！

　　哈佛醫學貫徹世界第一醫療水準，不但必須醫術精湛，而且禮儀週到，誠心誠意照顧病患。哈佛之「利他主義哲學」，不僅是醫病關係之潤滑劑，也是預防醫療訴訟的祕訣。越驕傲的醫師越容易被告，所以優秀但傲慢成習的青年不適合擔任醫師，因此哈佛醫科的入學考試，特別不讓此類自私高傲學生入學！

　　哈佛可說是擁有諾貝爾生理醫學獎得主最多之世界頂尖名校，但是越卓越的大牌臨床教授，越是率先親身自力行，非常親切服務病患。MGH 更特意將最資深教授，配置在充斥無保險之病患或醫療補助的一般病房，

此點特別讓人佩服美國 MGH 在醫學教育上之用心良苦,因為美國醫療訴訟比率最高的,也正是住一般病房的這一群中下階層患者。MGH 每年都有約 5000 名世界各國患者前來問診,每年為醫院帶來 30 億元美金的收入,雖只占 MGH 總收入之三成,但其在世界臨床醫療龍頭之一的象徵意義是巨大的。

臺灣目前仍無一所醫學中心,擁有多數世界級頂尖精湛臨床團隊醫術,足以吸收全球至少上千名白人或日本及中東病患來院門診住院醫療,值得學習及反省之處良多。

MGH 為全美最早讓臨床藥劑師在醫院迴診監控住院用藥,以徹底降低用藥疏失之「團隊醫療至上」的一流醫院。臺灣逾 3.5 萬老人每年看病超過百次,是每天誤吞 6 ～ 20 顆藥物之藥物中毒高危險群,平均每人每年吃掉近 3 萬元健保藥費,其他因濫服藥物所造成腎臟及其他器官病變之健保上億經費必更龐大可觀!最莫名其妙的,就是臺灣醫界卻是世界上最排斥「醫藥分業」之國度之一,功利主義掛帥讓臺灣民眾成為世界第一的洗腎王國,濫用藥物絕對是首要元兇!

哈佛對於臨床訓練時,學生必須面對檢查治療之侵襲性醫療行為所引發之傷害,與實習醫師同席取得患者之「告知同意書」,以學習下例事項之說明方法與回答患者問題之技巧:

1. 說明院方建議之檢查、治療如何執行,與可能發生之併發症及發生機率。
2. 短期及長期之治療目標。
3. 鑑別診斷醫療內容。
4. 是否有其他之選擇?預後之比較。

哈佛特別對取得「告知同意書」時,應切記禁忌事項:

禁忌 1:答應患者「我絕對會治癒你」、「我保證必定成功」。

禁忌 2：為獲得承諾，在說明侵襲性、副作用時避重就輕。

禁忌 3：語帶威脅若患者不肯合作，便批評威赫日後會有何不利等。

禁忌 4：由無當事人能力之患者取得「告知同意書」。

禁忌 5：輕易對患者說「不要擔心」。

禁忌 6：全身麻醉致死率很少。

美國大多數聰明的患者若追根究柢質詢藥劑之副作用與治療檢查可能發生之併發症時，美國絕大多數的醫師不會有生氣不悅的神情，必定誠心誠意率直的說明，美國醫師的字典中，毫無敷衍、安撫、推拖等字眼。MGH 因患者拒作檢驗而無法進行最後診斷，不得不出院之患者，比比皆是。

哈佛大學是全美對於醫療過失資訊公開化，表現得最積極的學府之一，哈佛公共衛生研究所，28 年前發表著名醫療事故調查報告，發現紐約州 51 所綜合醫院 3 萬名住院患者中，約 3.7% 患者在住院期間產遭遇醫療傷害，其中 58% 被判定為因醫療過失所引起。醫療傷害的發生原因，用藥不當占 19%，創傷感染占 14%，醫療手術而產生併發症占 13%（New Engl Jmed 324: 370-377, 1991）。

波士頓名門之 Beth Israel 醫學中心，1981 年報告院內發生 203 件心跳停止事件，其中 28 件是因醫師醫療疏失行為所引起之醫源性感染（Iatrogenic），而醫源性感染中有 17 件患者死亡。用藥過失（處方錯誤、劑量過多、藥物副作用）有關的 8 件（Jama 265: 2815, 1991）。

哈佛大學所處之美國醫療訴訟王國，雖發展出「品質保證」（Quality Assurance；如何預防事故發生）及「風險管理」（Risk Management；萬一發生時，如何預防事情不至演變成訴訟之場面）之體制，以求系統組織化地解決醫療糾紛事故。

哈佛大學堅持醫療專業應有之基本態度：

1. 誠意對患者家屬公開資訊。

2. 保持完整醫療紀錄。

3. 對醫院內部公開資訊。

4. 重大醫療事故通報司法公正機構接受監督，設調查及防範委員會。

最先進醫療國家的美國，堅持醫療必須是不視患者爲弱者。醫療必須視病患之人權優先於醫師之裁量權及醫院之行政權。醫學始祖 Hippocrates 高呼「First, Do No Harm」，處於 21 世紀之尖端基因醫療技術氾濫的今天，更令人感受到他的偉大及先知先覺！

MGH 臨床教授，大都是《*Nature*》、《*The New England Journal of Medicine*》、《*Science*》世界最頂尖醫學雜誌之編集者、作者，或是《內科醫學聖經》巨著的合著作者等，但在每日世界級權威賢醫教授迴診時，看不到實習醫師。主治醫師等被臨床主任教授詰問難堪情形，類似開發中國家醫學中心，住院、實習醫師必須繃緊神經，接受高層漫罵責問的迴診作秀場景，不可能出現在美國醫學中心！

MGH 醫學中心之資深又權威臨床大師長輩，給醫療團隊所有成員的印象，就是和藹可親之「慈父」良好印象。在迴診中以主任教授質問，必要時高階醫師立即說出正確答案之隨機應變優質教學方式，來親切耐心地爲下一代精英醫師傳道、授業、解惑。

表10-6　全球常見醫療部門分類表

醫療類型	專科／次專科或分科
西醫	·疼痛科（Pain Clinic） ·家庭醫學科（Family Medicine） ·眼科（Ophthalmology） ·一般內科（General Medicine）

（續）

醫療類型	專科／次專科或分科
	・皮膚科（Dermatoloty） ・一般外科（General Surgery） ・神經科（Neurology） ・小兒科（Pediatrics） ・老人科（Geriatrics） ・精神科（Psychiatry） ・婦產科（Obstetrics & Fynecology） ・復健科（Rehabilitation） ・骨科（Orthopedics） ・麻醉科（Anesthesioloty） ・神經外科（Neurosurgery） ・病理科（Pathology） ・泌尿科（Urology） ・放射科（Adiology） ・耳鼻喉科（Otolaryngology） ・核子醫學科（Nuclear Medicine） ・心臟血管內科（Cardiology） ・肝膽腸胃科（Gastroenterology） ・心臟血管外科（Cardiaovascular Surgery） ・血液腫瘤科（Hematology & Oncology） ・胸腔內科（Chest Medicine） ・胸腔外科（Thoracic Surgery） ・過敏免疫風溼科（Rheumatology, Immunology, & Allergy） ・新陳代謝科（Metabolism & Endocrinology） ・腎臟科（Nephrology） ・感染科（Infectious Disease） ・整型外科（Plastic Surgery） ・直腸外科（Colorectal Surgery） ・急診科（Emergency Medicine） ・美容外科（Esthetic Surgery）
牙齒	・美容牙科（Esthetic Dentistry） ・一般牙科（Family Dentistry） ・牙髓病科（Endodontic Dentistry） ・牙周病科（Periodontic Dentistry） ・牙體復形科（Prosthetic Dentistry） ・兒童牙科（Pediatric Dentistry）

（續）

醫療類型	專科／次專科或分科
	・老人牙科（Aged Dentistry）
	・齒顎矯正科（Orthodontic Dentistry）
	・口腔顎面外科（Oral And Maxillofacial Surgery）
	・口腔診斷科（Oral Pathology And Oral Diagnosis）
	・補綴科（Operative Dentistry）
中醫	・中醫內科（Traditional Chinese Medicine）
	・中醫傷科（Chinese Traumatology）
	・中醫小兒科（Traditicnal Chinese Pediatrics）
	・中醫婦產科（Traditicnal Chinese Gynecology）
	・中醫針灸科（Acupuncture & Moxibustion）

第四節　MGH流病歷寫法

　　美國麻薩塞綜合醫院（MGH）特殊設計之病歷表，醫師必嚴守一定之格式，故寫出來之病歷表，不論是誰皆可以一目了然。從病歷表之書寫功力，就可判知每位臨床醫師之實力，由於 MGH 之臨床醫師水準超高，故只要記載不全，便迅速會自曝其短，所以所有醫師必卯足全力，詳盡重點扼要描述。

　　臨床病歷為公共文書，具有醫學倫理及法律上之效力，醫師全心全力記錄病歷，乃是應盡之義務，故對患者、醫院、社會具有重大之意義。

　　1995 年「世界醫師會」在葡萄牙首都發表「里斯本病患權利宣言」（Declaration of Lisbon On The Rights of Patient），採決保障病患權益決議案，決議案明文規定：「患者具有理解自己醫療資訊之權利」，總之「世界醫師會」要讓全世界的醫療專門職業從事各行業專家深知，撰寫病歷表時，必須要有是為病患而寫下醫病紀錄，讓患者能夠閱讀為前提之正確觀念，並且必須信守不得將內容公開之義務。

　　病患想瞭解院方是否依照病歷之檢查結果，正確的判斷及迅速的處

理，合格之醫院的醫師，應具備專家應有之誠信誠實之高尚人格，當天檢驗所得之結果，必須於當天記錄，如果不經正確解讀並迅速正當的對應診察處理，可說毫無意義。因為患者花了血汗錢，不免讓患者產生「到底是何診療及生化檢驗抽血？檢驗之結果如何判讀並活用於患者疾病的治療對策上呢？」

醫師記錄最重要的是必須留下詳細之指示醫療紀錄內容，尤其是加護病房（ICU）或皮膚燒燙傷病房，患者病情瞬間隨時會惡化之處，主治急救醫師必須隨時記錄更新詳實評估對策，並簽名以示完全負責。萬一發生醫療事故，也唯有依靠這些病歷紀錄，才有辦法追究事故發生之真相。

病患為醫院收入來源之客人，以客為尊，一定要做到無預設立場（Non-Judgmentl）的超然公正公開公平之境地。病歷對性別、人種、年齡、職業、嗜好、婚姻家庭狀態、經濟情況、保險內容等，絕不可有差別性之陳述。例如：在美國若病患是黑人，絕不可直接寫「Black」，最好寫為「African-American」。因為醫院對患者之人格及人種存有偏見，患者及家屬會立即失去對醫院醫師之信任感，發生訴訟時醫院會因此而陷入不利的局面。

美國醫療法律規定醫院有義務保管病患病歷 30 年，美國醫療機構聯合評鑑委員會對所有聯邦醫療保險指定之教學醫院之審查極為嚴格，以確保聯邦醫療保險患者的醫療服務品質。因此，每家大型醫院一定花巨款，詳細檢查病歷內容。15 年前有名之賓夕法尼亞大學附設醫院，因教授沒把督導實習醫師之要旨詳載於病患病歷，被要求返還巨額保險金，這件引起全美教學醫院震撼事件之後，全美所有醫院皆必徹底詳實從事記錄病歷。因全美現存世界最多之醫療訴訟事件，不詳實之病歷，往往會造成致命傷。

對醫院及醫師而言，臨床病歷為證實自身之醫療行為正確無誤之唯一

文書證據，故務必全院團結一致，保存最完美之病歷紀錄。絕對禁止使用修正液及塗改重寫，必須畫線刪掉，在上面標明 Error 之後再重寫，拚命證明醫院毫無可疑之處，因過去英國有過類似亞洲諸國包括臺灣、中國，太多之隱藏醫院疏失誤診的不名譽紀錄，讓醫院公信力急降的史實。全美之醫院文化，最注重病歷之公開透明公正公平（Trasparency）以及強調醫療行爲的正當性（Accountability）。

先進國家現已流行一流品質之病歷文化，因爲從病歷之醫療內容，必可發現撰寫醫師診治之功力及臨床水準！優良病歷之條件爲：

1. 字體務必端正整齊。

   從字體之草率度，可以判知醫師傲慢態度及特權意識之有無，此乃醫師專門職業的首要義務工作。

2. 迅速於第一時間內正確記錄。

3. 平易近人易懂之診治紀錄內容。

4. 檢查治療臨床計畫之根據與理由。

5. 標準化之格式內書寫。

6. 記錄第一手資訊的蒐集整理。

7. 目前之處置與將來治癒之療程計畫。

美國入院病歷之書寫格式相當複雜，內容如下：

1. 主訴症狀

2. 現存病歷

3. 既往病歷

4. 過敏狀況

5. 服用藥劑

6. 社會背景

7. 家庭病史

8. Review of Systems（理學檢查摘要）

9. 身體檢查

10.檢驗結果

11.評估／計畫（A/P）

　　檢查結果正常，切記不能只有記載「正常」，必須具體記錄何種檢查呈現陰性反應，如「胸部：聽診無異常」，就比「胸部：正常」之寫法高明多了。糖尿病患者最好詳載足部震動知覺檢查結果；腦損傷或腦阻塞中風患者，最好詳細記載神經學檢查的結果；失智患者必須填寫簡易智能詳估報告（MMSE）。在美國所有住院病患必須記錄直腸指診檢查結果，女性病患需要記錄乳房檢診結果。

　　檢驗報告結果最先記錄爲全血球計數（CBC）及電解質等資訊如下：

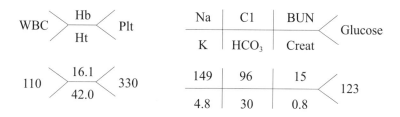

　　全美醫院大都運用上圖符號記錄病歷上之檢查值，優點爲讓人一目了然，易懂方便。記錄 CBC 也可順便附記是否貧血之重要參考指標「平均紅血球容積」（MCV）及白血球百分比、全血比重（Gb）等。

住院後之紀錄，美國則以SOAP之方式書寫：

　　1. S：Subject，主觀病狀描述。

　　2. O：Object，客觀病狀描述。

　　3. A：Assessent，評鑑與處置。

　　4. P：Plan，將來診治計畫。

住院後在臺灣、中國最可能發生之院內感染，在美國則必須檢查所有靜脈、動脈注射筒，且在身體檢查項目內詳記何時設置與注射部位是否有保持衛生清潔。評估／計畫（A/P）必讓當天初次接觸到病患病歷者，也能輕易瞭解掌握病患病狀之全貌。先進國家甚至還必須研討記錄內臟產生何種變化，包括臨床藥師之藥物動力學報告與如何應對之對策等。

專科醫師更必須以嚴謹態度，歷經詳細診察，更深入解析患者病情，並檢定確認檢驗結果有無失誤誤判，越名門之醫院越有一絲不苟之求真求實之醫療文化。美國醫療以醫療團隊群策群力方式進行，病歷由醫師、臨床藥師、專科護理師、營養師、復健師、牧師等不同醫療專業人員，共同接力執筆完成。

21世紀醫療已全面快速電腦化，除維持效率節省經費之外，最重要是維護患者安全以防範醫療過失。13年前美國國家科學院醫學報告書「人皆可能犯錯」（To Error Is Human），指出美國因醫療過失死亡人數，比車禍死亡人數較多，並鄭重呼籲應將醫療過失死亡人數減半，唯一捷徑是將用藥指示完全電腦化。由此可見，即使最先進的美國，因用藥疏失造成死亡案件之嚴重，更何況開發中國家的臺灣、中國地區，用藥失誤造成死亡之「醫源病」，必定比美國嚴重數倍！

電腦化之電子病歷最大罩門，便是資訊的洩漏，聞名之名門的華盛頓大學附屬醫院患者醫療資訊外洩事件，便是最好之範例。美國首先創設電腦中心處理醫療業務之貝斯醫學中心（Beth Israel Deaconess Medical Center），進展至該院電腦系統甚至可讓病患利用家庭電腦檢索自己之檢查結果，劃時代之創舉，博得全球之好評，此種處處以患者服務奉獻為中心之信念與文化，為醫療資訊（Medical Information）最理想之目標方向，臺灣與中國兩岸醫界，何時能步上此種文明的醫療文化軌道，讓我們拭目以待吧！

美國爲全球醫療最先進的國家，在醫療文化水準不太文明之臺灣及大陸等地區，護士、護理師之專門職業，從惡劣之待遇福利可以發現，是不受尊敬的行業，但在美國卻是最受尊敬之職業，其次是藥劑師，醫師則排名在護理師及藥師的後面，美國護士地位之崇高，從待遇福利爲臺灣 3 倍以上可見一斑，藥師待遇更高達臺灣 3 倍以上。

在美國，不論是法律上或醫學倫理上而言，護士都可以說是獨立於醫師之外之專門職業，負責照顧醫院及居家照顧中心患者，並有責任拒絕聽從有損患者利益之醫師的指示，護士、護理師及藥師及藥師他們皆具備足夠之專業知識，在醫學及醫療上有獨立於醫師的判斷能力。美國之註冊護士（Registered Nurse, RN）皆爲大學畢業生，大多數持有研究所學歷，跟藥師其中很多皆持有藥學碩士、博士一樣，有更強烈之爲患者犧牲奉獻之精神，這是美國之藥師及護士較醫師尊敬的最大原因！從患者安全管理維護之立場而言，美國實習醫師過勞及醫療工作負荷太重，可說是目前美國醫師實習制度最大之問題點。其次是因住院日數縮短之管理式醫療的流行，受制於特殊保險制度 DRG/PPS（Diagnosis Related Group/Prospective Payment System）於 1983 年全美實施，聯邦醫療保險之住院費有付費計算方式，將疾病依診斷詳細分成 400 多群組別，事先預訂每群組別不同的計費方式，讓一般美國醫療業務重心已移轉至復健醫院或居家照顧中心，故住進醫院之患者，無一不是重症病患而讓加護急診業務量大增，護士荒也越來越嚴重！

美國護士若想服務患者又不想在醫師業務下工作，可努力進修取得醫師助理（Physician Assistant, PA）之頭銜，如此就可如同藥師一般，與醫師平起平坐，可診察患者決定醫療指示，且亦可開立處方箋。

第五節　哈佛的OSCE

OSCE（Objective Structured Clinical Examination）客觀之臨床能力測驗，被哈佛大學醫學院納入醫學課程，源自於改採用 New Pathways 之後的十數年之間。醫學教育中心主辦 OSCE 考試，總共 16 道關卡，分 5 種型態：

1. 身體理學檢查（6 關）
2. 身體理學檢查及鑑別診斷（4 關）
3. 問診、身體理學檢查、鑑別診斷（3 關）：腹部、心音、ENT 等問診
4. 問診及鑑別診斷（2 關）
5. 身體理學檢查及病例說明（1 關）

每次考試有 18 名學生應考，共計 3 小時，16 階段，考試方式計 8 種之術科 OSCE 的考試：（每一道關卡之考試時間約 10 鐘）（問診、鑑別診斷約 20 分）

1. 考試官扮演患者之角色（5 關）
2. 模擬患者（2 關）
3. 眞正患者（1 關）
4. 錄影帶（2 關）
5. 模型（2 關）
6. 多媒體（1 關）
7. 模型配合幻燈片（1 關）
8. 幻燈片（1 關）

美國早於 2002 年之醫師國家考試就納入術科考試，哈佛大學也從 1999 年起就執行實驗性質之「理解能力測驗」（Comprehensive Exam），測

試學生在面對模擬患者時，問診、診察、解讀資料等之綜合能力，考試時間全部 4 小時 30 分，分為 9 個模擬患者的 9 個關卡。OSCE 考試在美國被定位為為了將來 CSA（Clinical Skill Assessment）臨床技巧評估方式之國家術科考試做基礎準備之考試。

學生在前 2 年間之「醫病關係（Patient-Doctor）課程（教導醫療倫理、診療禮儀基本診察技術、問診技術等之個別指導式教堂）」，只要複習當初教授教學引用實際病例之小班討論方式內容即可。學生於此項考試合格後，才可升上三年級，並申請臨床訓練課程。

第六節　患者優先之一流醫療

哈佛大學與日本之醫學代表名門學府東京大學有結拜姊妹校之聯盟關係，故類似羅伯特（Robert）。馬克（Mark）、強生（Johnson）等教授在旅日的交流計畫中，對日本等亞洲國家之「3 分鐘診療」的醫療特色瞭如指掌。哈佛之門診診療，一般而言每人 30 分鐘；專門門診則為 60 分鐘。因 DRG 管理式醫療流行後，目前每人大約只有約 20 分鐘。

亞洲式之醫術已從「仁術」轉變成「算術」，處心積慮地將診療報酬體系，從診療 3 分鐘後再要求患者 3 天內再來，藉著不斷的「複診費」來賺錢，從 DRG 制度下走法律漏洞營利，總比每次門診每人花 20 分鐘，要患者半個月後再來賺得更多錢，甚至打破醫院「肅靜」基本條件，大搞醫院飲食超市文化臺灣特色！

亞洲諸國中，以在日本當醫師最崇高而輕鬆，在醫師與患者之權力醫病關係中，日本的醫師因嚴重醫師荒，故占盡絕對之優勢，連護士也必須對醫師唯命是從。病歷可隨你高興怎麼描述就怎麼敘述，一旦通過日本國家醫師考試，便再也無任何重要而正式之醫師生涯進修考試。

亞洲諸國包括日本，縱使發生醫療事故，因醫醫相護，且政府法令也偏向保護醫師利益，因此演變成訴訟於法院者少之又少，即使訴諸法院，醫師敗訴之可能性也很低。所以有人說日本是「醫師的天國」，而美國則是「患者的天國」，至少在 20 世紀以前是如此。

美國醫界在哈佛大學醫學院及鼎鼎大名之 MGH 之帶動改革下，縱使是名聲顯赫之「諾貝爾」生理醫學獎得主，或是美國最高榮譽「拉斯卡」醫學得主等世界第一流臨床權威大師，也能清楚意識到醫學及醫療的限界，正視自己醫師所從事之工作乃是為患者服務，以患者為第一優先的服務業。哈佛等醫學院學生，也在名師之身教言教下徹底地感受到，醫療乃以患者之利益為第一優先的正確執業精神與態度。

New Pathways 實施前，世界第一的哈佛醫學院瀰漫著研究至上主義，稱得上是全球最傲慢與權威主義的大本營，如今顯然地哈佛已改變了，哈佛醫學文化能一百八十度大轉變，原動力在於偉大的哈佛醫學教授醫師，擁有高尚之職業道德與良心，以及從善如流的雄厚統帥領導力量！

哈佛等美國醫學名校是患者優先之一流醫療的示範名門學府，影響所及連保守自私自利封建之東方醫學王國日本，也引進 OSCE 制度及歐美式臨床訓練方式，坦誠公布醫療過失之勇氣，以及順應日本患者普遍化之醫療品質的要求，醫療制度的改善，讓日本醫學部之臨床教育環境，形勢大幅改善及改變中。

相反地，日本 21 世紀之醫療環境，對臨床醫師而言，可說也開始不斷的惡化了，但無論如何，身為亞洲醫學及醫療臨床領導者的日本，以身作則秉持「患者之利益為首要之一流醫療文化」的引進全亞洲地區之理念責無旁貸！

臺灣要迅速提升國際公認一流水準之醫學中心的祕訣：

1. 衛生部催促立法院長，早日立法「美日先進國醫學院臨床教授醫

師國內執業特別條例」。

2. 醫學中心及區域醫院等教學醫院，必須誠心誠意爲全國患者，網
　路公開院內所有醫師之臨床及手術存活率的確實成績。

3. 遵照美國 JCAHO 之 10 項目嚴格評鑑高分水準改善之。

第十一章　醫療與醫學革命時代

第一節　醫療革命時代

　　2012 年從瑞典頒發諾貝爾生理醫學獎給日本京都大學 iPS 細胞研究所所長、山中伸彌教授以後，人類開始正式邁進 4 個學術領域之革命新時代，世人公認為 Induced Pluripotent Stem (IPS) 細胞四大利基：

1. 再生醫療

   臟器移植醫學及醫療，將被大量取代而萎縮。

   美容醫學、皮膚醫療，將有革命性的改變。

   血管、骨骼、血液、內臟諸重症之再生臨床治療法確立。

2. 難治疾病醫療

   眼科醫療如：滲出型老人黃斑變性等之治療。

   脊髓損傷、肌萎縮性脊髓側索硬化症（ALS）之難治疾病治療法的確立。

   癡呆症、重症肌無力症、帕金森氏症、癲癇症諸神經性難治疾病之治癒。

   不孕症患者之男女精子與卵子之培育與臨床受孕治療。

   全球最多尿毒症患者，已因日本成功利用 iPS 細胞製成腎臟尿細管細胞，而露出治療的曙光。

3. 新藥開發及副作用偵測

   利用 iPS 細胞技術培育之人類神經細胞，能夠調查確認藥物之安全性及有效性，並開發創藥於最短時效之內達成目標，降低新藥開發的危險性。

4. 絕滅危機物種之保全

人類及地球生物的生態絕滅物種危機之預防與保全。

山中伸彌教授之偉大發現，被公認為人類醫學界帶來更嶄新之里程碑，現代醫學從容易獲得之皮膚細胞，培養出各種類之人工多能性幹細胞（iPS cell），諸如神經細胞、肌肉細胞、生殖細胞、血液血球細胞的再生，疾病原因之究明與治療法之確立，新藥開發之危險性銳減與創藥革命等，iPS cell 之應用與貢獻可以期待。今後人類之病患再也不需要長期等待別人捐贈的器官；更讓不幸之不孕症婦女，有機會懷孕擁有後代了。iPS cell 只要 4 種類轉錄因子（Oct 3/4、Sox 2、Klf 4、c-Myc）之加入性操作，就可大量製造各種類之 iPS 細胞，讓喪失功能的各器官細胞回復再生。

聞名全球之亞洲最具代表性的日本理化學研究院「發生、再生科學綜合研究中心」，世界最初之 iPS 細胞培育之網膜細胞，滲出型老人黃斑變性眼科治療的第一個臨床醫學研究，已於 2013 年 1 月由高橋政代醫學博士研究團隊開始人類首次臨床研究，從此以後 iPS 細胞必將解決人類面臨之各種臨床疑難重症。

慶應大學岡野榮之教授，已經針對因脊髓損傷而從頭至腳部麻痺的猴子，使用 iPS 細胞所製作之神經細胞，成功回復猴子之運動機能而轟動全球醫界。為全世界神經科學之再生醫療，諸如臨床最難治癒之全身肌萎縮性脊髓側索硬化症（ALS）、帕金森氏症、癡呆症、重症肌無力症等之治癒，露出希望之曙光。

日本政府遠至 2025 年之再生醫療國家戰略，從 2013 年眼科老人黃斑變性疾病至 12 年後之間，包括血管、骨科、血液、內臟等難治疾病的再生醫療臨床研究計畫，日本帶領全球醫界之 iPS 細胞臨床醫療革命，將為日本製造 10 兆以上之醫藥及臨床醫療商機，已是指日可待的事實。目前

全球應用 iPS 細胞基礎研究最先進的大學及研究所與醫療機構：

疾病	問題點	應用iPS細胞的功能	目前研發成果	世界代表性名門大學機關
心肌病	心肌細胞優質分辨技術系統	開啟解決途徑	開發iPS細胞作成心筋之優良精度藥物毒性試驗系統成功	國立東京醫科齒科大學
心臟移植	心肌細胞篩選失誤移植心臟，易造成心臟腫瘍化危險	安全之心臟再生醫療之路開展	利用粒線體染色色素之心筋細胞染色技術，只會高純度抽出心筋細胞而預防腫瘍化成功	慶應大學（福田惠一教授）
心臟病	心臟移植之拒絕反應及提供者太少	拒絕反應之憂慮大為減少	老鼠iPS細胞世界首例心臟治療成功之成果	國立大阪大學（澤芳樹教授）
糖尿病	依賴胰島素注射	移植iPS細胞分化至一定程度於體內，製造老鼠胰臟、肝臟細胞	老鼠動物前臨床試驗，成功展現糖尿病治療患者	國立熊本大學（灸昭苑教授）
癌症	手術、放射線、藥劑三療法等之癌治療效果已達限界且副作用太嚴重	增強免疫細胞於體內，可對癌症有更有效的攻擊良策	老鼠免疫細胞中製造iPS細胞並分化成免疫細胞，注入體內攻擊癌症之效果性療法	日本理化學研究所（古關明彥教授）
腦梗塞	容易殘留後遺症	腦細胞移植使腦機能恢復	試驗管之研究階段中	國立東京大學研究團隊
脊髓損傷症	功能回復難度高	神經細胞移植後使之恢復功能	老鼠試驗顯示良好療效	國立東京大學研究團隊

（續）

疾病	問題點	應用iPS細胞的功能	目前研發成果	世界代表性名門大學機關
角膜炎疾病	實施移植手術太欠缺提供者	老鼠iPS細胞製造角膜上皮細胞	老鼠iPS細胞製造角膜上皮細胞，以特定化合物加工之培養技術確立	國立東北大（西田幸二教授）、慶應大學（坪田一男教授）、理化學研究所（高橋政代）
帕金森氏症	藥劑及電氣刺激治療效果有限	腦細胞移植可使之功能回復	老鼠治療效果佳	美國波士頓小兒專科醫院（George Diry教授）
肌萎縮性脊髓側索硬化症	遺傳基因變異為主因，無根治性療法	從患者製成iPS細胞，注入遺傳基因，使能正常活動運作	發病機率解明後之患者的iPS細胞製成	京都大學（中洫龍俊教授）
尿毒症	成功研究之「中間中胚層」是泌尿系統器官分化前的組織細胞，應可培養成腎臟之絲球體、尿細管細胞	改良式培養法，加特定化合物、蛋白質等酵素，利用iPS細胞研發	成功研究製造「中間中胚層」（Intermediate Mesoderm）。	日本京都大學（長船健二副教授）2013年2月出版「Nature」Communications期刊
其他	全球iPS細胞研究水準，各國差異巨大	日美歐先進國主導性輔導臺灣、中國、東南亞、非洲、中南美等，相關研究水準落後國家	iPS細胞銀行已建立，分配販賣予全球各國醫界	美國哈佛大學幹細胞研究所（Brock、River博士）
	iPS細胞製作使用病毒及外來遺傳基因，易生癌化之危險性	人類皮膚不使用病毒，製作iPS細胞	人類首次不使用病毒，製作人體iPS細胞成功	英國愛丁堡大（緯圭介博士）、加拿大多倫多大

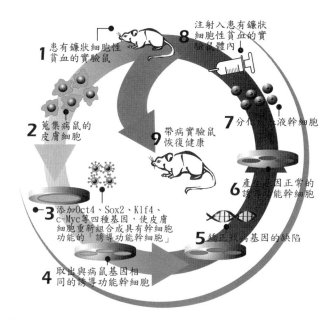

資料來源：英國（每日電訊報）

圖11-1 山中伸彌教授創造之iPS細胞的成功生物實驗模式

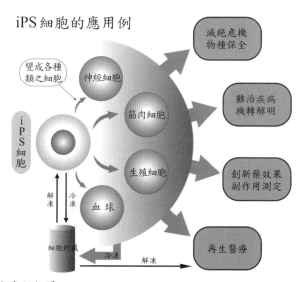

資料來源：日本產經新聞

圖11-2 山中伸彌教授創造之iPS細胞的應用例醫療內容

　　反觀日本最近之鄰國臺灣，這 20 年來除了醫學中心在無策的衛生福利部主導下，浮濫增設 23 所醫學中心（Medical Center）及大型區域教學醫院 10 數所，試問在爭先恐後取得 JCI 認證的大型醫院，有哪一所敢自認確實擁有「國際公認之真正國際水準 Medical Center」的臨床業績實力醫院，單憑名醫診病每位患者不到 9 分鐘的草率型「功利主義醫療」，毫無「肅靜莊嚴」之一樓餐飲不衛生、超市型「喧嘩醫療文化」，醫學中心卻有名無實，不專研難病臨床醫療研發，而每日濫收如感冒輕症近萬名門診患者，試問，臺灣及大陸兩岸四地全球最多 14 億華人，何年何月何日才能臨床及醫學創新研發，獲得至少 1 位華人之「諾貝爾」或「拉斯卡」醫學獎，真正貢獻世界臨床醫學界及人類社會！

　　臺灣生技產業之製藥廠 163 家中，在臺灣成為 PIC/S 會員國之後，2014 年前必須完全符合 PIC/S 規範，故臺灣製藥產業正面臨國際淘汰競爭漩渦中，10 年後僅有三成能夠存活，臺灣中研院每年耗費百多億預算，始終無法讓臺灣製藥工業賺取每年至少百億出口外匯！縱觀韓、墨、以色列之醫藥科技賺取臺灣百倍外匯，讓人汗顏與痛心！10 年來，中研院花費千餘億研發之投資報酬率，總統應徹底分析檢討，削減中研院回復原來30 億內預算，以應付國家財政嚴重債務，此其時矣！連南北韓都成功發射自製火箭人造衛星，難怪「國科會」有必要模仿日、韓，趕快與教育部合併成為「科技教育部」，以免再浪費人民血汗納稅錢。

　　中國 2013 ～ 2016 年醫藥消費市場年增率 15%，目前中國之藥品市場高達 1600 億美元經濟規模，為全球第二大醫藥消費市場。當然，中國4824 家藥廠於加入 PIC/S 會員國之後，也會面臨七成以上被淘汰的命運，因為華人在尖端製藥創藥研發產業技術不爭氣，眼睜睜看著中國 5 兆臺幣醫藥市場在 21 世紀被先進國霸占了。

　　是故，與其依賴無能無策之政府輔導，不如自力更生引進外國創新

有能力實績製藥之藥師型藥學博士等專才，努力朝創新及技術專利，純新藥及特殊劑型新藥，排行前茅之學名藥品等之目標方向發展，才能永續經營，並創造生存之利基。

　　總而言之，華人醫學界應認清 21 世紀最新臨床醫學之世界新趨勢，改變故步自封保守、功利主義萬歲心態，團結一致分工合作，努力習得 iPS 細胞生物科技最新臨床應用技術，迎頭趕上落後日本 10 年的該技術研發，才能讓臺灣在最尖端 iPS cell 臨床醫療突破，免於被淘汰的命運！否則臺灣將永遠步入目前被先進國家操控之「醫療代工」命運的落後國家，類似臺灣代工產業國家經濟結構一般，浪費巨額數百億外匯，重複不斷添購高價醫療機器，永遠代工謀取暴利，讓國家健保醫療費繼續不斷地暴漲下去！本章也部分引用作者本人之《醫師失業時代》及《世界醫學史》二本著作之內容，以增加編幅及內涵。

第二節　諾貝爾獎之醫學革命時代

諾貝爾生理醫學獎・21世紀最高醫學研究解析講座（國立東京大學平島吉醫學教授）

得獎年	獎項	得主名	得獎內容
2000年	諾貝爾生理醫學獎	美國格林加德及坎德爾神經科學教授	發現神經系統細胞之信號傳導（Signal Transduction）的關鍵物質
2001年	諾貝爾生理醫學獎	英國納斯及亨特教授及美國哈特韋爾3位教授	發現細胞週期之關鍵調節因子（Key Regulators）
2002年	諾貝爾生理醫學獎	美國霍維茨及蘇爾斯頓與英國布倫納3位教授	發現器官發育和細胞程序性死亡（Programmed Cell Death）之遺傳調控機序
2003年	諾貝爾生理醫學獎	英國曼斯菲爾德及美國勞特伯2位教授	核磁共振成像（Magnetic Resonance Imaging）之重大發現
2004年	諾貝爾生理醫學獎	美國琳達・巴克女教授及阿克賽爾教授	發現嗅覺受體（Odorant Receptors）及嗅覺系統之組織

（續）

得獎年	獎項	得主名	得獎內容
2005年	諾貝爾生理醫學獎	澳洲馬歇爾及沃倫2位教授	發現幽門螺旋桿菌在胃潰瘍及胃尖疾病的作用（Bacterium Hellcobacter Pylori -£ Rolein Pepitc Ulcer And Gastritis Disease）
2006年	諾貝爾生理醫學獎	美國海格及法厄2位教授	發現RNA干擾基因雙鍵RNA引發之沉默現象（Rna Interference-gene）
2007年	諾貝爾生理醫學獎	美國卡佩奇及史密斯與英國埃文斯3位教授	利用胚胎幹細胞引入特性基因修飾之原理的發現（Discoveries of Principles For Introducing Specific Gene Modifications By The Use of Embryonic Stem Cells）
2008年	諾貝爾生理醫學獎	法國蒙塔尼及巴爾西諾西及德國豪森3位教授	發現導致子宮頸癌之人類乳突狀瘤病毒（Human Papilloma Viruses）與愛滋病AIDS之人類免疫缺陷病毒（Human Immunodeficiency Virus）
2009年	諾貝爾生理醫學獎	澳洲布萊克本女教授與英國格雷德及紹斯塔克3位教授	發現端粒及端粒酶如何保護染色體（Discovery of How Chromosomes Are Protected By Telomeres And The Enzyme Telomerase）。
2010年	諾貝爾生理醫學獎	英國愛德華滋教授	全球首位研發試管嬰兒（In Vitro Fertilization）有成
2011年	諾貝爾生理醫學獎	加拿大斯坦曼、法國奧夫曼、美國博伊特勒3位教授	發現樹狀細胞和其在後天免疫中的作用（Dendritic Celland Its Role In Adaptive Immunity）與美法二學者對於先天免疫活性作用的大發現（The Activation of Innate Immunity）。
2012年	諾貝爾生理醫學獎	英國劍橋大學教授戈登（John Gurdon）	全球首位複製（蝌蚪）動物之始祖
2012年	諾貝爾生理醫學獎	日本山中伸彌教授（神戶大學醫學士，大阪市立大醫學博士，京都大學iPS細胞研究所所長）	發現成熟細胞可再程式化成多功能性細胞（The Mature Cells Can Be Reprogrammed To Become Pluripotent Cells）。山中伸彌教授榮奪諾貝爾生理醫學獎。其簡稱iPS Cells（Induced Pluripotent Stem Cells）誘導式多功能幹細胞

（續）

得獎年	獎項	得主名	得獎內容
			之創新研發，只需要將4種特殊基因：①Oct 3/4, ②Sox 2, ③Klf 4, ④C-myc，置於成熟之纖維母細胞，即可誘導細胞實行「再程式化」（Reprogramming），使細胞回復具有類似胚胎幹細胞之功能與特性。此種新型幹細胞因此稱為iPS。其特別優點在於纖維母細胞可以直接由患者之皮膚取得，故不會有免疫排斥問題；也可避開胚胎幹細胞（Embryonic Stem Cells）之醫學倫理道德爭議的難題。iPS細胞具抗老化且能提供組織再生及修復能力。

＊珍貴照片取自瑞典諾貝爾獎基金會提供資訊。

諾貝爾生理醫學獎・創新醫學研究內容回顧（日本・國立東京大學教授・平島吉醫學博士特別推薦）

年份	獲獎者	國籍	獲獎原因
1901	埃米爾・阿道夫・馮・貝林（Emil Adolf Von Behring）	德國	利用血清療法治療白喉。
1902	羅納德・羅斯爵士（Sir Ronald Ross）	英國	關於瘧疾的研究。
1903	尼爾斯・呂貝里・芬森（Niels Ryberg Finsen）	丹麥	利用光輻射治療狼瘡。
1904	伊凡・彼得羅維奇・巴甫洛夫（иван петрович павлов）	俄羅斯	在神經生理學方面提出了著名的條件反射和信號學說。
1905	羅伯・柯霍（Heinrich Hermann Robert Koch）	德國	對結核病的相關研究和發現。
1906	卡米洛・高爾基（Camillo Golgi）	義大利	關於神經系統結構的研究。
	聖地亞哥・拉蒙—卡哈爾（Santiago Ramó ny Cajal）	西班牙	

（續）

年份	獲獎者	國籍	獲獎原因
1907	夏爾・路易・阿方斯・拉韋朗（Charles Louis Alphonse Laveran）	法國	發現原生動物在致病中的作用。
1908	埃黎耶・埃黎赫・梅契尼可夫（Илья Ильич Мечников）	俄羅斯	關於免疫方面的研究。
	保羅・埃爾利希（Paul Ehrlich）	德國	
1909	埃米爾・特奧多爾・科赫爾（Emil Theodor Kocher）	瑞士	關於甲狀腺的生理學、病理學以及外科學上的研究。
1910	阿爾布雷希特・科塞爾（Ludwig Karl Martin Leonhard Albrecht Kossel）	德國	關於細胞化學，尤其是蛋白質和核酸方面的研究。
1911	阿爾瓦・古爾斯特蘭德（Allvar Gullstrand）	瑞典	關於眼睛區光學方面的研究。
1912	亞歷克西・卡雷爾（Alexis Carrel）	法國	關於血管結構以及血管和器官移植方面的研究。
1913	夏爾・羅貝爾・里歇（Charles Robert Richer）	法國	關於過敏反應的研究。
1914	羅伯特・巴拉尼（Róbert Báráany）	奧地利	關於內耳前庭器官的生理學與病理學方面的研究。
1915	未頒獎。		
1916	未頒獎。		
1917	未頒獎。		
1918	未頒獎。		
1919	朱爾・博爾代（Jules Bordet）	比利時	關於免疫方面的研究。
1920	沙克・奧古斯特・史丁伯格・克羅（Schack August Steenberg Krog）	丹麥	發現微血管運動的調節機制。
1921	未頒獎。		
1922	阿奇博爾德・維維安・希爾（Archibald Vivian Hill）	英國	關於肌肉產生熱量的發現。
	奧托・弗利茲・邁爾霍夫（Otto Fritz Meyerhof）	德國	發現肌肉中耗氧與乳酸代謝之間的相關性。

（續）

年份	獲獎者	國籍	獲獎原因
1923	弗雷德里克・格蘭特・班廷爵士（Sir Frederick Grant Banting）	加拿大	發現胰島素。
	約翰・詹姆士・理察・麥克勞德（John James Richard Macieod）	加拿大	
1924	威廉・埃因托芬（Willem Einthoven）	荷蘭	發明心電圖裝置。
1925	未頒獎。		
1926	約翰尼斯・安德列斯・格列伯・菲比格（Johannes Andreas Grib Fibiger）	丹麥	發現癌症之寄生蟲病相關學說。
1927	朱利葉斯・瓦格納—堯雷格（Julius Wagner Ritter Von Jauregg）	奧地利	發現利用接種瘧疾原蟲治療麻痺性癡呆症。
1928	夏爾・朱爾・亨利・尼科勒（Charles Jules Henri Nicolle）	法國	關於斑疹傷寒的研究。
1929	克里斯蒂安・艾克曼（Christiaan Eijkman）	荷蘭	發現抗神經炎的維生素。
	弗雷德里克・哥蘭・霍普金斯爵士（Sir Frederick Gowland Hopkins）	英國	發現刺激生長的維生素。
1930	卡爾・蘭德施泰納（Karl Landsteiner）	奧地利	發現人類血型。
1931	奧托・海因里希・瓦爾堡（Otto Heinrich Warburg）	德國	發現呼吸酶的性質和作用方式。
1932	查爾斯・斯科特・謝靈頓爵士（Sir Charles Scott Sherrington）・	英國	發現神經元的相關功能。
	埃德加・阿德里安，第一代阿德里安男爵（Edgar Adrian, 1st Baron Adrian）	英國	
1933	托馬斯・亨特・莫耳根（Thomas Hunt Morgan）	美國	發現染色體在遺傳中的作用。

（續）

年份	獲獎者	國籍	獲獎原因
1934	喬治‧惠普爾（George Hoyt Whipple）	美國	發現治療貧血的肝臟療法。
	喬治‧邁諾特（George Richards Minot）	美國	
	威廉‧莫菲（William Parry Murphy）	美國	
1935	漢斯‧斯佩曼（Hans Spemann）	德國	發現胚胎發育中的組織者（胚胎發育中起中心作用的胚胎區域）效應。
1936	亨利‧哈利特‧戴爾爵士（Sir Henry Hallett Dale）	英國	神經衝動的化學傳遞的相關發現。
	奧托‧萊奧維（Otto Loewi）	奧地利	
1937	納扎波爾蒂‧聖捷爾吉‧阿爾伯特（Nagyrá polti Szent-Györgyi Albert）	匈牙利	關於生物氧化過程有關的發現，特別是關於維生素C和丁烯二酸的催化作用。
1938	柯奈爾‧海門斯（Corneille Jean François Heymans）	比利時	發現頸動脈竇和主動脈在呼吸調節中的機理。
1939	格哈德‧多馬克（Gerhard Johannes Paul Domagk）	德國	發現磺胺類藥物Prontosil的抗菌作用。
1940	未頒獎。		
1941	未頒獎。		
1942	未頒獎。		
1943	亨利克‧達姆（Carl Peter Henrik Dam）	丹麥	發現維生素K。
	愛德華‧阿德爾伯特‧多伊西（Edward Adelbert Doisy）	美國	發現維生素K的化學性質。
1944	約瑟夫‧厄爾蘭格（Joseph Erlanger）	美國	發現單一神經纖維具有高度分化功能。
	赫伯特‧斯潘塞‧加塞（Herbert Spencer Gasser）	美國	

（續）

年份	獲獎者	國籍	獲獎原因
1945	亞歷山大・弗萊明爵士（Sir Alexander Fleming）	英國	發現Penicillin及其在治療各種傳染病的療效。
	恩斯特・伯利斯・柴恩爵士（Sir Ernst Boris Chain）	英國	
	霍華德・華特・弗洛里，弗洛里男爵（Howard Walter Florey, Baron Florey）	澳洲	
1946	赫爾曼・約瑟夫・馬勒（Hermann Joseph Muller）	美國	發現X射線輻射能夠誘導突變。
1947	卡爾・斐迪南・科里（Carl Ferdinand Cori）	美國	發現糖代謝中的酶促反應。
	格蒂・特蕾莎・科里（Gerty Theresa Cori）	美國	
	貝爾納多・阿爾韋托・奧賽（Bernardo Alberto Houssay）	阿根廷	發現腦下垂體前葉激素在糖代謝中的部分作用。
1948	保羅・赫爾曼・穆勒（Paul Hermann Müller）	瑞士	發現高效殺蟲劑DDT。
1949	瓦爾特・魯道夫・赫斯（Walter Rudolf Hess）	瑞士	發現間腦的功能性組織對內臟活動的調節功能。
	安東尼奧・埃加斯・莫尼斯（António Egas Moniz）	葡萄牙	發現前腦葉白質切除術對特定重性精神病患者的治療效果。
1950	菲利普・肖瓦特・亨奇（Philip Showalter Hench）	美國	發現腎上腺皮質激素及其結構和生物效應。
	愛德華・卡爾文・肯德爾（Edward Calvin Kendall）	美國	
	塔德烏什・賴希施泰因（Tadeus Reichstein）	瑞士	
1951	馬克斯・泰累爾（Max Theiler）	南非	發現黃熱病疫苗。
1952	安爾曼・A・瓦克斯（Selman A. Waksman）	美國	發現鏈黴素，第一個有效對抗結核病菌的抗生素。

（續）

年份	獲獎者	國籍	獲獎原因
1953	漢斯・阿道夫・克雷布斯（Hans Adolf Krebs）	英國	發現檸檬酸循環。
	弗里茨・阿爾貝特・李普曼（Fritz Albert Lipmann）	美國	發現輔酶A及其作為中間體在代謝中的重要性。
1954	約翰・富蘭克林・恩德斯（John Franklin Enders）	美國	發規脊髓灰質炎病毒在各種組織培發基中的生長能力。
	弗雷德里克・查普曼・羅賓斯（Frederick Chapman Robbins）	美國	
	托馬斯・哈克爾・韋勒（Thomas Huckle Weller）	美國	
1955	阿克塞爾・胡戈・特奧多爾・特奧雷爾（Axel Hugo Theodor Theorell）	瑞典	關於氧化酶的性質和其作用機制的研究。
1956	安德烈・弗雷德里克・考南德（André Frédéric Cournand）	美國	發明心臟導管術及循環系統的病理學研究。
	小迪金森・伍德拉夫・理查茲搏士（Dr. Dickinson Woodruff Richards, Jr.）	美國	
	沃納・福斯曼（Werner Forßmann）	德國	
1957	達尼埃爾・博韋（Daniel Bovet）	義大利	發現並合成抗組織胺，特別是對血管系統和骨骼肌的作用。
1958	喬治・韋爾斯・比德爾（George Wells Beadle）	美國	發現基因功能受到特定化學過程的調控。
	愛德華・勞里・塔特姆（Edward Lawrie Tatum）	美國	
	喬舒亞・萊德伯格（Joshua Ledererg）	美國	發現細菌遺傳物質及基因重組現象。
1959	阿瑟・科恩伯格（Arthur Kornberg）	美國	發現RNA和DNA的生物合成機制。
	塞韋羅・奧喬亞・德阿爾沃諾斯（Severo Ochoa de Albornoz）	美國	

（續）

年份	獲獎者	國籍	獲獎原因
1960	弗蘭克·麥克法蘭·伯內特爵士（Sir Frank Macfarlane Burnet）	澳洲	發現獲得性免疫耐受性。
	彼得·布賴恩·梅達沃爵士（Sir Peter Brian Medawar）	英國	
1961	蓋歐爾格·馮·貝凱希（Georg von Békésy）	美國	發現耳蝸刺激的物理機制。
1962	弗朗西斯·哈利·康普頓·克里克（Francis Harry Compton Crick）	英國	發現核酸結構及其對資訊傳遞的重要性。
	莫里斯·威爾金斯（Maurice Hugh Frederick Wilkins）	英國	
	詹姆斯·杜威·沃森（James Dewey Watson）	美國	
1963	約翰·卡魯·埃克爾斯爵士（Sir John Carew Fccles）	澳洲	發現在神經細胞膜的外圍和中心部位與神經興奮和抑制有關的離子機制。
	艾倫·勞埃德·霍奇金爵士（Sir Alan Lloyd Hodgkin）	英國	
	安德魯·赫胥黎爵士（Sir Andrew Fielding Huxley）	英國	
1964	康拉德·布洛赫（Konrad Emil Bloch）	美國	發現膽固醇和脂肪酸的代謝翻控機制。
	費奧多爾·呂嫩（Feodor Felix Konrad Lynen）	德國	
1965	方斯華·賈克柏（François Jacob）	法國	在酶和病毒合成的基因調節。
	安德列·米歇·利沃夫（André Michel Lwoff）	法國	
	賈克·呂西安·莫諾（Jacques Lucien Monod）	法國	
1966	裴頓·勞斯（(Francis) Peyton Rous）	美國	發現腫瘤誘導病毒。
	查爾斯·布蘭頓·哈金斯（Charles Brenton Huggins）	美國	發現前列腺癌的激素療法。

（續）

年份	獲獎者	國籍	獲獎原因
1967	拉格納・亞瑟・格拉尼特（Ragnar Arthur Granit）	瑞典	關於眼睛視覺過程中的生理和化學機制研究。
	霍爾登・凱弗・哈特蘭（Haldan Keffer Hartline）	美國	
	喬治・沃爾德（George Wald）	美國	
1968	羅伯特・W・霍利（Dr Robert W. Holley）	美國	闡明遺傳密碼及其在蛋白質合成中的作用。
	哈爾・葛賓・科拉納（Har Gobind Khorana）	美國	
	馬歇爾・沃倫・尼倫伯格（Marshall Warren Nirenberg）	美國	
1969	馬克斯・路德維希・亨寧・德爾布呂克（Max Ludwig Henning Delbruck）	美國	發現病毒的複製機制和遺傳結構。
	阿弗雷德・赫希（Alfred Day Hershey）	美國	
	薩爾瓦多・愛德華・盧瑞亞（Salvador Edward Luria）	美國	
1970	朱利葉斯・阿克塞爾羅德（Julius Axelrod）	美國	發現神經末梢的體液傳遞物質及其貯存、釋放和抑制機制。
	烏爾夫・斯萬特・馮・奧伊勒（Ulf Svante von Euler）	瑞典	
	伯納德・卡茨爵士（Sir Bernard Katz）	英國	
1971	埃魯・威爾布爾・蘇德蘭（Earl Wilbur Sutherland Jr.）	美國	發現激素的作用機制。
1972	傑拉爾德・埃德爾曼（Gerald Maurice Edelman）	美國	發現抗體的化學結構。
	羅德尼・羅伯特・波特（Rodney Robert Porter）	英國	

（續）

年份	獲獎者	國籍	獲獎原因
1973	卡爾・馮・弗里希騎士（Karl Ritter Von Frisch）	德國	發現動物個體與社會性行為模式的組織和引發。
	康拉德・柴卡里阿斯・洛倫茲（Konrad Zacharias Lorenz）	奧地利	
	尼古拉斯・「尼科」・廷貝亨（Nikolaas "Niko" Tinbergen）	英國	
1974	阿爾伯特・克勞德（Albert Claude）	比利時	關於細胞結構和功能組織方面的相關發現。
	克里斯汀・德・迪夫（Christian René De Duve）	比利時	
	喬治・埃米爾・帕拉德（George Emil Palade）	美國	
1975	戴維・巴爾的摩（David Baltimore）	美國	發現腫瘤病毒與細胞遺傳物質之間的相互作用。
	羅納托・杜爾貝科（Renato Dulbecco）	美國	
	霍華德・馬丁・特明（Howard Martin Temin）	美國	
1976	巴魯克・塞繆爾・布隆伯格（Baruch Samuel Blumberg）	美國	發現傳染病產生和傳播的新機制。
	丹尼爾・卡爾頓・蓋杜謝克（Daniel Carleton Gajdusek）	美國	
1977	羅歇・夏爾・路易・吉耶曼（Roger Charles Louis Guillemin）	美國	發現大腦分泌的多肽類激素。
	安傑伊・維克托・沙利（Andrzej Wiktor Schally）	美國	
	羅莎琳・薩斯曼・耶洛（Rosalyn Sussman Yalow）	美國	開發多肽類激素的放射免疫分析法。

（續）

年份	獲獎者	國籍	獲獎原因
1978	沃納・亞伯（Werner Arber）	瑞士	發現限制酶及其在分子遺傳學方面的應用。
	丹尼爾・那森斯（Daniel Nathans）	美國	
	漢彌爾頓・奧塞內爾・史密斯（Hamilton Othanel Smith）	美國	
1979	阿蘭・麥克萊德・科馬克（Allan MacLeod Cormack）	美國	開發電腦輔助的斷層掃描技術。
	高弗雷・紐博爾德・豪斯費爾德爵士（Sir Godfrey Newbold Hounsfield）	美國	
1980	巴茹・貝納塞拉夫（Baruj Benacerraf）	美國	發現細胞表面調節免疫反應的遺傳基礎。
	讓・巴普提斯特・加百列・若阿尚・多塞（Jean-Baptiste-Gabriel-Joachim Dausset）	法國	
	喬洽・斯內爾（George D.Snell）	美國	
1981	羅傑・斯佩里（Roger Wolcott Sperry）	美國	發現大腦左右半球的功能差異。
	大衛・休伯爾（David Hunter Hubel）	美國	關於視覺系統的資訊處理研究。
	托斯坦・威澤爾（Torsten Nils Wiesel）	瑞典	
1982	蘇恩・伯格斯特龍（Sune Karl Bergström）	瑞典	發現前列腺素及其相關的生物活性物質。
	本格特・薩米爾松（Bengt Ingemar Samuelsson）	瑞典	
	約翰・羅伯特・范恩爵士（Sir John Robert Vane）	英國	
1983	芭芭拉・麥克林托克（Barbara McClintock）	美國	發現可移動的遺傳基因。

（續）

年份	獲獎者	國籍	獲獎原因
1984	尼爾斯・傑尼（Niels Kaj Jerne）	丹麥	關於免疫控制機制理論的研究，以及發現單株抗體產生的原理。
	喬治斯・克勒（Georges Jean Franz Köh1e）	德國	
	色薩・米爾斯坦（César Milstein）	英國	
1985	麥可・斯圖亞特・布朗（Michael Stuart Brown）	美國	關於膽固醇代謝調控方面的研究。
	約瑟夫・里歐納德・戈爾茨坦（Joseph Leonard Goldstein）	美國	
1986	斯坦利・科恩（Stanley Cohen）	美國	發現生長因子。
	麗塔・列維—蒙塔爾奇尼（Rita Levi-Montalcini）	義大利	
1987	利根川進	日本	發現抗體多樣性的遺傳學原理。
1988	詹姆士・懷特・布拉克爵士（Sir James Whyte Black）	英國	發現藥物治療的重要原理。
	格特魯德・B・埃利恩（Gertrude Be1le Elion）	美國	
	喬治・赫伯特・希欽斯（George Herbert Hitchings）	美國	
1989	約翰・麥可・畢曉普（John Michael Bishop）	美國	發現逆轉錄病毒致癌基因的細胞來源。
	哈羅德・艾利洛・瓦慕斯（Harold Elliot Varmus）	美國	
1990	約瑟夫・默里（Joseph Murray）	美國	關於人體疾病治療的器官和細胞移植術研究。
	愛德華・唐納爾・湯瑪斯（Edward Donnall Thomas）	美國	

（續）

年份	獲獎者	國籍	獲獎原因
1991	厄溫‧內爾（Erwin Neher）	德國	發現細胞膜上離子通道的功能。
	伯特‧薩克曼（Bert Sakmann）	德國	
1992	埃德蒙‧費希惠（Edmond H. Fischer）	美國	關於蛋白質可逆磷酸化作爲一種生物調節機制的研究。
	埃德溫‧克雷布斯（Edwin Gerhard Krebs）	美國	
1993	理察‧羅伯茨爵士（Sir Richard John Roberts）	英國	發現斷裂基因。
	菲利普‧夏普（Phillip Alien Sharp）	美國	
1994	艾爾佛列‧古曼‧吉爾曼（Alfred Goodman Gilman）	美國	發窺G蛋白及其在細胞中的訊息傳遞作用。
	馬丁‧羅德貝爾（Martin Rodbell）	美國	
1995	愛德華‧路易斯（Edward B.Lewis）	美國	發現早期胚胎發育中的遺傳調控機制。
	艾瑞克‧威斯喬斯（Eric F. Wieschaus）	美國	
	克里斯汀‧紐斯林—沃爾哈德（Christiane Nüsslein-Volhard）	德國	
1996	彼得‧杜赫提（Peter C. Doherty）	澳洲	發現細胞仲介的免疫防禦特性。
	羅夫‧辛克納吉（Rolf M.Zinkernagel）	瑞士	
1997	史坦利‧布魯希納（Stanley B.Prusiner）	美國	發現新的蛋白質感染因子的生物學原理。
1998	羅伯‧佛契哥德（Robert Francis Furchgott）	美國	發現一氧化氮在心臟血管系統中的信號傳遞功能。
	路易斯‧J‧路伊格納洛（Louis J.lgnarro）	美國	
	費瑞‧慕拉德（Ferid Murad）	美國	

（續）

年份	獲獎者	國籍	獲獎原因
1999	古特·布洛白爾（Günter Blobel）	美國	發現蛋白質具有内在信號物質控制其在細胞内的傳遞和定位。
2000	阿爾維德·卡爾森（Arvid Carlsson）	瑞典	關於神經系統信號傳導的研究。
	保羅·格林加德（Paul Greengard）	美國	
	艾瑞克·坎德爾（Eric Richard Kandel）	美國	
2001	利蘭·哈里森·哈特韋爾（Leland Harrison (Lee) Hartwell）	美國	發現細胞周期中的關鍵調節因子。
	理察·蒂莫希·「蒂姆」·亨特爵士（Sir Richard Timothy "Tim" Hunt)	英國	
	保羅·納斯爵士（Sir Paul M.Nurse）	英國	
2002	西德尼·布倫納（Sydney Brenner）	英國	發現器官發育和細胞程序性死亡的遺傳調控機制。
	H·羅伯特·霍維茨（H.Robert Horvitz）	美國	
	約翰·E·蘇爾斯頓爵士（Sir John E.Sulston）	美國	
2003	保羅·克里斯琴·勞特白（Paul Christian Lauterbur）	美國	關於核磁共振成像方面的研究。
	彼得·曼斯菲爾德爵士（Sir Peter Mansfield）	英國	
2004	理察·阿克塞爾（Richard Axel）	美國	關於嗅覺受體和嗅覺系統的研究。
	琳達·巴克（Linda B.Buck）	美國	
2005	巴里·馬歇爾（Barry J. Marshall）	澳洲	發現幽門螺旋桿菌及其對消化性潰瘍疾病的致病機轉。
	羅賓·沃倫（Robin Warren）	澳洲	

（續）

年份	獲獎者	國籍	獲獎原因
2006	安德魯・扎卡里・法厄（Andrew Zachary Fire）	美國	發現了RNA干擾機制
	克雷格・梅洛（Ｃｒａｉｇ Cameron Mello）	美國	
2007	馬里奧・卡佩奇（Ｍａｒｉｏ Capecchi）	美國	關於利用胚胎幹細胞引入特異性基因修飾的原理的研究。
	奧利弗・史密斯（Ｏｌｉｖｅｒ Smithies）	美國	
	馬丁・約翰・埃文斯爵士（Sir Martin John Evans）	英國	
2008	哈拉爾德・楚爾・豪森（Harald Zur Hausen）	德國	發現導致子宮頸癌的人類乳突病毒（Human Papillomavirus, HPV）。
	法蘭索娃絲・巴爾—西諾西（Françolse Barr é-Sinoussi）	法國	發現人類免疫缺陷病毒（Human Immunodeficiency Virus, HIV）（即愛滋病病毒）。
	呂克・蒙塔尼耶（Ｌｕｃ Montagnier）	法國	
2009	伊莉莎白・海倫・布雷克本（Elizabeth (Liz) Helen Blackburn）	澳洲 美國	發現端粒和端粒酶如何保護染色體。
	卡羅琳・維德尼・卡蘿・格萊德（Carolyn Widney "Carol" Greider）	美國	
	傑克・索斯塔克（Ｊａｃｋ Szostak）	美國	
2010	羅伯特・傑弗里・愛德華茲爵士（Sir Robert Geoffrey Edwards）	英國	關於試管嬰兒方面的研究。
2011	布魯斯・博伊特勒（Bruce Beutler）	美國	關於先天免疫機制激活的發現與研究。
	朱爾斯・A・霍夫曼（Jules A. Hoffmann）	法國	
	瑞夫・馬文・史坦曼（Ralph Marvin Steinman）	加拿大	關於樹狀細胞和其在後天免疫中的作用
2012	約翰・伯特蘭・格登爵士（Sir John Bertrand Grdon）	英國	關於幹細胞的研究。全球首位複製（蝌蚪）動物之始祖大師。

（續）

年份	獲獎者	國籍	獲獎原因
	山中伸彌 （神戶大學醫學士，大阪市立大醫學博士，京都大學iPS細胞研究所所長）	日本	發現成熟細胞可再程式化成多功能性細胞（The Mature Cells Can Be Reprogrammed To Become Pluripotent Cells）。其簡稱iPS 細胞（Induced Rluripotent Stem Cells）誘導式多功能幹細胞之創新研發，只需要將4種特殊基因：①Oct 3/4, ②Sox 2, ③Klf 4, ④c-Myc，置於成熟之纖維母細胞，即可誘導細胞實行「再程式化」（Reprog-Ramming），使細胞回復具有類似胚胎幹細胞之功能與特性。此種新型幹細胞因此稱為iPS。 其特別優點在於纖維母細胞可以直接由患者之皮膚取得，故不會有免疫排斥問題；也可避開胚胎幹細胞（Embryonic Stem Cells）之醫學倫理道德爭議的難題。iPS 細胞具抗老化且能提供組織再生及修復能力。對目前全球臨床上最難克服之難病醫療及再生醫療，必將帶來革命性之突破！利用iPS作為研發遺傳難治疾病及再生醫療之疾病機序以及新藥開發，諸如不孕症及不限年齡訂製寶寶，必給此項偉大發明專利之山中伸彌教授的祖國——日本帶來數10兆元的經濟醫療製藥商機，並重新洗牌讓日本步上引導全球醫療臨床及相關生物科技製藥之世界頂尖的地位！證明黃種人為世界最優秀智慧民族之一。

*資訊完全取自並引用於瑞典·諾貝爾獎基金會提供資料及山中伸彌教授論文。

第十二章　醫師失業時代

第一節　醫師過剩

　　根據 OECD「Health Data 2010」之世界先進國家保健統計資訊得知，每 10 萬人口醫師人數比例，2010 年就已嚴重過剩國家，首推①義大利（550 人）、②比利時（450 人）、③挪威（415 人）、④德國（348 人）、⑤瑞典（346 人）、⑥法國（340 人）、⑦奧地利（348 人）、⑧葡萄牙（338人）、⑨西班牙（328 人）、⑩北韓（323 人）。

　　日本因為全國病床數最多，高達 1,660,784 床（人口每千人病床數13.2），造成病床每床護理師平均數只有 0.4，為先進國家護理師最嚴重缺乏的國家（英國最過剩 1.7，其次為美國、瑞典、義大利、加拿大、德國、法國）。

　　依照各國衛生行政及醫師公會機關提供之資訊，得知醫師過剩問題已國際化，而引起聯合國世界衛生組織（WHO）之重視，以世界衛生組織之立場，目前全球正處於 70 億人口爆炸過剩之史無前例危機中，全球只有五大洲各國家醫師分配不均之問題，而不應該存在醫師過剩的問題，尤其是落後醫學教育的非洲大部分國家。

　　目前以歐盟及歐洲的醫師過剩問題比較嚴重（如表內各國醫師數及失業率），醫師過剩之國家依五大洲之分布如下：

	五大洲別	國家・地區
1	歐洲	義大利、比利時、挪威、德國、瑞典、法國、瑞士、奧地利、葡萄牙
2	亞洲	俄羅斯、以色列、北韓
3	美洲	巴西、阿根廷
4	非洲	南非
5	大洋洲	New Caledonia（新喀里多尼亞）

　　尤其在臺灣地區及中國兩岸四地，因為國際醫療人力資訊閉塞，造成最優秀頭腦之高中畢業生，深受父母功利主義影響，因而無法真正依照自身人生規劃興趣，大量盲目就讀醫科，目的並不是真正想抱著「懸壺濟世」之慈善服務為目標情操，只是抱著自私自利賺錢之不當心態學醫罷了，所以我們有義務將此資訊公諸於世。

各國醫師數及失業率

（各國衛生統計）	（每1000人口之醫師比例）	（年度）	（失業率）
英國	2.5%	2009年	3.0%
美國	2.7%	2009年	3.8%
西班牙	3.2%	2003年	4.0%
挪威	4.1%	2003年	8.0%
南韓	2.0%	2010年	2.0%
日本	1.6%	2012年	0.2%
義大利	5.5%	2010年	18.0%
印度	0.6%	2004年	0.1%
德國	3.4%	2003年	6.0%
法國	3.4%	2010年	9.1%
中國	1.5%	2005年	14.5%
加拿大	2.1%	2003年	2.8%
瑞典	3.4%	2010年	6.0%
瑞士	3.6%	2002年	4.8%

（續）

（各國衛生統計）	（每1000人口之醫師比例）	（年度）	（失業率）
俄羅斯	4.2%	2003年	9.0%
比利時	4.5%	2011年	5.9%
奧地利	3.4%	2003年	4.7%
墨西哥	1.5%	2003年	7.0%
澳洲	2.5%	2002年	3.0%
紐西蘭	2.2%	2003年	2.8%
北韓	3.2%	2003年	2.1%
葡萄牙	3.3%	2003年	3.9%
芬蘭	2.6%	2003年	5.0%
荷蘭	3.1%	2003年	4.1%
印度	0.6%	2004年	0.1%
澳門	1.5%	1987年	3.1%
香港	1.3%	1995年	0.5%
丹麥	2.9%	2002年	3.8%
臺灣	1.8%	2003年	0.6%
	事實上臺灣醫師失業慘況比想像中還嚴重（0.6%～3%），尤其是婦產科、皮膚科（剪報）		

*各國醫師公會及衛生部之回答，依年度別而不同。

臺灣今後醫療社會學最嚴重的問題焦點，在於教考用之中央醫療行政之荒廢危機，隨著13年來教育改革之失敗，濫設國公立大學於各縣市，技職教育因專科浮濫升格為有名無實之「科技大學」，讓臺灣技術專業人才教育徹底崩盤，國家代工產業經濟結構永遠陷於泥沼中，至今仍無法脫胎換骨。

至於醫療教育產業方面，最嚴重的問題誠如聯合報及中國時報報導：

1. 醫師失業問題日趨嚴重（聯合報）。

2. 醫德教育失敗（中國時報）。

部分醫學院只顧賺錢之功利投機主義橫行，連美國醫學院必修之「醫

學史」及「醫療社會學」等課程都被取消,主管的中央教育部高教司都不聞不問!「醫學倫理」的課程也是必修可有可無地不被重視。

醫師　連開皮膚科　都會倒

【記者李樹人、林進修／臺北報導】

「錢越來越難賺了,連開皮膚科診所,也會關門!」一名資深皮膚科醫師感嘆說,醫師的黃金年代已經過去了,手中捧的看似是金飯碗,其實只是鍍金的,他奉勸一心想賺大錢的年輕人,最好不要進醫學院。

健保總額制度實施之後,醫師褲頭被勒緊了,加上近幾年來,景氣欠佳,醫師的收入更是一年不如一年。據了解,有些新面孔的年輕主治醫師每次門診只有一、二十個病患,算算月薪才五、六萬元,還不如科技新貴。

30多歲的小偉目前是北部某區域醫院心臟內科主治醫師,一談到薪水,他就覺得無奈,因為與三年前相較,他月薪幾乎打了七折。他感嘆地說,如果不是因為興趣,到夜市賣炸雞,可能還比醫師賺得還多。

小偉透露,最近就有不少住院醫師寧願放棄升主治的機會,繼續當住院醫師,並非不想獨當一面,而是基於現實問題,因為薪水變少了,當了菜鳥主治醫師之後,門診病人不多,月薪竟然只有六萬多。

因為住院醫師有底薪,外加值班費,一個月還有八、九萬,沒想到升上主治醫師之後,沒了底薪,績效又不好,算算月薪只有六萬多。最後向醫院提出申請,不當主治,繼續當住院醫師。

另外,有人認為整形科醫師賺錢很容易,其實,賠錢的人還是大有人在,只要遇到了醫療糾紛,可能一次就得賠上好幾百萬元。繼續留在醫院打拚的醫師則必須多鼓勵病患多作自費手術、檢查或是藥物,醫師變成高級直銷人士。只因病人自費金額越高,就能拿更多的抽成,不然光靠門診

的收入，實在不夠用。

（資料來源：聯合報）

第二節 醫師失業

　　醫師過剩必然造成醫師失業之結果，所以歐洲醫師過剩最嚴重之國家，如義大利、法國、德國、瑞典、挪威，醫師失業問題也最嚴重。1995年義大利之醫師失業率就高達 18%，為全世界醫師失業率最高最嚴重的國家！其次依序為中國、法國、俄羅斯、挪威等五國，被稱為全球醫師失業最高之五大國家。墨西哥、德國、瑞典、比利時、芬蘭等五國，也是醫師高失業率國家，通稱為世界十大醫師失業率最高國家。

　　美國自 1980～2005 年之間，開業醫師人數從 27.2 萬增加至 56.32 萬，開業醫師增加比率為 207%，但同期間美國人口之成長率只有約 30%，如果考慮到美國戰後嬰兒潮第一波人口在 2006 年開始到達退休年齡，人口快速高齡化加重對醫療之需求，加上經濟成長因素與美國健保因素，可能就減緩開業醫爆增之威脅問題。數十年來美國每年醫學院醫科畢業生都在 1.5 萬人，基層一般科別醫師所占比例稍有增加，但外科醫師則逐漸減少，女性醫師則從 1980 年約 8% 爆增至 2005 年之 27%，目前美國醫科學生之男女比例已接近 1 比 1。

　　美國醫學院必須接受美國醫師公會（American Medical Association, AMA）之評鑑，住院醫師訓練課程也由 AMA 審核與評鑑，各專科醫師執照之發放與資格標準之訂定則由各州之專科醫學會管轄。

　　美國醫師之薪酬，由於醫療服務價格已經不再由醫師主導，而由醫療服務之付費者（健保組織）在訂定價格，故醫師薪酬已經在下降中。但美國醫師醫療糾紛保險費相當昂貴，而且每年以 10% 之幅度成長，成為醫

師執業成本中相當負擔之項目。AMA 報告指出，美國各科醫師之年收及醫療糾紛保險費（每年）：

科別	保險費	年收入
內科	1.5萬美元	年收約16萬美元
外科	2.5萬美元	年收約18.4萬美元
婦產科	4.5萬美元 （加州6.0萬美元）	年收約17.8萬美元

　　婦產科醫師為降低保險費風險，大都只從事婦科而不看產科診療，有些醫師則搬到保險費較低的州去執業，或者當每小時執業淨收入降至一定程度，比如少於存款利息所得或理財所得時，美國有些醫師則乾脆退休，這也是美國醫師失業之主因之一。

　　美國的醫療糾紛訴訟聞名於世，醫師從事對抗之防衛性醫療（Defensive Medicine）也特別多，為避免任何誤診，便將所有檢驗或檢診全部都做，同時留下紀錄，以防病患萬一提出告訴時，可當作保護醫師或為自己辯護之有利證據。過去 20 餘年來，加州之醫療糾紛保險費上漲率是 168%，其他州甚至高達 420%。

　　美國之實證研究發現，醫療服務普遍有「分配效率之問題」，也就是沒有運用最便宜之生產投入組合，去製造一定程度之服務。美國醫療問題出現使用過多較昂貴之醫師時間，卻少用較便宜之專科護理師（Nurse Practitioners）、麻醉護士（Nurse Anesthetists）、醫師助理（Physician Assistants）等專業人員的時間。

　　美國的專科護理師，除了管制藥品之外，也可以開藥給病患，麻醉護士可以開麻醉藥品給患者，但不可進行醫療診斷評估，醫師助理也可在醫師授權下只可以開非管制藥品給病患。臺灣之一切制度在皆唯「美」是從

的現狀下，唯有醫療分工及醫藥分業與 Primary Care System，不學習美國醫療及醫藥行政之優點而獨具一格，造成全球唯一之醫學中心濫設過多及假醫藥分業的病態醫療社會異象國度，這些都是政府及國會與衛生福利部縱容所造成之惡果。美國也在 1800 年代濫設醫學院及醫院，醫療品質相當低下，1870 年代上萬美國醫師進入德國及澳洲受專業醫學訓練留學，歸國後引進美國世界最新技術，變成賺錢的開業醫院，也成就了哈佛、耶魯等世界醫學名校。

義大利已有 8 萬醫師失業中，占義大利約 33 萬醫師之 24%，原因歸納在醫學專業化並無醫學教育評鑑標準，政府無法有效地介入改善。正如 19 世紀初葉的美國，利益相結合之醫學士學位浮濫供給，高達 400 所醫學院。正如目前臺灣小島世界密度最高之濫設 22 所醫學中心一般，醫院教學品質及主任專科醫師素質並不佳，不到五十歲、臨床經歷並不豐富之醫學中心科主任臨床醫師比比皆是！

醫學是所有人類社會的專門職業中最專業的行業，故美國康乃爾（Cornell）醫學院，對有關醫學教育之社會學研究重點，必須要求醫科學生應具備 2 項特質：

1. 擁有對病人的情緒抽離的能力。

2. 擁有容忍不確定性的能力。

加拿大直至 1961 年醫院保險才開始普及化，1970 年代健保支出約占 7%，1980 年代升至 8% 以上，加拿大一般都是私人開業醫院、論次計酬，但像美國私人健康保險公司利益集團操控之流弊是不被允許的，國家經由政府和醫療協會協商制價，以全民健康保險給付醫師費用，並具有由公共財支付之私人健康照護輸送系統。

加拿大國民對健康照護輸送系統有較大滿意度之理由，爲比美國較低醫療費用及較公平性。加拿大病患不必直接付錢給醫師及醫院，但最大之

缺點類似英國，爲過度漫長之候診時間。21世紀加拿大面臨之主要挑戰是在人口嚴重老化之下，如何維持健康照護之品質，以及醫院倒閉之流行與醫師提早退休失業之嚴重醫療人力供需問題。

英國爲歐洲第一個建立全民免費醫療照顧之健康照護系統福利國家，一般科醫師被要求不能對病患收費，病患有權利選擇醫師診療。同時一般科醫師必須將病患轉診，當然此乃在緊急醫療有必要接受專科醫師診療之情況。英國醫療協會（British Medical Association, BMA）現爲英國最有權利及影響力的醫療組織。

瑞典的 National Health Service（NHS）資金來自稅收，瑞典之稅收是全球最高的，1995年起高收入階層稅收爲56%，1985年起健保費用占GDP 9.4%以上，瑞典之健康照顧財源有61%來自稅收，27%來自國家，8%來自健康保險系統，4%由病患支付。因爲稅收高，造成醫師提早退休，享受世界最佳福利之傾向越來越高，所以醫師失業率也是全球最高之十大國家之一（6%）。

本節特別刊載各國十大死因之主要原因，在於各國各科別臨床上死因排名，攸關各國家各臨床科別醫師之失業率，正如包括臺灣在內之地區或國家，因生育率過低，造成開業之婦產科醫院診所倒閉而失業的例子層出不窮。能排上各國十大死因，表示該疾病科別之患者最多，所以該十大相關臨床科別的醫師過剩或醫師失業的問題，就沒有那麼嚴重。

醫師失業問題必將越來越國際化，而且會因爲各國經濟、社會等特殊因素，造成例如生育率越來越低，而形成先進或開發中國家各國婦產科醫師失業越來越嚴重之問題，也因爲醫科畢業生逃避容易過勞之六大傳統臨床大科，一窩風盲目轉行美容、皮膚及五官科等臨床科目，不久的將來，臺灣的美容整形科等醫師，即將面臨過剩，最終導致美容醫學科臨床醫師大量失業的時代來臨！

　　目前醫師失業最嚴重的義大利及西班牙希臘等歐諸四國，醫師改行當計程車司機之例比比皆是，已是歐洲社會人盡皆知的公然事實。

德國

1. 人口數：81,800,000（2010 年 1 月估計）

2. 每 10 萬人口之醫師比例：348 人（2010 年）

3. 健康醫療支出：2840（美元）（平均每人每年費用）

4. 十大死因：

　⑴心臟病

　⑵惡性腫瘤

　⑶腦血管疾病

　⑷意外傷害

　⑸肺炎

　⑹血管硬化

　⑺精神病

　⑻高齡

　⑼糖尿病

　⑽血栓

5. 醫師失業率：6%

韓國

1. 人口數：南韓 50,062,000（2010 年 2 月估計）

2. 每 10 萬人口之醫師比例：200 人（2010 年）

3. 健康醫療支出：948（美元）（平均每人每年費用）

4. 十大死因：

　⑴癌症

⑵ 腦血管疾病

⑶ 心血管疾病

⑷ 自殺

⑸ 糖尿病

⑹ 肝病

5. 醫師失業率：2%

法國

1. 全國總人口數：65,447,374（2010 年 1 月）

2. 每 10 萬人口之醫師比例：340 人

3. 健康醫療支出：2050 美元（1997 年）（平均每人每年費用）

4. 十大死因：

⑴ 冠心病

⑵ 中風

⑶ 老年癡呆症（阿茲海默症）

⑷ 肺癌

⑸ 結腸直腸癌

⑹ 流感和肺炎

⑺ 乳腺癌

⑻ 其他受傷

⑼ 糖尿病

⑽ 前列腺癌

5. 醫師失業率：9.1%

比利時

1. 全國總人口：10,950,000（2011 年）

2. 每 10 萬人口之醫師比例：450 人

3. 健康醫療支出：1747 美元（1997 年）（平均每人每年費用）

4. 十大死因：

　⑴ 冠心病

　⑵ 中風

　⑶ 肺癌

　⑷ 流感和肺炎

　⑸ 肺部疾病

　⑹ 老年癡呆症

　⑺ 結腸直腸癌

　⑻ 乳腺癌

　⑼ 自殺

　⑽ 前列腺癌

5. 醫師失業率：5.9%

奧地利

1. 全國總人口數：8,414,638（2011 年）

2. 每十萬人口之醫師比例：340 人

3. 健康醫療支出：1748 美元（1995 年）（平均每人每年費用）

4. 十大死因：

　⑴ 冠心病

　⑵ 中風

　⑶ 肺癌

　⑷ 糖尿病

　⑸ 高血壓

⑹ 結腸直腸癌

⑺ 肺部疾病

⑻ 乳腺癌

⑼ 胰臟癌

⑽ 肝病

5. 醫師失業率：4.7%

美國

1. 人口數：303,824,646（2008 年）

2. 每 10 萬人口之醫師比例：270 人（2009 年）

3. 健康醫療費支出：7,960 美元（2009 年）（平均每人每年費用）

4. 十大死因：

⑴ 心血管疾病

⑵ 癌症

⑶ 慢性阻塞性肺病

⑷ 中風（腦血管有關的疾病）

⑸ 意外傷害

⑹ 老人癡呆症

⑺ 糖尿病

⑻ 流行性感冒及其併發症

⑼ 腎臟方面的疾病

⑽ 自殺

5. 醫師失業率：3.8%

日本

1. 人口數：127,433,494（2007 年）

2. 每 10 萬人口之醫師比例：170 人（2012 年）

3. 健康醫療費支出：2,878 美元（2008 年）（平均每人每年費用）

4. 十大死因：

　⑴ 惡性腫瘤

　⑵ 心臟疾病

　⑶ 腦血管病

　⑷ 肺炎

　⑸ 衰減

　⑹ 意外

　⑺ 自殺

　⑻ 腎功能衰竭

　⑼ 慢性阻塞性肺部疾病

　⑽ 肝病

5. 醫師失業率：0.2%（2012 年）

英國

1. 人口數：60,943,912（2008 年）

2. 每 10 萬人口之醫師比例：250 人（2009 年）

3. 健康醫療費支出：3,487 美元（2009 年）（平均每人每年費用）

4. 十大死因：

　⑴ 男性十大死因：

　　心臟病

　　腦血管疾病

　　肺癌

　　慢性呼吸道疾病

感冒／肺炎

攝護腺癌

大腸癌

淋巴癌

老人癡呆症

動脈瘤

(2) 女性十大死因：

心臟病

腦血管疾病

感冒／肺炎

老年癡呆症

慢性呼吸道疾病

肺癌

乳癌

心臟衰竭

大腸癌

泌尿疾病

5. 醫師失業率：3%

挪威

1. 國家人口數：4,850,000（2009 年估計數）

2. 每 10 萬人口之醫師比例：413 人（2003 年）

3. 健康醫療費支出：5,352 美元（2009 年平均每人每年醫療費用）

4. 死亡原因排名：

(1) 缺血性心臟病

⑵腦血管病變

⑶氣管癌、支氣管癌與肺癌

⑷乳癌

⑸自殺

⑹支氣管炎、肺囊腫、氣喘

⑺胃癌

⑻交通事故

⑼慢性肝病及肝硬化

5. 醫師失業率：8.0%

澳洲

1. 國家人口數：22,039,500（2009 年 11 月 1 日）

2. 每 10 萬人口之醫師比例：250 人（2012 年）

3. 健康醫療費支出：3,445 美元（2009 年平均每人每年醫療費用）

4. 死亡原因排名：

⑴缺血性心臟病

⑵腦血管病變

⑶氣管癌、支氣管癌、肺癌

⑷乳癌

⑸自殺

⑹支氣管炎、肺囊腫、氣喘

⑺交通事故

⑻胃癌

⑼慢性肝病及肝硬化

5. 醫師失業率：3%

瑞典

1. 國家人口數：9,131,425（2007 年估計值）

2. 每 10 萬人口之醫師比例：346 人（2010 年）

3. 健康醫療費用支出：3,721 美元（2009 年平均每人每年醫療費用）

4. 死亡原因排名：

   (1) 缺血性心臟病

   (2) 腦血管病變

   (3) 乳癌

   (4) 氣管癌、支氣管癌與肺癌

   (5) 自殺

   (6) 支氣管炎、肺囊腫、氣喘

   (7) 胃癌

   (8) 交通事故

   (9) 慢性肝病及肝硬化

5. 醫師失業率：6%

紐西蘭

1. 國家人口數：4,134,200（2006 年 3 月）

2. 每 10 萬人口之醫師比例：220 人（2003 年）

3. 健康醫療費用支出：2,982 美元（2009 年平均每人每年醫療費用）

4. 死亡原因排名：

   (1) 缺血性心臟病

   (2) 腦血管病變

   (3) 氣管癌、支氣管癌、肺癌

   (4) 乳癌

　　⑸ 交通事故

　　⑹ 自殺

　　⑺ 支氣管炎、肺囊腫、氣喘

　　⑻ 胃癌

　　⑼ 慢性肝病及肝硬化

5. 醫師失業率：2.8%

臺灣

1. 國家人口數：23,224,912（100 年 12 月）

2. 每 10 萬人口之醫師比例：181 人（2003）

3. 十大死因（2011 年）：

　　⑴ 惡性腫瘤

　　⑵ 心臟疾病

　　⑶ 腦血管

　　⑷ 肺炎

　　⑸ 糖尿病

　　⑹ 事故傷害

　　⑺ 慢性下呼吸道

　　⑻ 慢性肝病及肝硬化

　　⑼ 高血壓

　　⑽ 腎病變

4. 醫師失業率：0.6%（2003 年）

　　失業醫師數：229 人（2003 年）

中國

1. 國家人口：1,306,313,812（2006 年）

2. 每十萬人口之醫師比例：151 人（2005 年）

3. 十大死因（2004 年）：

鄉村：

(1) 呼吸系病

(2) 腦血管病

(3) 惡性腫瘤

(4) 心臟病

(5) 損傷和中毒

(6) 消化系病

(7) 泌尿、生殖系病

(8) 新生兒病

(9) 肺結核

(10) 內分泌、營養和代謝及免疫疾病

城市：

(1) 惡性腫瘤

(2) 腦血管病

(3) 心臟病

(4) 呼吸系病

(5) 損傷與中毒

(6) 內分泌、營養和代謝及免疫疾病

(7) 消化系病

(8) 泌尿、生殖系病

(9) 精神病

(10) 神經系病

4. 醫師失業率：14.5%

義大利

1. 義大利總人口：58,145,321（2008 年估計）

2. 每 10 萬人口之醫師比例：550 人（2010 年）

3. 健康醫療費用支出：1,589 美元（1997 年平均每人每年費用）

4. 義大利十大死因：心血管疾病、惡性腫瘤、事故和愛滋病。

   (1) 血性心臟病

   (2) 腦血管疾病

   (3) 氣管支氣管肺癌、癌症

   (4) 女性乳房癌

   (5) 氣喘、肺氣腫、支氣管炎

   (6) 癌症胃

   (7) 慢性肝病

   (8) 肝硬化

   (9) 交通事故

   (10) 自殺

5. 失業醫師率：

   在義大利的開放進入醫療學校的傳統政策，已導致慢性生產過剩的醫生，與醫師失業率在 1995 年達到 18%。

墨西哥

1. 墨西哥人口數：112,322,757（2010 年估計）

2. 每 10 萬人口之醫師比例：150 人（2003 年）

3. 健康醫療費用支出：391 美元（1997 年平均每人每年費用）

4. 墨西哥十大死因：2004 年統計出墨西哥十大死因

   (1) 心臟疾病

　　(2) 糖尿病併發症

　　(3) 癌症

　　(4) 外傷

　　(5) 肝病（酒精和非酒精飲料）

　　(6) 中風

　　(7) 預產期併發症

　　(8) 慢性阻塞性肺病

　　(9) 肺炎及流感

　　(10) 腎功能衰竭

5. 醫師失業率：7%

俄羅斯

1. 羅斯人口數：143,100,000（2010 年估計）

2. 每十萬人口之醫師比例：425 人（2003 年）

3. 健康醫療費用支出：1,038 美元（2009 年平均每人每年費用）

4. 俄羅斯十大死因：

　　(1) 冠心病

　　(2) 心臟疾病

　　(3) 其他受傷

　　(4) 肺癌

　　(5) 中毒

　　(6) 愛滋病

　　(7) 肝病

　　(8) 胃癌

　　(9) 結腸直腸癌

⑽ 自殺

5. 醫師失業率：9%

一、各國人口

國家	人口數	年度
中國	1,336,718,015	2011
美國	311,705,000	2011
俄羅斯	138,739,892	2011
日本	126,475,664	2011
墨西哥	112,336,538	2011
德國	81,471,834	2011
法國	65,102,719	2011
英國	62,435,709	2011
義大利	61,016,804	2011
南韓	48,754,657	2011
西班牙	46,148,605	2011
加拿大	34,030,589	2011
北韓	24,457,492	2011
臺灣	23,071,779	2011
澳洲	21,766,711	2011
比利時	10,431,477	2011
瑞典	9,088,728	2011
奧地利	8,404,252	2011
挪威	4,691,849	2011
紐西蘭	4,290,347	2011
瑞士	7,639,961	2011
澳門	556,800	2011
新加坡	4,740,737	2011
芬蘭	5,259,250	2011
丹麥	5,529,888	2011
葡萄牙	10,636,979	2011

二、各國醫師數及失業率

各國衛生統計	每1000人口之醫師比例	年度	失業率
英國	2.5%	2009年	3.0%
美國	2.7%	2009年	3.8%
西班牙	3.2%	2003年	4.0%
挪威	4.1%	2003年	8.0%
南韓	2.0%	2010年	2.0%
日本	1.6%	2012年	0.2%
義大利	5.5%	2010年	18.0%
印度	0.6%	2004年	0.1%
德國	3.4%	2003年	6.0%
法國	3.4%	2010年	9.1%
中國	1.5%	2005年	14.5%
加拿大	2.1%	2003年	2.8%
瑞典	3.4%	2010年	6.0%
瑞士	3.6%	2002年	4.8%
俄羅斯	4.2%	2003年	9.0%
比利時	4.5%	2011年	5.9%
奧地利	3.4%	2003年	4.7%
墨西哥	1.5%	2003年	7.0%
澳洲	2.5%	2002年	3.0%
紐西蘭	2.2%	2003年	2.8%
北韓	3.2%	2003年	2.1%
葡萄牙	3.3%	2003年	3.9%
芬蘭	2.6%	2003年	5.0%
荷蘭	3.1%	2003年	4.1%
印度	0.6%	2004年	0.1%
澳門	1.5%	1987年	3.1%
香港	1.3%	1995年	0.5%
丹麥	2.9%	2002年	3.8%
臺灣	1.8%	2003年	0.6%
	事實上臺灣醫師失業慘況比想像中還嚴重（0.6%～3%），尤其是婦產科、皮膚科		

＊各國醫師公會及衛生部之回答，依年度別而不同。

三、各國十大死因

(一)日本的十大死因

順位	死因
1	惡性腫瘤
2	心疾患
3	腦血管疾患
4	肺癌
5	意外事故
6	衰老
7	自殺
8	腎不全
9	肝疾患
10	慢性閉塞性肺疾患

(二)臺灣（100年）十大主要死因

順位	死因	死亡人數占率
1	惡性腫瘤	28.0%
2	心臟疾病	10.9%
3	腦血管疾病	7.1%
4	糖尿病	6.0%
5	肺炎	6.0%
6	事故傷害	4.4%
7	慢性下呼吸道疾病	3.9%
8	慢性肝病及肝硬化	3.4%
9	高血壓性疾病	3.0%
10	腎炎、腎病症候群及腎病變	2.9%

備註：2011年國人主要十大死因與上年比較、原排名第四肺炎及排名第五糖尿病對調。

㈢死亡原因─標準化死亡率，2009年（每100萬居民）歐盟27國

	癌症 (2)	肺癌 (3)	結腸─ 直腸癌	腦血管 疾病	心臟疾 病(4)	呼吸 疾病	運輸 事故	女性	
								乳腺癌	子宮癌
歐盟27國	169.0	38.6	18.9	217.3	79.8	43.6	7.4	23.1	7.2
比利時	174.5	46.3	18.4	198.2	67.5	68.9	10.6	29.4	6.2
保加利亞	161.2	36.3	21.8	605.0	116.1	39.7	11.0	21.3	13.5
捷克共和國	197.5	41.5	27.0	357.2	170.2	43.8	9	20.0	9.5
丹麥	188.9	48.2	23.8	159.5	59.8	66.5	5.5	28.9	5.7
德國	159.8	34.3	18.1	217.1	84.4	39.5	5.0	24.0	5.5
愛沙尼亞	187.3	35.5	21.1	423.6	204.8	23.9	8.1	22.1	9.9
愛爾蘭	180.8	39.9	20.1	190.1	102.3	70.6	5.9	28.1	8
希臘	153.5	40.1	12.4	244.6	67.4	53.7	13.6	21.1	5.3
西班牙	153.0	36.1	20.0	143.2	45.4	50.3	5.7	17.6	5.8
法國	166.0	36.6	16.7	124.7	33.8	27.3	6.9	24.1	6.4
義大利	161.2	35.2	17.4	173.8	60.3	28.6	8.3	23.5	5.1
塞浦路斯	123.1	25.0	10.0	194.4	70.7	39.4	10.5	21.5	4.2
拉脫維亞	193.5	37.1	20.8	479.5	254.5	22.7	10.8	25.2	13.3
立陶宛	190.5	37.1	21.8	496.8	305.1	35.7	12.8	24.2	14.3
盧森堡	165.8	40.5	19.4	186.2	44.8	44.3	9.1	24.5	4.5
匈牙利	243.2	70.5	34.8	421.2	214.8	44.3	10.1	28.1	10.3
馬耳他	153.1	28.5	18.5	212.2	115.8	51.1	4.9	34.4	6.1
荷蘭	182.4	46.2	21.1	150.2	42.8	52.8	3.9	26.8	5.0
奧地利	157.9	32.6	16.4	213.0	97.8	28.3	6.9	22.8	6.2
波蘭	201.6	53.0	21.9	355.4	96.7	41.8	12.1	20.3	12.2
葡萄牙	156.2	26.5	22.0	177.6	42.2	63.7	9	20.2	8.4
羅馬尼亞	181.4	42.3	19.5	548.4	188.8	50.6	15.1	22.6	17.4
斯洛文尼亞	198.5	39.0	26.5	231.7	64.4	37.8	9.3	25.5	8.4
斯洛伐克	197.0	37.6	28.8	450.0	270.1	51.7	9.2	21.3	12.4
芬蘭	134.8	25.9	13.2	218.1	122.5	24.4	6	19.4	5.6
瑞典	144.8	25.1	17.2	186.9	83.7	30.7	3.8	19.1	6.4
聯合王國	172.6	40.3	17.0	169.2	80.8	69.6	4.0	25.4	5.9
冰島	155.9	38.0	17.1	172.7	83.2	42.3	4.2	20.1	2.7

（續）

	癌症(2)	肺癌(3)	結腸—直腸癌	腦血管疾病	心臟疾病(4)	呼吸疾病	運輸事故	女性	
								乳腺癌	子宮癌
挪威	156.4	33.5	22.1	157.6	65.9	49.4	5.2	19.0	6.4
瑞士	146.1	30.4	15.1	161.2	66.1	27.2	5.0	22.1	5.1
克羅地亞	211.8	49.4	28.5	387.6	158.4	33.2	12.9	25.4	9.6
前南斯拉夫的馬其頓共和國	173.8	42.5	18.8	566.4	89.7	33.4	7.2	23.7	10.5

資料來源：歐盟統計局（在線數據代碼：hlth-cd-asdr）

四美國十大死因與死亡人數

順位	死因	死亡人數
1	心臟疾病	599,413
2	惡性腫瘤	567,628
3	慢性下呼吸道疾病	137,353
4	中風（腦血管病）	128,842
5	事故（意外傷害）	118,021
6	阿爾茨海默氏病	79,003
7	糖尿病	68,705
8	流感和肺炎	53,692
9	腎炎，腎病症候群，腎病	48,935
10	故意自我傷害（自殺）	36,909

Washington, D.C.: U.S. Government Printing Office, 2011a
National Center for Health Statistics, Health, United States, 2011

五墨西哥的十大死因

順位	死因	死亡
1	心臟病	77,045
2	惡性腫瘤	34,267
3	老年癡呆症	2,615
4	肺癌	7,343

（續）

順位	死因	死亡
5	結腸直腸癌	4,672
6	肺部疾病	22,884
7	流感和肺炎	16,535
8	高血壓	71,906
9	高血壓	17,838
10	腎臟病	13,591

http://translate.google.com.tw/translate?hl=zh-TW&langpair=en%7Czh-TW&u=http://www.worldlifeexpectancy.com/news/spain-vs-mexico-top-10-causes-of-death

㈥韓國的主要死因

順位	死因
1	癌症
2	腦血管疾病
3	心血管疾病
4	自殺
5	糖尿病
6	肝病

㈦加拿大的十大死因

順位	死因	死亡人數占率
1	癌症	29.5%
2	心臟病	22.9%
3	中風	6.5%
4	慢性下氣管疾病	4.4%
5	意外傷害	4%
6	糖尿病	3.5%
7	流感及肺炎	2.5%
8	老人癡呆症	2.4%
9	自我傷害或自殺	1.6%
10	腎病及腎衰竭	1.6%

(八)英國男性和女性的十大死因

順位	男性死因	女性死因
1	心臟病	心臟病
2	腦血管疾病	腦血管疾病
3	肺癌	感冒／肺炎
4	慢性呼吸道疾病	老年癡呆症
5	感冒／肺炎	慢性呼吸道疾病
6	攝護腺癌	肺癌
7	大腸癌	乳癌
8	淋巴癌	心臟衰竭
9	老人癡呆症	大腸癌
10	動脈瘤	泌尿疾病

(九)澳洲的十大死因

順位	死因	死亡人數
1	缺血性心臟疾病	22,729
2	中風	11,491
3	氣管和肺癌	7,626
4	老年癡呆症和阿茲海默症	7,320
5	慢性下呼吸道疾病	5,762
6	結腸癌和直腸癌	4,107
7	糖尿病	3,810
8	血液和淋巴腫瘤（包括白血病）	3,603
9	心臟衰竭	3,444
10	腎臟和泌尿系統疾病	3,230

(十)中國的城市居民和農村居名前十大死因

順位	城市居名的死因	農村居名的死因
1	惡性腫瘤（癌症）	呼吸系統病
2	腦血管病	腦血管病
3	心臟病	惡性腫瘤

（續）

順位	城市居名的死因	農村居名的死因
4	呼吸系統病	心臟病
5	損傷及中毒	損傷及中毒
6	消化系統病	消化系統病
7	內分泌營養和代謝疾病	泌尿生殖系統病
8	泌尿生殖系統病	內分泌營養和代謝疾病
9	精神障礙	肺結核
10	神經系統病	精神障礙

四、健康醫療費支出

全民健保與各國醫療保健支出占國民生產毛類（GDP）比率之比較：

國名	每人平均GDP（千美元）	醫療保健支出占GDP比率%	公共醫療保健支出占總醫療保健支出比率%
臺灣	10.74	5.27	64
美國	23.2	14.0	45.7
瑞典	22.3	9.3	67.9
盧森堡	21.8	7.4	91.4a
日本	19.7	7.0	71.2
加拿大	19.1	10.8	72.7
奧地利	18.1	8.8	65.2
丹麥	17.8	6.6	82.0
挪威	17.6	8.0	94.8
義大利	17.5	8.5	75.2
冰島	17.1	8.0	85.2
澳洲	16.8	7.9	67.6
瑞典	16.7	7.9	85.6
芬蘭	14.5	9.4	79.3
紐西蘭	14.4	7.7	79.0
葡萄牙	9.8	6.0	69.8

（續）

國名	每人平均GDP（千美元）	醫療保健支出占GDP比率%	公共醫療保健支出占總醫療保健支出比率%
希臘	6.3	5.4	76.1
土耳其	3.7	4.1	65.7
德國	20.4	8.7	71.5
法國	18.6	9.4	74.8
比利時	18.2	7.9	88.9
荷蘭	17.0	8.6	76.6
英國	16.3	7.1	84.4
西班牙	12.9	7.5	80.5
愛爾蘭	12.4	7.1	76.1b

註：1.資料來源：
　　(1)The reform of health care systems-A review of seventeen OECD countries. 1994.
　　(2)The reform of health care-A comparative analysis of seven OECD countries. 1993.
　2.臺閩地區為1995年資料。
　3.各國資料多為1992年，其中「a」標示者為1990年資料，「b」標示者為1991年資料。

五、世界主要國家實施健保

德國	1883年
奧地利	1888年
瑞士	1911年
蘇聯	1912年
荷蘭	1913年
英國	1948年
日本	1961年
加拿大	1961年
臺灣	1987年
美國	2012年

六、世界各國平均壽命

國家	平均壽命	年度
加拿大	81.38歲	2011
法國	81.19歲	2011
西班牙	81.17歲	2011
瑞士	81.07歲	2011
瑞典	81.07歲	2011
澳門	84.41歲	2011
日本	82.25歲	2011
香港	82.04歲	2011
新加坡	82.14歲	2011
澳洲	81.81歲	2011
義大利	81.77歲	2011
紐西蘭	80.59歲	2011
挪威	80.2歲	2011
德國	80.07歲	2011
英國	80.05歲	2011
奧地利	79.78歲	2011
荷蘭	79.68歲	2011
比利時	79.51歲	2011
芬蘭	79.27歲	2011
丹麥	78.63歲	2011
葡萄牙	78.54歲	2011
美國	78.37歲	2011
臺灣	78.32歲	2011
墨西哥	76.47歲	2011
中國	74.68歲	2011
馬來西亞	73.79歲	2011
北韓	68.89歲	2011
印度	66.8歲	2011
俄羅斯	66.29歲	2011

參考文獻

1. 李醒塵：西方美學史教程，北京大學出版社，淑馨書局出版，1996。

2. Jacques maquet：美感經驗，雄獅圖書股份有限公司，2004。

3. 鄭富元：日本之美容藝術論（第一報），Voll, 221～235, 2003。

4. Ohmae. K(1990), The Borderless World. USA: Harpre Business.

5. Penrose EG(1959), The Theory of the Growth of the Firm: Wiley. NY.

6. Peteraf MA(1993), The cornerstones of competitive advantage, a resources-based view；Strategy Management Journal 14(3):179-191.

7. Porter M(1980) Competitive Strategy, Free Press:NY.

8. Porter M(1981) The contribution of industrial organization to strategic Management, Academy of Management Review 6:609-620.

9. Porter M(1985) Competitive advantages. New York: The Free Press; Cbs.2,5.

10. Quinn. J. J Baruch and P. Paquette. "Technology in services". Scientific American. Vol 257. No.6, pp50-58, 1987.

11. Robock S(1980). The international technology transfer process. Washington, D.C: National Academy Press.

12. 鄭富元：美容高等教育與美容醫學，教育部主辦美容科學學術研討會，高雄，2001。

13. USA. US News: America's Best Hospitals (The future of medicine), 2011, USA.

14. 松井宏夫：日本全國名醫・病院徹底案內，主婦與生活社（大日本印刷株式會社），2010，Japan。

15. 中村敬彥：Doctor's Magazine, 2010, Japan.

16. WWW.The Top physician.com(USA)

17. 美國醫師公會雜誌（2012）

18. 日本醫師公會雜誌（2012）

19. 美國國家科學院士會誌（2012）

20. 日本學術會議會誌（2012）

21. 日本總合科學技術會議會報（2011）

22. 日本文部科學省・科學技術研究開發機關會報（2012）

23. J Frenk, J Alagon, G Nigenda, A Muñoz-delRio, C Robledo, LA Vaquez-Segovia, et al. (1991). *Patterns of medical employment: a survey of imbalances in urban Mexico*, 80, 23-29.

24. Claudia Orellana. (2001). *Is MD unemployment in Europe finally coming to an end?* Retrieved July 10, 2001, from http://www.cmaj.ca/content/165/1/75.1.full&usg=ALkJrhhrahmVGnoX6wzdtZgmoy-pvSnwxQ

25. Dr. R. Sacha Bhatia. (2011). *Will operate for food: The implications of physician unemployment.* Retrieved 2011, from http://www.longwoods.com/content/22610

26. World Health Organization. *Number of physicians per 10000 population-Health Systems Indicators-World Health Statistics-World Health Organization.* from http://www.nationsencyclopedia.com/WorldStats/WHO-systems-no-physicians-per10k.html

27. Health Nutrition and Population Statistics. *Health expenditure, public (% of GDP).* from http://www.nationsencyclopedia.com/WorldStats/HNP-health-expenditure-public-gdp.html

28. Wikipedia. *List of countries by population.* from http://en.wikipedia.org/wiki/

List_of_countries_by_population

29. Wikipedia. Canada. from http://en.wikipedia.org/wiki/Canada

30. The World Bank. *Health expenditure per capita (current US$)*. from http://data.worldbank.org/indicator/SH.XPD.PCAP

31. The World Factbook-CIA. *Infant mortality rate*. from http://ww.nationsencyclopedia.com/WorldStats/CIA-World-Factbook-Infant-mortality-rate. html

32. Photius. *Life expectancy at birth-male (years) 2012 Country Ranks, By Rank*. from http://www.photius.com/rankings/population/life_expectancy_at_birth_male_2012_0.html

33. Photius. *Life expectancy at birth-female (years) 2012 Country Ranks, By Rank*. from http://www.photius.com/rankings/population/life_expectancy_at_birth_female_2012_0. html

34. World Health Organization. *The top 10 causes of death*. from http://www.who.int/mediacentre/factsheets/fs310/en/index.html

35. Health Nutrition and Population Statistics. *Health expenditure, total (current US$)*. from http://www.nationsencyclopedia.com/WorldStats/HNP-health-expenditure.html

36. 鄭富元，醫師失業時代，日本國際經營健康中心（02-2599-3751台北支店），2013。

37. 鄭富元，世界臨床權威名醫專集（第一版），日本國際經營健康中心（台北支店），2013。

38. 鄭富元：The History of World Medicine（世界醫學史），學者出版社，2011。

39. MASUI SHINJI：iPS細胞が再生醫療の扉を開く，C&R研究所，

2012。

40. Luciano Sterpellone: Storia Della Medicina，原書房（東京），2009。

41. Mark Cheng：世界毒物王國・臺灣編，藝軒出版社，2013。

42. 杉晴夫：現代醫學未解之迷，晨星出版社，2011。

43. Mary Dobson: Disease, The Extraordinary Stories Behind History's Deadliest Killers, Quercus Publishing Co. 2011.

44. 西野輔翼：Anticancer Food Bible，三采文化公司，2006。

45. 葉至誠：Sociology，揚智文化事業公司，2003。

46. Ham, C. (1997). *Health care reform: learning form international experience.* Buckingham and Philadelphia: Open University Press.

47. Jones, G. R. (2001). *Organizational Theory: Text and Cases.* Englewwood Cliff, N.J.: Prentice hall.

48. Kominski, G. F., & Melnick, G. (2001). Managed Care and the Crowth of Competition. In R.M. Andersen, T. H. Rice & G. F. Kominski (Eds). *Changing the U.S. Health Care System: Key Issues in Health Services Policy and Management, 2nd Edition.* New York: John Wiley & Sons, Inc.

49. Moran, M. (1999). *Governing the Health Care State: A Comparative Study of the Unoted Kingdom, the United states and Germany.* Manchester: Manchester University Press.

50. Saltman, R. B. (2002). Regulating Incentives: The Past and Present Role of the State in Health Care Systems. *Social Science & Medicine, 54,* 1677-1684.

51. Saltman, R. B., & Figueras, J. (1998). Analyzing the evidence on European health care reforms. *Health Aff, 17*(2), 85-108.

52. Saltman, R. B., & Otter, C. v. (1987). Revitalizing Public Health Care Systems: A Proposal for Public Competition in Sweden. *Health Policy, 7*(1),

21-40.

53. 細胞培養から生命をさぐる，內海博司著，裳華房（1992/10）

54. センダイウイルス物語―日本がが知が技，永井美之著，岩波書店
（2006/07）

55. 幹細胞の謎を解く，アン・B. パーソン著，渡会圭子訳，谷口英樹監
修，みすず書房（2005/12）

56. SANFORD KK. EARLE WR, LIKELY GD. "The growth in vitro of single
isolated tissue cells" J Natl Cancer Inst. 1948 Dec; 9(3): 229-46.

57. WATSON JD, CRICK FH. "Molecular structure of nucleic acids: a structure
for deoxyribose nucleic acid" Nature. 1953 Apr 25; 171(4356): 737-8.

58. EAGLE H. "Nutrition needs of mammalian cells in tissue culture" Science.
1955 Sep 16; 122(3168): 501-14.

59. Stevens LC, Little CC. "Spontaneous Testicular Teratomas in an Inbred
Strain of Mice" Proc Natl Acad Sci USA. 1954 Nov; 40(11); 1080-7.

60. Finch BW, Ephrussi B. "Retention of Multiple Developmental Potentialities
By Cells of A Mouse Testicular Teratocarcinoma During Prolonged Culure
in vitro and Their Extinction Upon Hybridization With Cells of Permanent
Lines" Proc Natl Acad Sci USA. 1967 Mar. 57(3): 615-621.

61. Martin GR. "Isolation of a pluripotent cell line from early mouse embryos
cultured in medium conditioned by teratocarcinoma stem cells" Proc Natl
Acad Sci USA. 1981 Dec; 78 (12); 7634-8.

"Establishment in culture of pluripotential cells from mouse embryos" Evans
MJ, Kaufman MH.

Nature, 1981 Jul 9: 292 (5819); 154-6.

62. Takahashi K, Yamanaka S. "Induction of pluripotent stem cells from mouse

embryonic and adult fibroblast cultures by defined factors" Cell. 2006 Aug 25; 126(4):663-76. Epub 2006 Aug 10.

63. Sachs L. Control of normal cell differentiation and the phenotypic reversion of malignancy in myeloid levkaemis. NATURE 1978; 274: 535-9.

64. Garraway LA, etal. Integrative genomic analyses identify MITF as a lineage survival oncogene amplified in malignant melanema. NATURE 2005; 436: 117-22.

65. Mountjoy KG, Robbins LS, et al. The cloning of a family of genes that encode the melanocrtin seceptors. SCIENCE 1992; 257: 1248-51.

66. De Smaele E, et al. Induction of Gadd 45b by NF-KB downregulates pro-apoptotic JNK Signaling.

67. Chang L. Karin M. mammalium MAP Kinase signaling cascades. NATURE 2001; 410: 37-40.

68. Andrews NC. Disorders of iron metabolism. N Engl J Med. 1999; 341: 1986-95.

69. Nomura T, Akiyama M, et al. Specific filaggrin mutations ause ichthyosis vulgaris and are significantly associated with atopic dermatitis in Japan. J INVEST DERMATOL 2008; 128: 1436-41.

70. 平島吉，醫師失業時代，日本國際經營健康中心（02-2599-3751台北支店），2013。

71. 平島吉，世界臨床權威名醫專集（第一版），日本國際經營健康中心（台北支店），2013。

國家圖書館出版品預行編目資料

最新醫療社會學／鄭富元著. －－初版.－－

臺北市：五南, 2013.09

　　面；　公分

ISBN 978-957-11-6974-3（平裝）

1.醫療社會學

410.15　　　　　　　　101027840

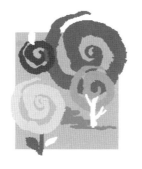

5J43

最新醫療社會學

作　　　者 ― 平島吉(386.4)

發 行 人 ― 楊榮川

總 編 輯 ― 王翠華

主　　　編 ― 王俐文

責任編輯 ― 金明芬　劉信宏

封面設計 ― 斐類設計工作室

出 版 者 ― 五南圖書出版股份有限公司

地　　　址：106臺北市大安區和平東路二段339號4樓

電　　　話：(02)2705-5066　　傳　　　真：(02)2706-6100

網　　　址：http://www.wunan.com.tw

電子郵件：wunan@wunan.com.tw

劃撥帳號：01068953

戶　　　名：五南圖書出版股份有限公司

臺中市駐區辦公室/臺中市中區中山路6號

電　　　話：(04)2223-0891　　傳　　　真：(04)2223-3549

高雄市駐區辦公室/高雄市新興區中山一路290號

電　　　話：(07)2358-702　　傳　　　真：(07)2350-236

法律顧問：林勝安律師事務所　林勝安律師

出版日期：2013年9月初版一刷

定　　　價：新臺幣680元